W0260585

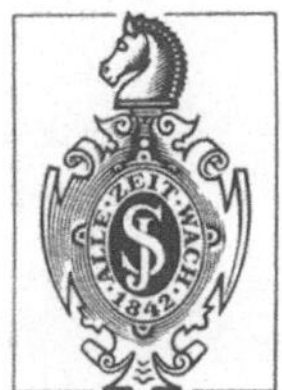
ALLE ZEIT WACH
1842

G. Wolff G. Göschel

Mitarbeiterführung in Arztpraxis und Klinik

Band 1
Höhere Leistung durch kooperatives Führen

Springer-Verlag
Berlin Heidelberg New York
London Paris Tokyo

Dr. Georg Wolff
Dr. Gesine Göschel
Danziger Straße 31
D-6368 Bad Vilbel-Heilsberg

ISBN-13: 978-3-540-18337-2 e-ISBN-13: 978-3-642-72981-2
DOI: 10.1007/978-3-642-72981-2

Cip-Kurztitelaufnahme der Deutschen Bibliothek
Wolff, Georg: Mitarbeiterführung in Arztpraxis und Klinik/G. Wolff; G. Göschel. -
Berlin; Heidelberg; New York; London; Paris; Tokyo: Springer
NE: Göschel, Gesine:
Bd. 1. Höhere Leistung durch kooperatives Führen. - 1987

Gesamtherstellung: Appl, Wemding
2119/3140-543210

Vorwort

Im Gesundheitsbereich geht es letztlich immer wieder um eine Frage: Wie beeinflußt man Menschen? Jeder Arzt, jede Krankenschwester, jeder Pfleger, jeder, der in der Verwaltung im Gesundheitsbereich tätig ist, wird immer wieder mit dieser Frage konfrontiert. Und selbst diejenigen, die es in diesem Bereich „vordergründig“ mit der Technik, mit Maschinen oder Geräten zu tun haben, „ereilt“ das Führungsproblem immer wieder: Sie müssen mit anderen Menschen zusammenarbeiten, sie müssen führen oder werden geführt - auch eine wichtige Seite des Führungsproblems -, um dem Menschen zu dienen.

Führung im Gesundheitsbereich hat eine mehrfache Dimension. Menschen müssen beeinflußt werden.

Menschen: Das sind einmal Patienten oder potentielle Patienten. Das sind aber auch alle, die im Gesundheitsbereich Dienst am Menschen leisten: Der Arzt und sein Team, Menschen, die in der Forschung zusammenarbeiten, die „Verwaltung“ einer Klinik, die „Verkaufsmannschaft“ eines Pharmaunternehmens. Aber auch Politiker, „die öffentliche Meinung“, der Staat müssen beeinflußt werden. Dies sind aber nur einige Beispiele, die die „Bandbreite“ der Führung im Gesundheitsbereich aufzeigen sollen.

Das Führungsproblem gibt es seit Menschengedenken. Die Frage, wie man andere Menschen beeinflußt, existiert seit Adam und Eva. „Zielorientierte Verhaltensbeeinflussung“ - und das bedeutet letztendlich Führung - hat die Menschen immer beschäftigt. Ob in der Bibel, ob im Koran, ob im Buddhismus oder im Talmud: Überall finden sich „Führungsregeln“. Und nicht nur da. Die Griechen und Römer, die Babylonier, die Chinesen, die Araber, die Türken und Ägypter, um nur einige wenige Beispiele zu nennen, haben sich mit der „Menschenführung“ ebenso in vorchristlicher Zeit beschäftigt, wie im Laufe der Geschichte beispielsweise Goethe oder Schiller. Bei Shakespeare gibt es Bemerkenswertes über „Führung“ nachzulesen wie bei Marie von Ebner-Eschenbach oder Abraham Lincoln.

Führung ist überall. Ob in der Politik, im religiösen Bereich, im Sport, im familiären Bereich, in der Wirtschaft, im Berufsleben oder im Bildungsbereich: Überall, wo es Menschen gibt, wird versucht, andere Menschen zu beeinflussen, etwas zu tun oder nicht zu tun.

Das Führungsproblem ist existentiell. Die Überlebensfrage der Menschheit ist letztlich ein Führungsproblem.

Wird es gelingen, den „großen Knall“ zu verhindern?

Wird es möglich sein, AIDS „in den Griff zu bekommen“?

Wird das Ernährungsproblem der Dritten Welt zu lösen sein?

Dies nur drei große Führungsprobleme, die gelöst werden müssen, drei Problemkreise unter vielen.

Bei dieser „Allgegenwärtigkeit der Führung“ müßte es selbstverständlich sein, sich mit Führungsfragen systematisch zu beschäftigen. „Führer“ müßten dies ebenso tun, wie „Geführte“. Es muß nicht nur geführt, sondern Führung muß auch verstanden werden. Führung muß sich an den Erwartungen und Bedürfnissen der Menschen orientieren. Sie darf nicht am Menschen „vorbeiproduziert“ werden. Es darf kein Graben zwischen den Führenden und den Geführten entstehen. So das „Soll der Führung“.

Wie steht es um die Führungspraxis, wie sieht die Führungsrealität aus?

Jeder, auf welchem Gebiet auch immer, fühlt sich zur Führung anderer Menschen „berufen“, ohne sich systematisch mit Führungsfragen beschäftigt zu haben. Welcher Arzt, um wieder nur ein Beispiel zu nennen, hat systematisch gelernt, wie man Menschen führt? Es ist so wie beim Gehen. Auf den Füßen stehen und dann laufen, das kann man eben und braucht es nicht zu lernen. Und Führen, andere Menschen zielorientiert beeinflussen? Das kann man auch. Und was man kann, braucht man auch nicht zu lernen. Der beste Lehrmeister ist die Erfahrung heißt es da. Und schon kontert George Bernard Shaw, Nobelpreisträger für Literatur: „Manche halten das für Erfahrung, was sie zwanzig Jahre lang falsch gemacht haben!“

Selbst wenn die Erfahrung weiterhelfen könnte: Sie kann es nur sehr begrenzt in einer Zeit, die vom schnellen Wandel geradezu geprägt ist, einem Wandel nicht nur auf dem Gebiet der Technik, sondern auch im gesellschaftlichen, politischen Bereich. Nicht umsonst spricht man vom „Wertewandel“. Die Einstellung der Menschen, ihre Bedürfnisse haben sich geändert. Wir haben heute ein anderes „Werteklima“ wie noch vor 10 oder 20 Jahren. Dieser Wertewandel hat u.a. die Einstellung der Menschen zur Arbeit, zum Arbeitsleben beeinflußt. Aber auch die Einstellung der Menschen gegenüber Gesundheitsfragen, den „Institutionen“ Arzt oder Krankenhaus ist eine andere geworden.

Der Wertewandel trifft eines in seinem Kern: die Führung. Die Menschen wollen heute und vor allem in der Zukunft anders „geführt“ werden, wie noch vor 10 oder 20 Jahren. Hier hilft „Erfahrung“ kaum weiter. Die „Rezepte“, nach denen früher geführt wurde, gelten nicht mehr viel. Die „Arznei“ wird nicht mehr willig geschluckt oder überhaupt nicht mehr angenommen.

Wenn die Erfahrung überhaupt noch hilft, dann nur in der Feststellung: So war es früher!

Aber wie ist es heute?
Und vor allem: Wie wird es morgen sein?

Stellt man diese Frage in der Praxis, so scheint der Wertewandel von den Führenden kaum „zur Kenntnis" genommen worden zu sein. Es wird nach wie vor nach dem Prinzip „Anordnen und Ausführen" regiert, der autoritäre Führungsstil feiert fröhliche Urstände. Und das alles in einer Zeit, die geprägt ist vom Vorrücken der Selbstentfaltungswerte, von der Forderung nach mehr Mitbeteiligung an Entscheidungsprozessen, alles in allem nach kooperativer, partizipativer Führung. Mitarbeiter und Patienten, um einmal die beiden größten Gruppen der „Geführten" zu nennen, wollen nicht nur ausführen, was angeordnet wurde, sie wollen „mitarbeiten", beteiligt, letzten Endes überzeugt werden. Im übrigen wird die ganze Diskussion über den Wertewandel gern als „Professorenstreit" abgetan. Die neueste Entwicklung geht sogar dahin, den Wertewandel einfach zu leugnen. Das Ganze sei nur künstlich hochdiskutiert. In Wirklichkeit gäbe es diesen Wertewandel gar nicht. Und damit gilt auch die Erfahrung wieder. Es kann wieder nach den alten Rezepten praktiziert werden. Es ist erstaunlich, mit welcher Arroganz Führungsfragen behandelt, ja sogar negiert werden. Nicht zuletzt liegt dies darin begründet, daß man nicht bereit ist, sich selbst, seinen Führungsstil zu ändern, auf die Bedürfnisse und Erwartungen der Menschen einzugehen. Ist dies die Arroganz der Macht, Bequemlichkeit oder schlicht und einfach Unvermögen?

Eine den gesellschaftlichen Erfordernissen nicht entsprechende Führung erzeugt Ineffizienz. Die „innere Kündigung" von Mitarbeitern mit entsprechenden Leistungseinbußen oder gar Leistungsverlust ist ein zunehmend beklagtes Phänomen in der Arbeitswelt. Und wie steht es um die „innere Kündigung" bei Patienten? Wie steht es um die Wirkung von Präventivmaßnahmen bei unzureichender Führung?

Menschen sind nach wie vor bereit, sich im Arbeitsleben zu engagieren, eigene Fähigkeiten und Energien zu investieren. Das Engagement gerade der von den „Älteren" kritisch betrachteten „Jüngeren", ihre Bereitschaft zur aktiven Teamarbeit, zur Entfaltung eigener Initiativen, wird jeder bestätigen können, der bei Führungsseminaren Gelegenheit hatte, mit diesen Menschen zu arbeiten. Er wird aber auch bestätigen können, daß im Zeichen gerade des Wertewandels diese Menschen hohe Qualitätsanforderungen an die Führung stellen.

Was für den Bereich der Mitarbeiterführung gilt, ist auf den Patientenbereich entsprechend übertragbar. Patienten sind kooperationsbereit, stellen aber ähnlich hohe Anforderungen an ihre „Führung" wie die Mitarbeiter.

Kooperation!
Mit Mitarbeitern und Patienten zusammenarbeiten.

Theoretisch scheint es für viele ganz einfach, diese Forderung in die tägliche Praxis umzusetzen. Aber auch hier steckt - wie so oft - der Teufel im Detail. Leider muß man immer wieder die bewegte Klage hören, daß, je mehr über Kooperation geredet und geschrieben wird, diese Kooperation in der Praxis überhaupt nicht stattfindet. Oft scheint man vor allem zu vergessen, daß gerade Kooperation die härteste Arbeit an sich selbst voraussetzt. Kooperationsbereitschaft sollte man zunächst von sich selbst verlangen und nicht nur immer von anderen. Und das Wichtigste bei der Kooperation? Kooperation muß man lernen!

Die Führungsleistung ist entscheidend für die Gesamtleistung einer Organisation, sei es einer Arztpraxis oder Klinik. Und sie ist entscheidend für den „Erfolg“ einer Therapie, für Maßnahmen der Prävention, ja für eine sorgfältig erarbeitete Diagnose, zu der ja auch der Patient Entscheidendes beitragen muß. Technik, Geräte, Maschinen können „Führung“ nicht ersetzen.

In diesem Buch werden die Zusammenhänge zwischen Führung und Leistung, aber auch zwischen Führung und Minderleistung oder Leistungsausfall aufgezeigt und Führungsdefizite transparent gemacht. Das nach wie vor vorhandene große Potential an willigen und fähigen Mitarbeitern mit seinen ungeheuren Leistungsreserven kann mobilisiert werden.

Führung ist nicht teilbar. Die „Führungsgrundsätze“ der „inneren Führung“ im Mitarbeiterbereich gelten auch im Patientenbereich. Zwischen beiden gibt es eine Klammer mit entsprechender Wirkung: Patientenorientierte Führung setzt mitarbeiterorientierte Führung voraus!

Und: Man führt wie man geführt wird. Führung von „oben“ wird entsprechend weitergegeben. Der Schluß liegt doch sehr nahe: So wie die Arzthelferin von ihrem Chef „behandelt“ wird, so behandelt sie „ihre(?)“ Patienten.

Mit dem „Studium“ dieses Buches allein ist es nicht getan.

Hier können nur Anregungen gegeben, Denkanstöße vermittelt werden. Führung ist soziales Verhalten und dieses muß man immer wieder neu lernen und trainieren. Wenn „lebenslanges Lernen“, dann hier. Als „Führender“ hat man nie ausgelernt! Wenn man nicht mehr bereit oder in der Lage ist zu lernen, hat man seine Autorität als Führender verloren. Die „Autorität kraft Amtes“ gibt es nicht mehr. Um Autorität muß man sich immer wieder aufs Neue bemühen. Autorität muß von den Geführten bestätigt, anerkannt werden. Hier zeigt sich der Wertewandel von seiner härtesten Seite. Führungsleistung ist gefordert.

Bad Vilbel, im Juli 1987 Dr. Wolff, Dr. Göschel

Inhaltsverzeichnis

1 Arzt und Wertewandel

1.1 In die Zukunft schauen

Über den „Wertewandel" in unserer Gesellschaft wird immer wieder berichtet, das „Wertklima" analysiert. Ob Frau Professor Dr. Noelle Neumann, Professor Lübbe oder Professor Helmut Klages, um nur einige zu nennen, im Grundsatz sind sich alle einig: Ein Wandel von Pflicht- und Akzeptanzwerten zu Selbstentfaltungswerten.

Der Wertewandel in unserer Gesellschaft, die Auffassung, was für den Menschen der 80er Jahre wichtig ist und für den Menschen der 90er Jahre wichtig sein wird, ist für die Arbeitswelt von entscheidender Bedeutung. „Betroffen" von diesem Wertewandel innerhalb der Arbeitswelt, der Wirtschaft sind insbesondere alle die Bereiche, bei denen es in hohem Maße auf Kreativität, auf Innovationen ankommt, also vor allem der Gesundheitsbereich. Gerade im medizinischen Bereich überschlagen sich die Entwicklungen. Die moderne Technik dringt weiter vor, die elektronische Datenverarbeitung ist unaufhaltsam auf dem Vormarsch. Über eines sollten sich alle Ärzte, ob in der Einzelpraxis oder im Krankenhaus im klaren sein: Ein Führungsverhalten, das den Erwartungen der arbeitenden Menschen nicht entspricht, lähmt die Kreativität und hemmt Innovationen, und zwar ganz gleich auf welchem Gebiet. Und es führt zu höheren Fehlzeiten, ferner zur Fluktuation. Gute Leute verlassen den Bereich, in dem sie sich nicht wohlfühlen, auch in der Zeit einer hohen Arbeitslosigkeit. Gute Mitarbeiterinnen und Mitarbeiter, gute Ärzte sind immer gefragt. Über eines muß man sich aber auch im klaren sein: Der Grund für die Fluktation wird in den seltensten Fällen „offen" ausgesprochen, „Führungsstil" wird offen kaum genannt, sondern hinter anderen „plausiblen" Gründen versteckt. Schließlich will man ja auch beim Weggang keinen Ärger haben. Über diesen „verdeckten Fluktuationsgrund" Führungsstil sollte man einmal intensiv nachdenken. Es gibt heute noch Bereiche, die hohe Fluktuationsquoten aufweisen, bei denen aber das Gehalt sich nicht wesentlich von dem in anderen Praxen oder Kliniken unterscheidet. Und trotzdem wird einem Weggehenden der Kündigungsgrund „ich bekomme woanders mehr" geglaubt.

Hat nun die Arbeitswelt auf den Wertewandel reagiert, ist Entscheidendes auf dem Gebiet des Führungsverhaltens geschehen? Um die Frage ganz klar zu stellen: Wird nach wie vor „autoritär" geführt oder hat man den „Selbstentfaltungswerten" wie „Kreativität", „Eigenständigkeit", „Autonomie", „man selbst sein können", „Partizipation", durch einen kooperativen Führungsstil Rechnung getragen?

Um diese Frage zu beantworten, muß man zunächst einmal den etwas anonymen Begriff „Arbeitswelt" konkretisieren. So lange man nämlich von „dieser Arbeitswelt" spricht, „die Arbeitswelt" für dieses oder jenes verantwortlich macht, fühlt sich kaum jemand angesprochen. Das Ganze wird zu einer rein theoretischen Erörterung, zum „Professorenstreit", zu etwas, was man im Drange der Tagesarbeit nicht oder nur am Rande zur Kenntnis nimmt, so wie es leider in großem Umfang heute geschieht.

Um was geht es konkret, wenn man von einem Wertewandel in der Arbeitswelt spricht und vor allem, wer kann etwas tun, um dem veränderten Wertewandel Rechnung zu tragen? Wer ist letzten Endes entscheidend für eine qualitativ differenzierte Personalplanung verantwortlich, für den Bereich der Führungspraktiken im unmittelbaren Verhältnis zwischen Vorgesetzten und Mitarbeitern, für all das, was man unter Arbeitsgestaltung zusammenfassen kann, für die Arbeitszeitpolitik, für die künftige Personal- und Organisationsentwicklung, um einmal die Hauptgebiete zu nennen, die vom Wertewandel hauptsächlich „betroffen" sind? Hier sind in erster Linie die Arbeitgeber - Praxisinhaber, Krankenhausleitungen und Krankenhausträger - angesprochen. Sie haben es in der Hand, die Weichen für eine den gesellschaftlichen Erfordernissen entsprechende Personalpolitik zu stellen, sie „bestimmen" im wahrsten Sinne des Wortes den Führungsstil, entscheiden über Delegation von Aufgaben, Befugnissen und Verantwortung, üben wesentlichen Einfluß auch bei der Arbeitszeitpolitik aus und bestimmen letztlich über die „großen und kleinen Fragen des Zusammenarbeitens". Jeder Arbeitgeber, auch die öffentliche Verwaltung, müssen sich intensiv mit den Fragen des Wertewandels beschäftigen, wollen sie nicht am „wichtigsten Produktionsfaktor", dem Menschen „vorbeiregieren". Wobei sich das Beschäftigen nicht im Gang zur Klagemauer erschöpfen darf. Es nützt überhaupt nichts, sich nur über „mangelnde Mobilität" zu beklagen, das „ewige Gefasel von der Selbstverwirklichung" ironisch zu belächeln, die „Palaversucht der jungen Leute" zu kritisieren und immer wieder lauthals darauf hinzuweisen, „daß es zu meiner Zeit so etwas nicht gegeben habe". Hier muß endlich einmal etwas geschehen. Es ist immer wieder erschreckend, wenn man feststellen muß, daß die großen Untersuchungen, die den Wertewandel mit seinen Folgen bis ins Detail belegen, von vielen Führungskräften überhaupt nicht zur Kenntnis genommen werden, und zwar ganz gleich, ob es sich um leitende Ärzte im Krankenhaus, oder um niedergelassene Ärzte handelt. Um es ganz klar zu sagen: Wer Führung, und dieser Bereich ist von der Veränderung des Wertklimas am stärksten betroffen, an seinen Mitarbeiterinnen und Mitarbeitern „vorbeiproduziert", bezahlt hierfür teuer mit der Effizienz seines Mitarbeiterpotentials. Die „innere Kündigung" ist nur ein Aspekt dieses Leistungsverlustes, den sich auf die Dauer keine Arztpraxis und kein Krankenhaus leisten kann.

Lippenbekenntnisse führen hier nicht weiter. 85 Prozent der von uns befragten Ärzte behaupteten, kooperativ zu führen. Ihre nachgeordneten Führungskräfte und Mitarbeiter waren anderer Meinung. Mehr als 65 Prozent der Befragten gaben auf anonym zu beantwortenden Fragebogen an, autoritär geführt zu werden. Von Selbstenfaltung, Selbstverwirklichung, Partizipation ist man noch weit entfernt. Der entscheidende Wandel steht hier noch bevor.

Dem Wertewandel Rechnung tragen, sich auf das veränderte Wertklima einstellen. Hier ist der Arzt als Chef der Praxis gefordert. Im Krankenhaus aber heißt es erst einmal die Zuständigkeit klären, wer sich hier verantwortlich mit diesen Problemen beschäftigen, Maßnahmen vorschlagen und in die Tat umsetzen muß. So lange sich keiner „zuständig" fühlt, so lange geschieht nichts, höchstens, daß „alle" denken, daß dies doch wohl Aufgabe des „Chefs", der obersten Führungsspitze sei.

In der Tat, die Initialzündung muß hier von der Führungsspitze ausgehen, hier muß insoweit konzeptionelle Arbeit geleistet werden. Oder der Personalbereich muß hier aktiv werden und gewaltige Überzeugungsarbeit leisten, daß hier im Führungsbereich dringend etwas geschehen muß. Eine Aufgabe, die viel Geduld, Durchsteh- und vor allem Einfühlungsvermögen erfordert, denn sich auf den Wertewandel einstellen, bedeutet auch und vor allem für die oberste Führungsspitze Änderung im Führungsverhalten, Anpassung an das veränderte Wertklima.

Diese Aufgabe ist ein Prüfstein für den Personalbereich selbst und für die oberste Führungsspitze, die prüfen muß, ob das Personalwesen überhaupt den Anforderungen entspricht, die man heute unter Berücksichtigung der gesellschaftlichen Entwicklung an den Personalbereich stellen muß. Bei dieser Prüfung wird sich herausstellen, daß manches in den letzten Jahren versäumt wurde.

1.2 Technischer Fortschritt und Führungsfortschritt

Ein „Sich-Beschäftigen" mit dem Wertewandel in unserer Gesellschaft, ein positives Eingehen, eine „Anpassung" an das veränderte Wertklima, wird von vielen als „Nachgeben", als „wieder einmal Aufgeben einer Chefposition" betrachtet. Hat man ohnehin in der Vergangenheit einiges zurückstecken müssen, soll man sich jetzt auch noch in die Führung hineinreden lassen! Diese häufig von den Vorgesetzten vertretene Ansicht übersieht den Ausgleich, der dadurch geschaffen wird, daß Mitarbeiterinnen und Mitarbeiter in zunehmendem Maße bereit sind, sich zu engagieren, im Rahmen des Möglichen eigene Fähigkeiten und Energien zu investieren. Das Engagement gerade der jüngeren Ärzte, Mitarbeiterinnen und Mitarbeiter, ihre Bereitschaft zur aktiven Teamarbeit, zur Entfaltung eigener Initativen wird jeder bestätigen können, der bei Führungsseminaren Gelegenheit hatte, mit diesen jungen Menschen zu arbeiten. Er wird aber auch bestätigen können, daß im Zeichen gerade des Wertewandels diese Menschen hohe Qualitätsanforderungen an die Führung stellen, die nicht durch große Worte der Chefs „abgedeckt" werden können. Aber nicht nur junge Menschen stellen höhere Qualitätsanforderungen an die Führung. Auch bei den älteren Mitarbeiterinnen, Mitarbeitern und ärztlichen Führungskräften hat sich hier ein Wertewandel vollzogen. Diese Menschen haben es einfach satt, wenn immer wieder erklärt wird, man wolle „auf die Menschen zu- und eingehen", „der Mensch stehe im Mittelpunkt", wenn in Führungsgrundsätzen der „kooperative Führungsstil" festgeschrieben wird und in der täglichen Praxis genau das Gegenteil geschieht. Der Konflikt und anschließend die Frustration sind geradezu vorprogrammiert, wenn man unter Kooperation offenbar nur Kooperation von „unten nach oben" versteht, das „Echo" von oben aber ausbleibt oder kaum hörbar ist. Hier müssen endlich den Worten Taten folgen. Leider muß man immer wieder die bewegte Klage hören, daß, je mehr über Kooperation geredet und geschrieben wird, diese Kooperation in der Praxis nicht stattfindet, und zwar oft unter dem Motto: „Jetzt wird erst mal gearbeitet, wenn wir später etwas mehr Zeit haben, werden wir uns auch damit beschäftigen."

Kooperation als Theorie?

Hier scheint man zu vergessen, daß gerade Kooperation die härteste Arbeit voraussetzt, allerdings auch die härteste Arbeit an sich selbst! Offenbar wissen viele, die von Kooperation reden gar nicht, was Kooperation bedeutet.

Jeder Arzt, ob im Krankenhaus oder in der Einzelpraxis weiß, daß die Patienten immer höhere Ansprüche an die Qualität der ärztlichen Versorgung aber auch der Unterbringung und Pflege stellen. Jeder Arzt kennt doch den Satz: „Das kann man heute einem Patienten nicht mehr zumuten, jetzt werden andere Ansprüche gestellt". Es ist geradezu eine Überlebensfrage, sich auf Veränderungen des Wertklimas bei den Patienten einzustellen. Warum soll es beim Wertewandel der arbeitenden Menschen anders sein? Man kann doch auf die Dauer nicht Führung am Menschen vorbeiproduzieren, ohne dafür bezahlen zu müssen. Glaubt man denn etwa mit „Macht" diese vielschichtigen Probleme lösen zu können oder hofft man etwa, daß sich diese Probleme von selbst lösen?

Gerade in der Praxis des niedergelassenen Arztes fehlt es weitgehend an dem Instrumentarium, das sich mit dem Wertewandel beschäftigen und die erforderlichen Folgerungen daraus ziehen müßte: Ein den Anforderungen der gesellschaftlichen Entwicklung entsprechendes Personalwesen. Der niedergelassene Arzt verfügt über keine „Personalabteilung" mit den erforderlichen Fachkenntnissen auf dem Gebiet des Personalwesens. Er muß sich mit diesen Problemen persönlich beschäftigen.

Aber auch in der Klinik fehlt es sehr oft noch an einem den modernen Erfordernissen genügenden Personalwesen. Die gesellschaftliche Entwicklung hat gerade im Personal- und Sozialwesen zu einem Wertewandel geführt, der in vielen Bereichen eine Neuorientierung, eine Neustrukturierung erforderlich macht. An das Personalwesen werden heute ganz andere Anforderungen gestellt als früher. Der Trend führt hier eindeutig weg von der klassischen Personalverwaltung zur Personalpolitik, insbesondere der Personalentwicklung. Es genügt einfach nicht mehr, daß dafür Sorge getragen wird, „daß es mit dem Finanzamt und der Krankenkasse stimmt", daß „ausscheidendes Personal ersetzt werden muß" und, daß „Urlaub und Krankheit ordentlich erfaßt werden", um einmal drei Hauptgebiete der klassischen Personalverwaltung zu nennen. Das Personalwesen ist dynamisch geworden, muß Konzeptionen für die Zukunft entwickeln und muß sich vor allem um „Führung" kümmern, wobei die Personalentwicklung eine wesentliche Rolle spielt.

Hier taucht im Krankenhaus schon die erste Schwierigkeit auf, nämlich die drei Funktionsbereiche: der medizinische Funktionsbereich, der pflegerische Funktionsbereich und die Verwaltung. Wer soll hier für das Führungsproblem „verantwortlich" sein? Ist es überhaupt möglich, eine in der „großen Linie" übereinstimmende Führungskonzeption zu entwickeln? Denn die „große Führungslinie" müßte doch in dem „Organismus Krankenhaus" für alle Funktionskreise in dieselbe Richtung gehen. Unbewußt einig ist man sich wohl in einem: Es wird nach wie vor autoritär geführt, d.h. ein Führungsverhalten praktiziert, das der gesellschaftlichen Entwicklung mit seinem Wertewandel nicht entspricht. Hier muß in allen Funktionsbereichen Wandel geschaffen werden, „Führungsoasen“ darf es nicht geben, Inseln, die Mitarbeiterinnen und Mitarbeiter abstoßen oder die gerade besonders akzeptiert werden. Eines muß man sich dabei immer wieder vor Augen halten: Der autoritäre Führungsstil ist ineffizient und führt zu großen Leistungseinbußen. Den Ausführungen von Dr. G. Schwarz (Personalführung, Handbuch Krankenhausmanagement, Moderne Industrie, Landsberg) kann nur zugestimmt werden: „Viele Ärzte brauchen im Laufe ihrer Karriere mehr Führungswissen als sie im Studium vermittelt bekamen. Dieser „Führungsdilettantismus“ bringt sie oft um einen Teil des Erfolges, den sie aufgrund ihrer Qualifikation im medizinischen Bereich erarbeiten und den sie auch verdient hätten.“

Eine der Hauptaufgaben der obersten Leitung im Krankenhaus besteht darin, dafür zu sorgen, daß ein den modernen Ansprüchen gerecht werdendes Personalwesen geschaffen wird, das vor allem in Führungsfragen bereichsübergreifend tätig wird und auf diese Weise dazu beiträgt, die Funktionsbereiche zusammenzuführen. Gerade der medizinische Bereich und der Verwaltungsbereich müssen noch enger zusammenarbeiten, der Verwaltungsbereich hat sich, gerade bedingt durch das Erfordernis hoher fachlicher Qualifizierung auf dem Wirtschaftssektor, auch in der Leitung immer mehr verselbständigt. „Dadurch sind Konflikte zwischen ärztlicher Leitung und Verwaltung nicht selten, zumal wenn es sich um Finanzierungsfragen handelt, und bei steigenden Kosten aller Investitionen im Krankenhaus ist vorauszusehen, daß sich diese Situation eher noch verschlimmert“ (Schaefer/Blohmke, Sozialmedizin, Thieme-Verlag, Stuttgart). Dieser Gefahr kann man am besten durch das Band der Führung begegnen. Das gleiche gilt für den Pflegebereich. Hier ist es durchaus möglich, daß eine Krankenschwester Weisungen vom Chefarzt, Oberarzt, Stationsarzt, Verwaltungsdirektor und von der Oberschwester erhalten kann. Der Personalführung muß auch im Krankenhaus entscheidende Priorität eingeräumt werden.

Eines ist sicher: Darauf zu warten, daß sich „alles“ von selbst einrenkt, führt nicht weiter. Die gesellschaftliche Entwicklung läßt sich nicht zurückdrehen, der Wertewandel nicht rückgängig machen. Aktivität, vor allem durch eine planmäßige Personalentwicklung, ist gefordert.

Die Führungssitutation gerade im Gesundheitsbereich ist von einer starken Kopflastigkeit zugunsten einer „Facharbeit“ geprägt, man kommt gar nicht dazu, sich mit Führungsproblemen, mit Führungs-Verhaltensfragen zu beschäftigen. Führungs-Verhaltenstraining fristet im Vergleich zur fachlichen Fortbildung geradezu ein Mauerblümchendasein. Technischer Fortschritt muß sein Gegengewicht im „Führungsfortschritt“ haben. Genauso, und das gilt für den niedergelassenen Arzt ebenso wie für den Arzt im Krankenhaus, wie man sich auf fachlichem Gebiet fortbilden muß, so muß dies auch auf dem Gebiet der Menschenführung geschehen, auf dem viele Ärzte, auch in den höheren Leitungsebenen, noch nicht einmal eine Grundausbildung genossen haben. Geschieht dies nicht, ist der Rückstand unvermeidlich. Der Wertewandel verlangt hier gebieterisch, daß man sich auf den Menschen der Gegenwart und der Zukunft führungsmäßig einstellt und verbietet, daß man mit „Rezepten“ arbeitet, die auf den Menschen der letzten Jahrzehnte „zugeschnitten“ waren. Und allen, die glauben, hier mit „Erfahrung“ weiterzukommen, sei der Rat gegeben, über den „Erfahrungssatz“ nachzudenken: „Manche halten das für Erfahrung, was sie 20 Jahre lang falsch gemacht haben.“

2 Führungsstil in Arztpraxis und Klinik

2.1 Kann man heute noch so führen?

„Was könnte für Sie ein Grund sein, den Arbeitgeber zu wechseln?" 50 Prozent der in Führungsseminaren befragten weiblichen Angestellten, aber nur 18,8 Prozent der Ärzte geben als möglichen Fluktuationsgrund „Bezahlung" an. Andere Flutuationsgründe waren bei den weiblichen Angestellten (die Werte bei den Ärzten im Klammerzusatz): „Vorgesetzter" 18,2 Prozent (12,5) „Selbständigkeit, Entscheidungsfreiheit" 27,3 Prozent (71,9), „Führungsstil" 13,6 Prozent (18,8). Faßt man diese Werte, die mit Führungsfragen zusammenhängen (Mehrfachnennungen waren möglich) zusammen, dann übersteigen sie den Fluktuationsgrund „Bezahlung" deutlich. Führungsfragen gewinnen eine immer größere Bedeutung. Darauf muß man sich einstellen.

Führung ist zielorientierte Verhaltensbeeinflussung und wird mehr und mehr zum gegenseitigen Beeinflussungsprozeß zwischen den Führungskräften und den „Geführten", besser und richtiger den Mitarbeitern.

Entscheidend ist, wie geführt wird, wie sich also die Führungskräfte gegenüber ihren Mitarbeitern, aber auch gegenüber gleichrangigen und übergeordneten Führungskräften verhalten. Heute konzentriert sich die Frage nach dem Führungsstil immer mehr auf eine Alternative: autoritärer Führungsstil oder nichtautoritärer Führungsstil. Wobei man unter einem „autoritären Führungsstil" - vereinfacht gesehen - einen Führungsstil versteht, der die Entscheidungsprozesse auf einen oder mehrere Führende konzentriert, während die Ausführung „den anderen", den Führungskräften der nächstniederen Hierarchiestufen, z. B. Oberärzten, Stationsärzten sowie den Mitarbeiterinnen und Miterarbeitern verbleibt.

Der autoritäre Führungsstil hat viele Spielarten. Er wird manchmal offen, oft aber „verdeckt" praktiziert. Da hat es die „Vaterfigur" des Führers mit seinem aus dieser Vaterfigur heraus zu verstehenden patriarchalischen Führungsstil gegeben, und gibt es auch heute noch. Wer kennt sie nicht, die Vorgesetzten, die ihre „Mitarbeiter" mit „Kinder" anreden? „Also Kinder, so geht das nicht, das könnt Ihr doch nicht machen", oder „Kinder, jetzt tut mir doch den einzigen Gefallen ...", sind ihre ständigen Redewendungen. Liest man diese Redewendungen, ist man irgendwie geneigt zu fragen: „Gibt es sowas denn heute noch? Lassen sich erwachsene Menschen heute noch so ansprechen?" Hört man diese Äußerungen aber, dann ist das Ganze oft „gar nicht mehr so schlimm", denn es ist ja auch der Ton, der die Musik macht. Das darf aber über eines nicht hinwegtäuschen: Hinter dem jovialen Auftreten verbirgt sich meist ein harter Wille, der auch ganz entschieden durchgesetzt wird. Diese „Väter" sind davon überzeugt, es wirklich mit

„Kindern“ zu tun zu haben. Sie glauben, daß nur sie in der Lage sind, alles zu durchschauen und zu überblicken.

Sie halten sich für unentbehrlich und unersetzlich und meinen, ohne sie müßte alles zusammenbrechen. „Ja, wenn ich nicht wäre ...“ ist eine ihrer ständigen Redewendungen, auch Außenstehenden gegenüber und nehmen dann auch noch an, daß ihre Mitarbeiter dankbar dafür sind, daß es dem Chef „wieder einmal“ gelungen ist, z. B. in letzter Minute einen Fehler zu finden.

Und dabei sind diese Patriarchen „privat“ außerordentlich nett, zuvorkommend, umgänglich. Sie pflegen privaten Umgang mit ihren Mitarbeitern und Mitarbeiterinnen, laden sie ein, veranstalten regelmäßig gemeinsame Ausflüge. Und die Ehefrau des Patriarchen? Sie ist die „First-Lady“ und lädt die Damen zum Tee oder Kaffee. Und beide gehen selbstverständlich davon aus, daß ihre Mitarbeiter und auch die Damen diesen „Familiensinn“ außerordentlich begrüßen und sich dabei auch wohlfühlen. Das Bild der „Familie“ ist perfekt.

Um keinen falschen Eindruck entstehen zu lassen. Nichts gegen ein privates geselliges Zusammenkommen von Chefs mit ihren Mitarbeiterinnen und Mitarbeitern, freilich ohne jeden Zwang oder auch „sanften Druck“. Im Gegenteil: Betriebliches und Privates können sich auf das Angenehmste verbinden und ergänzen. Über eines muß man sich aber restlos im klaren sein: Privates Zusammenkommen kann Mängel im Führungsalltag nicht ausgleichen oder gar ersetzen. „Privat ist der Chef ja ganz nett, aber bei der Arbeit ...“ Diesen Satz hört man immer wieder. Und noch etwas wird dann häufig geäußert: „Wenn der glaubt, uns auf diese Weise ‚ködern‘ zu können, dann irrt er sich.“ Und immer wieder kommt dann deutlich zum Ausdruck, daß die Teilnahme am „außerdienstlichen Treff“ als Zwang empfunden wird und resignierend festgestellt wird: „Bringen wir's hinter uns!“

Daß in einer solchen Atmosphäre jede Freude an der Arbeit langsam, aber sicher verloren geht, ist allen klar, nur dem Chef nicht. Jede Initative erstickt, man tut nur noch das unbedingt Notwendige - man wird ja bis ins einzelne geführt und angewiesen. Das Schlimmste ist dann das Gefühl, für dumm und unfähig gehalten zu werden, und wenn man sich daran „gewöhnt“ hat, bleibt nur noch die Resignation.

Ein Grund mehr für den Patriarchen, davon überzeugt zu sein, nur er sei in der Lage, die „Fahne hoch zu halten“. Daß er letztlich an der ganzen Misere schuld ist, darauf kommt er nicht. Wenn die Leistungen nachlassen, dann ist es eben die unfähige Generation, die daran schuld ist, die Generation, die eben nur noch fordert und nicht mehr bereit ist, etwas zu leisten. Er versteht die Welt nicht mehr, Grund für ihn, noch patriarchalischer, noch autoritärer zu führen. Die Tragik liegt darin, daß hier in bester Absicht gehandelt wird.

Nur, daß diese Art zu führen um die Jahrhundertwende vielleicht nocht zeitgemäß war. Da war es ja auch noch der Gesichtspunkt der Fürsorge, der dem Mitarbeiter gegenüber stark zum Tragen kam. Letzteres ist dem „Patriarchen“ heute durch unser Netz der sozialen Sicherheit weitgehend genommen worden. Es bleibt eben nur noch die Absicht, gute zwischenmenschliche Beziehungen zu unterhalten.

Die väterliche Art, das Bestreben, um gute zwischenmenschliche Beziehungen, das Bemühen um ein familiäres Betriebsklima reichen heute alleine nicht mehr, um den Erwartungen der Mitarbeiter gerecht zu werden.

Die Bedürfnisse der Mehrheit der Mitarbeiter nach Selbstentfaltung, Selbsterfüllung bei der Arbeit stehen dieser Art zu führen, diametral entgegen. Ein Chef, der dauernd in die Arbeit dreinredet, wird abgelehnt. 47,2 Prozent der von uns befragten Ärzte und 40,7 Prozent der weiblichen Angestellten setzten diese störende Eigenschaft eines Vorgesetzten an die vierte Stelle der „Unbeliebtheitsskala" der Eigenschaften, die bei einem Vorgesetzten besonders stören.

Den patriarchalischen Führungsstil in Bausch und Bogen abzulehnen oder zu verdammen, wäre zu einfach. Einmal besticht er durch seine Einfachheit. Er ist leicht durchschaubar. Koordinierungsprobleme gibt es kaum. Alle Entscheidungsbefugnisse befinden sich in einer Hand, jeder weiß, an wen er sich wenden muß, auf wen er sich einzustellen hat.

Es wird durchregiert, die Entscheidungen, die schnell getroffen werden können, werden dann auch mit dem nötigen Druck „vollstreckt" und die Durchführung entsprechend kontrolliert.

In der Bundesrepublik muß man die Frage stellen, ob dieser Führungsstil - Führung ist ja ein gegenseitiger Beeinflussungsprozeß - in Zukunft noch von den Geführten akzeptiert werden wird. So wie das Eltern/Kind-Verhältnis sich in den letzten Jahrzehnten deutlich gewandelt hat, so wird natürlich auch dieser Führungsstil in Wirtschaft und öffentlicher Verwaltung kritisch betrachtet. Eine Führung im Eltern/Kind-Verhältnis setzt voraus, daß die erwachsenen Kinder auch dieses Verhältnis akzeptieren. Und das werden sie mit Sicherheit in Zukunft immer weniger bereit sein, zu tun. Einige „Kinder", auch im Berufsleben, wird es sicher immer geben. Ob man aber auf diese Minderheit den Führungsstil bei allen ausrichten kann, ist fraglich und wird zumindest die Abwanderung einiger Mitarbeiter, die diesem „Kindesalter" entwachsen sind, zur Folge haben. Daß dies gerade die selbständig denkenden, kreativen Mitarbeiter sind, sollte zu denken geben. Damit ist die Frage nach der Effizienz dieses Führungsstils gestellt. Kann sich ein niedergelassener Arzt diesen Führungsstil überhaupt leisten oder eine Klinik Vorgesetzte, die diesen Führungsstil praktizieren? Daß dieser Führungsstil die Rolle des Führenden stark betont, liegt auf der Hand. Damit werden aber die Mitarbeiter viel zu sehr in die Rolle von Ausführenden gedrängt. Zur eigenen Entfaltung bleibt kaum Raum. Initiative, Kreativität können sich in der Umgebung des alleinherrschenden Patriarchen kaum entwickeln.

2.2 Reicht Ausstrahlungskraft allein zum Führen aus?

Der autoritäre Führungsstil wird weitgehend auch von denjenigen praktiziert, die glauben, allein schon durch ihre Ausstrahlungskraft andere Menschen führen zu können.

Diese Vorgesetzten beeinflussen andere Menschen durch ihre Ausstrahlungskraft, begeistern sie, reißen sie mit. Dabei erstreckt sich die Bandbreite je nach Typ von der charmanten, jedermann gewinnenden Persönlichkeit, der man sich kaum entziehen kann, bis zum fanatischen, alles in seinen Bann ziehenden „Führer". Mit dem „Patriarchen" hat diese Führungspersönlichkeit einiges gemeinsam: Herrschaftsposition und Herrschaftsanspruch.

Im Gegensatz zum Patriarchen beruht die Führung des mit Charisma ausgestatteten Führers nur auf der Ausstrahlungskraft seiner Persönlichkeit, seiner Einmaligkeit. Neben einem solchen „Führer" kann sich kaum jemand anders entwickeln. Damit treffen sämtliche Nachteile des patriarchalischen Führungsstils auch hier zu: die Mitarbeiter werden frustriert, die Initiative erstirbt langsam aber sicher. Am Schluß bleibt die Resignation. Man arbeitet seine Stunden ab, für die man bezahlt wird oder man wechselt, wenn es irgendwie geht, den Arbeitgeber.

Und die Vorteile?

Immer wieder hat es Menschen gegeben, die vermöge ihrer Ausstrahlungskraft andere Menschen in ihren Bann gezogen und zu einmaligen Leistungen angespornt haben.

Führungskräfte mit Ausstrahlung können durchaus positiv in Erscheinung treten. Sie verstehen es, ihre Mitarbeiterinnen und Mitarbeiter für technische Neuerungen ebenso zu begeistern, wie verkrustete, erstarrte Strukturen wieder in Bewegung zu bringen. Ein „das haben wir immer so gemacht" gibt es bei ihnen nicht. Dieser Führungsstil ist aber auch gekennzeichnet von Unrast, Explosivität oder Improvisation. Führer mit großer Ausstrahlung sind auf längere Zeit schwer zu ertragen.

Auch der charismatische Führungsstil ist sicher nicht der Führungsstil der Zukunft. Der arbeitende Mensch mit seinem hohen Bildungsniveau verlangt heute schon und vor allem in der Zukunft einfach mehr als „nur" Ausstrahlung. Er verlangt Führung durch Überzeugung, Führung mit System und nicht durch Improvisation. Freilich, eines ist anzumerken: So „ein bißchen Ausstrahlung" wünscht man sich schon bei seinen Vorgesetzten. Denn so ganz ohne Ausstrahlung geht es auch nicht.

Dennoch, die Nachteile dieser auf eine einzelne Person bezogenen Führung sind unübersehbar. Gerade in unserem hochtechnisierten Zeitalter, in dem man als einzelner gar nicht mehr alles übersehen kann, braucht es Mitarbeiterinnen und Mitarbeiter, die in ihrem Bereich weitgehend selbständig arbeiten können. Der mit Charisma ausgestattete Führer bringt es zwar fertig, die Dinge in Schwung zu bringen, er erzeugt Bewegung und verhilft vielleicht auch zum Durchbruch. Aber zur Bewältigung des Arbeitsalltags ist er einfach vom Naturell her nicht geschaffen. Er zieht zuviel an sich, er verwendet viel zu viel Energie auf einzelne Probleme, die andere lösen müßten und dies auch wollen. Er reibt sich auf im Kleinkrieg mit allem möglichen.

Das Fiasko zeigt sich, wenn er einmal geht, wenn die Praxis übergeben wird oder ein Chefarzt pensioniert wird oder woanders hin wechselt. Mitarbeiterinnen und Mitarbeiter scheinen wie gelähmt. Sie warten darauf, daß etwas geschieht, sie warten auf „Zündung von oben", auf Anweisungen. In diesen Fällen ist guter Rat ziemlich teuer. Teuer im wahrsten Sinne des Wortes, weil es vielfach wieder einer starken Persönlichkeit bedarf, um die Lähmung zu überwinden.

Der charismatische Führungsstil birgt Gefahren in sich. „Warten, bis der Chef wiederkommt", das kann Zeit kosten, sehr kostbare Zeit. Ein voll institutionalisierter Stellvertreter hätte vielleicht das Problem in kurzer Zeit gelöst. Vielleicht genauso gelöst, wie der Chef, so wie es eben in einem gut eingespielten Verhältnis Chef - Stellvertreter sein muß. So aber traut sich niemand, in Abwesenheit des Chefs zu handeln. Manchmal wird auch eine „Urlaubs- oder Kongreß-Standleitung" geschaltet. Nach dem Urlaub findet der Chef Berge von Arbeit vor, die er abtragen muß. Bei dieser Arbeit muß dann Zeit aufgeholt werden, oft müssen Entscheidungen überstürzt getroffen werden und damit ist der Keim zu unrichtigen Entscheidungen gelegt und der Keim zum Mißerfolg des Führers. Dies sucht der „Chef mit Ausstrahlung" oft dadurch abzuwenden, indem er noch mehr „das Heft in die Hand nimmt". Er führt autoritär.

Autoritär wird oft gleichgesetzt mit Machtausübung, Befehlen oder Anordnen, aber auch mit Gehorchen, Ausgeliefertsein und Hilflosigkeit. Natürlich sind dies die am leichtesten erkennbaren Merkmale eines offen praktizierten autoritären Führungsstils, für den das Über- und Unterordnungsverhältnis mit entsprechender Weisungsbefugnis ohne Mitbeteiligung des Geführten an der Entscheidungsfindung bezeichnend ist.

Nur wird dieser Führungsstil, wenn er praktiziert wird, nicht mehr in dieser offenen, sofort erkennbaren Weise gehandhabt. Autorität, autoritär, autoritärer Führungsstil sind in der heutigen Zeit zu Reizworten geworden. Autorität wird überall in Frage gestellt.

„Der autoritäre Führungsstil ist überkommen, ist nur noch ein Relikt der Vergangenheit." Das wird am lautesten von denjenigen verkündet, die ihn nach wie vor praktizieren. Allerdings oft in so verfeinerter oder versteckter Form, daß er auf den ersten Blick kaum noch als „autoritär" zu erkennen ist.

Je verdeckter der autoritäre Führungsstil gehandhabt wird, um so „wirksamer" ist er. Die Machtausübung ist perfekt, die Führungsposition unangreifbar, die Geführten sind hilflos ausgeliefert.

2.3 Die „Autoritätsgläubigkeit" schwindet

Wissen ist Macht!

Für den autoritären Führungsstil ist Wissen von ausschlaggebender Bedeutung für jeden Vorgesetzten. Wer mehr weiß, einen Informationsvorsprung hat, ist im Vorteil. Er kann seine Position absichern oder ausbauen.

Das bedeutet, daß herrschen oder führen um so leichter zu praktizieren sind, je größer der Wissensvorsprung der Führenden ist. Kennzeichnend für diesen Informationsvorsprung ist der autoritäre Führungsstil.

Eine starke Kanalisierung des Informationsflusses und die Festlegung der Informationswege sind typische Kennzeichen für autoritäre Führung.

Daß die eigenen Mitarbeiter nur diejenigen Informationen erhalten, die sie unbedingt für die Erledigung ihrer Aufgaben benötigen, versteht sich am Rande. Nur 62,2 Prozent der von uns befragten Ärzte und 57,1 Prozent der weiblichen Angestellten beantworteten die Frage „Bespricht Ihr Vorgesetzter Ihre Aufgaben ausreichend mit Ihnen?" mit „ja, ausreichend". - Ein deutliches Anzeichen dafür, daß der autoritäre Führungsstil noch lange nicht tot ist, sondern munter weiter praktiziert wird.

Typisch für die autoritäre Führung ist auch der Informationsfluß von „unten nach oben". Hier wird kräftig gefiltert und geschönt, nur gute Nachrichten werden weitergegeben, aus Angst vor Kritik oder noch Schlimmerem. Die Folge: Der

Chef schafft sich ein mehr oder minder gut funktionierendes „Nachrichtenwesen“, er ist mehr oder minder für Zuträgereien empfänglich.

Wenn ein Vorgesetzter für Zuträgereien empfänglich ist, stört dies die Mitarbeiter ganz besonders. 58,3 Prozent der Ärzte setzten diese störende Eigenschaft eines Vorgesetzten an die zweite Stelle der Unbeliebtheitsskala, weibliche Angestellte setzten diese Eigenschaft sogar mit 79,1 Prozent an die Spitze aller störenden Eigenschaften. Zuträgerei schafft Unsicherheit.

Man weiß nie, was einen erwartet, wenn man zum Chef gerufen wird. Und das Schlimme an diesem Zuträgereiunwesen: Man weiß nie, wo der „Schuß“ herkommt. Man kann sich nicht rechtfertigen. Selbst wenn einem eine solche Rechtfertigung gelingen sollte, man erfährt den Namen des Informanten nicht. „Semper aliquid haeret“ - immer bleibt etwas hängen. Denn der Chef gibt seine Informationsquelle nicht preis, er will ja schließlich seine Quelle nicht verstopfen. Eine Gegenüberstellung, eine offene Aussprache findet nicht statt. Die Folge dieses „Nachrichtensystems“: Vorsicht, Unsicherheit, verminderte Kommunikation.

Daß in einem solchen Klima der Unsicherheit leicht „regiert“ werden kann, ist klar. Aber nicht nur Vorsicht, Unsicherheit und verminderte Kommunikation sind die Folge. Mit der Vorsicht und Unsicherheit geht oft die Angst einher, von „Kolleginnen oder Kollegen“ regelrecht über's Ohr gehauen zu werden. Je höher die Hierarchiestufe z. B. im Krankenhaus, in einem Forschungsteam oder auch im öffentlichen Gesundheitswesen, um so größer ist die Angst und um so stärker sind die Vorkehrungen, die getroffen werden, daß einem das ja nicht passiert.

Die schlechte Kooperation auf gleicher Ebene ist meist ein sehr starkes Indiz dafür, daß autoritär geführt wird. Es ist der Kampf der „Platzhirsche“, die Verteidigung und der Ausbau des eigenen Reviers. Je stärker die autoritäre Führung, um so geringer die Querinformation auf gleicher Ebene. Dies führt zwangsläufig zu mangelnder Kommunikation untereinander. Was hier nottut, ist persönliche Kollegialität, und gerade die wird ja durch den autoritären Führungsstil verhindert. Daß eine derartige „Informationspolitik“ kein Vertrauen schafft, leuchtet ein. Aber dieses Vertrauensverhältnis wird von den Vorgesetzten, die diese Informationspolitik betreiben, auch gar nicht gewünscht. Nicht Vertrauen, sondern Distanz ist das Ziel, die die eigene Vorgesetztenposition unterstreicht und absichert. Hier zeigt sich der autoritäre Führungsstil in Reinkultur, im modernen Schafspelz der Informationssteuerung verpackt. Daß das Vertrauensverhältnis in vielen Bereichen nicht so ist, wie man es sich wünscht, zeigt das Ergebnis bei der Beantwortung der Frage: „Hätten Sie zu Ihrem Vorgesetzten so viel Vertrauen, daß Sie sich mit privaten Problemen an ihn wenden würden?“ 40,5 Prozent der Ärzte und 28,1 Prozent der weiblichen Angestellten beantworteten diese Frage mit „ja“, 21,6 Prozent der Ärzte und 28,6 Prozent der weiblichen Angestellten mit „eher ja“, der Rest mit „eher nein“ und „nein“. Auch eine Folge des weithin praktizierten autoritären Führungsstils.

„Gehe nicht zu Deinem Fürst, wenn Du nicht gerufen wirst.“ Nach diesem Grundsatz „läuft“ die Kommunikation ab. Und die Vorgesetzten rufen ihre „Untergebenen“ nur dann, wenn sie ihnen eine Entscheidung mitzuteilen oder Kritik anzubringen haben. Und wenn gerufen wird, dann muß man auch alles liegen und stehen lassen und sofort kommen. Denn den Chef darf man ja nicht warten lassen. Er ist derjenige, der am wenigsten Zeit von allen hat. Und deswegen sieht man auch zu, daß man so schnell wie möglich wieder „draußen" ist, die Höhle des Löwen verlassen kann.

Denn dieser hat ja Wichtiges zu tun. Er hat derart Wichtiges zu tun, daß nicht einmal Zeit besteht, mitzuteilen, warum man zum „Befehlsempfang", sprich „Rücksprache" kommen soll. Warum auch? Man könnte sich ja auf die Rücksprache vorbereiten. Und im übrigen soll ja nicht diskutiert werden, sondern es sollen die Weisungen des Chefs entgegengenommen werden. Der Überraschungseffekt ist wohl kalkuliert.

Und manchmal kommt noch Wichtigeres dazwischen, beim Chef natürlich. Die Rücksprache wird verschoben. Nur auf welchen Zeitpunkt, das steht noch nicht genau fest. Man wird Bescheid sagen. Man wartet auf Abruf, und muß natürlich auch einiges vor sich herschieben und verschieben. Aber das ist ja alles nicht so wichtig. Nur das zählt, was beim Chef passiert.

Daß die arbeitenden Menschen immer weniger bereit sind, eine solche Art des Führens hinzunehmen, die ihnen das Gefühl der Abhängigkeit, des Ausgeliefertseins, ja sogar der Ohnmacht vermittelt, folgt allein schon aus der gesellschaftlichen Entwicklung der letzten Jahre. Nur scheint manchen Führungskräften dafür jedes Verständnis zu fehlen. Sie leben in einer Welt, die eben nur von den Problemen ihres Bereiches ausgefüllt ist. Sie leben oft in einer Welt, die nur aus ihresgleichen besteht, mit denen sie laufend zusammenkommen und mit denen sie sich auch immer mehr in die Isolation hineinsteuern, in eine Isolation von ihren Mitarbeitern. Diese Chefs verlassen sich darauf, daß ihnen schon ihr Rang in der Hierarchie so viel Ansehen und Macht verleiht, daß die Entscheidungen allein schon durch die Position des Entscheidenden als unangreifbar angesehen werden.

Daß dies in der Praxis aber ganz anders geworden ist, haben diese Vorgesetzten weitgehend noch gar nicht mitbekommen.

Durch die Massenmedien - Rundfunk, Fernsehen und Presse - wird der Bürger, der ja auch gleichzeitig Arbeitnehmer ist, immer mehr über die Vorgänge auch im Gesundheitsbereich aufgeklärt. Und damit wächst die kritische Einstellung gegenüber allem, was von „oben" kommt. Chefs sind genauso Menschen wie jeder andere Arbeitnehmer auch, mit all ihren Schwächen und Stärken. Genauso wie heute eine Entscheidung der Regierung nicht mehr „autoritätsgläubig" aufgenommen und ausgeführt wird, so ist es im Arbeitsbereich auch.

Es wäre für manchen Vorgesetzten an der Zeit, auch hier einmal nachzudenken und einen Führungsstil zu praktizieren, der den Erfordernissen der heutigen gesellschaftlichen Auffassungen entspricht.

2.4 Bedeutet „Personal einsparen" wirklich „Kosten sparen"?

„Die Würde des Menschen ist unantastbar" - So Art. 1 des Grundgesetzes der Bundesrepublik Deutschland. Die Würde des Menschen ist auch im Arbeitsleben unantastbar, oder sollte es sein.

Wenn das Grundgesetz nicht zur leeren Form werden soll, hier im Arbeitsleben kann und muß es mit Leben erfüllt, muß es Tag für Tag praktiziert werden.

Steigende Kosten verführen leider immer wieder dazu, auf einen Sektor „auszuweichen", auf dem es leicht zu sein scheint, Kosten zu sparen, den Personalsektor.

Ausscheidendes Personal wird nicht wieder ersetzt, die Anzahl der Auszubildenden wird reduziert. Untersucht man aber die Folgen, wird man schon nachdenklicher. Zu den Stoßzeiten nämlich wirkt sich der verdünnte Personalbestand zunächst einmal beim Personal selbst in voller Härte aus. Hier warten Patienten, dort warten Patienten. Zuerst „läuft" alles normal, dann kommt ein anderer „dazwischen", einer aufgeregt oder in Eile, ein anderer unbeholfen und will nur „eine kleine Frage" beantwortet haben. Ein anderer beschwert sich darüber, daß er noch immer nicht „dran gekommen sei". In den ersten Stunden mag man diese psychische Belastung noch auffangen, die Situation noch meistern. Von Stunde zu Stunde wird das „Personal" aber immer „dünnhäutiger". Wenn man manchmal in solchen Stoßzeiten die Mitarbeiterinnen und Mitarbeiter dabei beobachtet, wie sie mit gehetztem Gesichtsausdruck ihrem „Beruf" - das Wort kommt ja von Berufung - ausüben, dann muß einem das Grundrecht der Menschenwürde in den Sinn kommen. Daß diese Überbeanspruchung nicht ohne gesundheitliche Folgen bleiben kann, muß jedem vernünftigen Menschen einleuchten. Nur treten diese gesundheitlichen Folgen nicht sofort, sondern erst viel später, oft erst nach Jahren ein. Zunächst ist man am Abend „wie erschlagen" oder „wie aus dem Wasser gezogen". Schlafstörungen stellen sich ein. Nervosität macht sich breit. Mit anderen Worten: Alle stehen unter Streß, und Streß macht auf die Dauer krank. Jeder Arzt weiß, daß ein großer Teil aller Krankheiten mit auf psychische Belastungen zurückzuführen ist. Streß wird daher auch und vor allem zum Kostenfaktor. Personal fällt aus und kann kurzfristig nicht durch anderes Personal ersetzt werden. Das verbliebene Personal muß die Arbeit des ausgefallenen Personals mit übernehmen. Die Folge: Weitere erhöhte Belastung, noch mehr Streß. Ein Teufelskreis, der kaum noch durchbrochen werden kann. Und die Reaktion des Personals? Das Geringste wäre noch, daß sich dieser starke Streß in der Praxis oder der Klinik auch „außerhalb" herumspricht und bald keine qualifizierten Arbeitskräfte mehr bereit sind, dort zu arbeiten. Was aber gerade unqualifiziertes Personal z. B. für eine Praxis oder eine Klinik bedeutet, dürfte nicht nur in Fachkreisen klar sein. Der kurzzeitige „Personaleinspareffekt" muß dann drei- oder vierfach bezahlt werden.

Qualifizierte Mitarbeiterinnen und Mitarbeiter zu bekommen ist außerordentlich schwierig. Der Arbeitsmarkt ist leergefegt. Und der nächste Weg bis zu nächsten Stufe ist nicht mehr weit. Der ganze Beruf kommt ins „Gerede", er wird nicht mehr „angenommen". Es kann dann Jahre dauern, bis das angekratzte Image wieder blankgeputzt ist, wenn das überhaupt noch möglich sein sollte.

Zu hohe Arbeitsanforderungen oder schlechte Arbeitsbedingungen, die auf Kosten der Gesundheit gehen, dürfen einfach nicht mit Geld „ausgeglichen" werden. Das alles schließt nicht aus, daß einmal in Stoßzeiten alle zupacken, daß man sich bis an die Grenzen der Leistungsfähigkeit einsetzt und sich dann alle, vom Chef angefangen bis zur „Aushilfe", freuen, es wieder einmal geschafft zu haben. Diese Situationen müssen aber die Ausnahme bleiben. Wird das Ganze zum System, dann wird der gute Wille der arbeitenden Menschen ausgenutzt, die Arbeitskraft ausgebeutet, die Menschenwürde mit Füßen getreten. Hier werden die Menschen nicht von der Arbeit kaputtgemacht, sondern es sind die Menschen, die die Menschen kaputtmachen. Und das mit Hilfe des autoritären Führungsstils!

Oft wird in diesem Zusammenhang der Einwand erhoben: „Die wollen aber Überstunden machen, und zwar viele Überstunden! Und verdient wird dabei ja auch sehr gut!“ Wenn aber der Verdienst auf Kosten der Gesundheit geht? Da muß eben die Führung vernünftiger sein und dafür sorgen, daß nicht zu viele Überstunden geleistet werden und einem entsprechenden - kurzsichtigen - Verlangen der Arbeitnehmer nicht nachgeben.

Das „Überstundenproblem“ in den Kliniken wird zunehmend auch in der Öffentlichkeit diskutiert. Presse, Rundfunk und Fernsehen berichten darüber. So wurde erst kürzlich berichtet, daß allein an den Erlanger Universitätskliniken pro Jahr die personelle Unterbesetzung mit durchschnittlich 246000 Überstunden kompensiert werden mußte (Die Neue Ärztliche vom 9.1. 1986). Einzelne Ärzte leisteten monatlich bis zu 100 Überstunden, ohne dafür in ausreichendem Maße einen Freizeitausgleich oder eine finanzielle Entschädigung zu erhalten. Die Zahl der Patienten, die an den Erlanger Universitätskliniken behandelt wurden, stieg von 37541 im Jahre 1975 auf 50991 im Jahre 1984, ohne daß die Zahl der Arztstellen erhöht worden war. Hier soll eine Abhilfe geschaffen werden. 45 neue Stellen für den ärztlichen Dienst sollen eine Neuorganisation der Dienstzeiten sowie einen angemessenen Freizeitausgleich für die geleistete Mitarbeit ermöglichen. Es ist nur zu hoffen, daß ein derartiges Beispiel Schule macht - in Nürnberg und an der Technischen Universität München laufen bereits ähnliche Modelle - so daß das Überstundenproblem zumindest „entschärft“ werden kann. Bei aller Anerkennung der Besonderheiten eines Krankenhausbetriebes - Ärzte mit unterschiedlicher Qualifikation und unterschiedlichen Funktionen sind nicht ohne weiteres austauschbar -, Überstunden müssen auf ein Mindestmaß zurückgeführt werden. Übermüdete Ärzte am Operationstisch - und nicht nur da - können keine optimale Leistung für den Patienten erbringen. Und noch etwas kann mit überanstrengten, zeitlich überforderten Ärzten nicht gewährleistet werden: Eine den gesellschaftlichen Erfordernissen entsprechende Personalführung. Auch hierüber dringen zunehmend Klagen an die Öffentlichkeit. Hier wird von „rüdem Ton zwischen den Ärzten und dem Pflegepersonal“ ebenso berichtet wie von der mangelnden Kooperation mit der Folge von Ärger, Frust und Aggression. Daß dies alles nicht ohne Auswirkungen auch auf den Patienten bleiben kann, leuchtet ein. Dazu kommt noch ein ähnlich Überlastung wie bei den Ärzten auch im Pflegebereich. Vor dem 1. Deutschen Krebskrankenpflegekongreß im Oktober 1986 in München wurde die zeitliche Überbeanspruchung ebenso beklagt, wie die „kühle Atmosphäre“, vor allem auf den Intensivstationen. Äußerungen wie „die Kollegen sind körperlich und psychisch total überlastet“, und „manchmal wird dann einfach nicht mehr wahrgenommen, was beim Patienten vor sich geht“ sollten zu denken geben. Kosten sparen durch „Verdünnung“ des Personalbestandes hat aber auch einen weiteren sehr kritischen Effekt. Die Beratungs-, Pflege- und Hinwendungsintensität leidet. Und gerade die Beratung, das persönliche Gespräch ist es ja, was die Patienten erwarten und auch brauchen. Gespräche, Zuwendung sind Therapie und oft wirksamer als Medikamente! Auch darüber sollte man einmal nachdenken. Kosten sind schließlich nicht nur gewinnzehrender Aufwand, sondern auch Einsatz, um bessere Leistung zu erzielen. Auf dem Personalsektor zu sparen, heißt hier oft genau am falschem Platz zu sparen, denn mit einem zahlenmäßig ausreichenden qualitativ guten und vor allem motivierten Personal steht und fällt die Leistung. Die Dienstleistung darf nicht vergessen werden und damit auch nicht der Führungsstil.

2.5 Der Konflikt mit dem „Establishment“

Eben hatten sie sich noch ganz „normal“ unterhalten, der Chef und seine Miterarbeiterin, Frau Meier. Hatten über die Praxis gesprochen, auch Privates war angeklungen. Es schien alles in bester Ordnung.

Und nun ein paar Minuten später. Im Gespräch mit einer anderen Mitarbeiterin meinte der Chef, Frau Meier sei doch manchmal eine rechte „Transuse“. Ein paar andere „passende“ Bemerkungen schlossen sich an, und dann war man zur „Tagesordnung“ übergegangen.

Das Ganze wäre, wie viele ähnliche „Belanglosigkeiten“ dieser Art sicher auch „untergegangen“, wenn nicht Frau Meier auf „Umwegen“ davon erfahren hätte. „Was hat Frau Meier bloß“, wunderte sich nach ein paar Tagen der Chef, „mit der ist ja gar nicht mehr zu reden“. Und auch beim Arbeiten schien Frau Meier nicht mehr so ganz „bei der Sache“ zu sein.

Leider sind solche oder ähnliche Begebenheiten keine Ausnahmefälle. Mitarbeiterinnen oder Mitarbeiter werden in Abwesenheit mit Ausdrücken belegt, die vor Gericht Strafen wegen Beleidigung einbringen würden. Manchmal sind diese Äußerungen „gar nicht so gemeint“, manchmal sollen sie aber auch die Überlegenheit eines Vorgesetzten gegenüber „Arbeitskräften“ zum Ausdruck bringen. „Kümmeltürke“ oder Makkaronifresser“ sind fast noch harmlose Bezeichnungen aus dem Gastarbeiterbereich. Was bei derartigen Bemerkungen in mehr oder minder vertrautem Kreis immer wieder übersehen wird, ist die Wirkung auf die Anwesenden, denen unwillkürlich der Gedanke kommt: „Wird der Chef auch so über mich sprechen, wenn ich einmal nicht dabei bin?“

Daß ein derartiger „Umgangsstil“ nicht ohne Auswirkungen auf das so oft beschworene Betriebs- und Führungsklima bleiben kann, ist allen klar, nur dem Chef nicht, denn er hat es ja gar nicht so gemeint. Daraufhin angesprochen wären „er“ oder „sie“ vielleicht sogar erstaunt über derartige „Kleinigkeiten“. „Wer wird denn gleich jedes Wort auf die Goldwaage legen“, und „wenn alle so empfindlich wären, könnte man ja überhaupt nichts mehr sagen“. Sie übersehen dabei eines: Die Äußerungen von Vorgesetzten wiegen doppelt schwer. Sie können so schwer wiegen, daß einem Menschen die Freude an der Arbeit verleidet wird. Selbst die interessanteste Arbeit kann dadurch „vermiest“ werden, wenn man das Gefühl bekommt, daß man vom Chef nicht geachtet wird.

Braucht man sich dann noch zu wundern, wenn Menschen, die so „behandelt“ werden, die Arbeit „fremd“ wird und zwar so fremd wird, daß sie diese Arbeit als lästig empfinden und versuchen ihr aus dem Wege zu gehen? Der Anteil derjenigen, denen die Arbeit fremd geworden ist, wächst. Man spricht vom „bösen Drittel“ der Arbeitnehmer, die überproportional krank sind, die die meisten Unfälle „bauen“ usw.

Viele dieser Menschen sind sicher einmal mit viel gutem Willen in das Berufsleben eingetreten, wobei die Ausnahme von der Regel nicht übersehen werden soll. Es gibt auch Menschen, die nicht gerne arbeiten. Grundsätzlich sollte man aber immer die Frage nach dem „davor“, z.B. nach der Schulzeit oder dem sozialen Umfeld stellen. Bezeichnend in diesem Zusammenhang ist das Ergebnis einer im Jahre 1979 durchgeführten Befragung von Auszubildenden in der Hessischen Chemie- und Kunststoffverarbeitung. „Hätten Sie sich Ihre Ausbildung so vorgestellt, wie sie jetzt ist?" Bei 35 Prozent der Befragten stimmten Vorstellungsbild und Realität der Ausbildung überein, bei 10 Prozent wurde das verneint, 55 Prozent hatten sich ihre Ausbildung teilweise so vorgestellt. Dieses recht günstige Bild läßt allerdings nachdenklich werden, wenn man sich die unterschiedliche Beurteilung dieser Frage durch die Angehörigen der verschiedenen Ausbildungsjahrgänge betrachtet. Bei den Auszubildenden des 1. Lehrjahres stimmten bei 45 Prozent Vorstellung und Realität überein, bei denen des 3. Lehrjahres nur noch bei 26 Prozent und bei denen des 4. Lehrjahres nur noch bei 13 Prozent. „Deshalb sollte man die unterschiedliche Beurteilung der letzten Frage durch die beiden letzten Ausbildungsjahrgänge sehr ernst nehmen" - so heißt es in dem Bericht, mit dem das Ergebnis der Gesamtuntersuchung veröffentlicht wurde. Hoffentlich nimmt man dieses Ergebnis sehr ernst und setzt den Hebel am richtigen Punkt an: bei den Ausbildern und den Vorgesetzten. Denn oft wird die Einstellung dieser wichtigen Bezugspersonen den jungen Menschen gegenüber durch Vorurteile beeinflußt. Die Mehrzahl der Führungskräfte sind nach dem Ergebnis unserer Befragung in Führungsseminaren der Ansicht, Berufsanfänger seien kritikfreudiger und kritikempfindlicher als ihre künftigen Berufskollegen, seien vorwiegend an einer guten Bezahlung interessiert und legten vor allem Wert auf eine günstige Arbeitszeit. Das Bild von einer an rein materiellen Dingen interessierten Jugend, die an allem etwas herumzumäkeln habe und mimosenhaft empfindlich sei, ist weit verbreitet. Das Gegenteil ist nach den Ergebnissen unserer streng anonymen Befragung von Realschülern mit Mittlerer Reife und Abiturienten der Fall. Was passiert aber, wenn die „Ausbildungspraxis" und die Einstellung jungen Menschen gegenüber von solchen Vorurteilen beeinflußt ist? Was passiert, wenn die Einstellung gegenüber Gastarbeitern von Vorurteilen beeinflußt ist? Was passiert, wenn die Einstellung gegenüber Frauen im Berufsleben von Vorurteilen beherrscht ist? Was muß passieren, wenn ein Chef grundsätzlich der Auffassung ist „Leistungsbereitschaft ist einzig und allein eine Frage der Bezahlung"? Hier muß die Frage nach dem „Warum" gestellt werden, und diese Frage beinhaltet auch und vor allem das eigene Führungsverhalten, die Frage nach dem eigenen Führungsstil.

Je mehr der autoritäre Führungsstil praktiziert wird, um so stärker wird die Gruppe der Unzufriedenen anwachsen. Die Freizeit kann den Ausgleich für die ungeliebte Arbeit kaum bieten. Denn nach den neusten psychologischen Erkenntnissen weiß der Mensch, der in seiner Arbeit nichts Sinnvolles sieht, auch mit seiner Freizeit nichts Sinnvolles anzufangen. Zur Freizeit gehören aber auch die aktive Mitarbeit, z. B. im politischen Leben, im Vereinsleben, die Mitarbeit im Schulelternbeirat und vieles andere mehr. Der Mensch, der im Arbeitsleben immer passiver wird, wird dies auch in der Freizeit. Wenn hier mancher Vorgesetzte den Kopf schütteln wird und denken mag, was geht mich das an, was geht das meine Art an, wie ich Menschen führe, dann mag darauf erwidert werden, daß sich ein derart passives Verhalten auch im Gesundheitszustand niederschlägt. Und da sollte jeder Arzt hellwach werden.

Autoritärer Führungsstil erzeugt aber nicht nur Passivität und Resignation, er führt auch zum Konflikt. Der Aufstand gegen das „Establishment" insbesondere bei den jungen Menschen kommt sicher nicht von ungefähr. Größere Unabhängigkeit, Selbständigkeit, Freiheit und geschärftes Kritikbewußtsein vertragen sich einfach nicht mehr mit einer allzu hohen Warte mancher Chefs. Hier wird oft noch „regiert“ wie vor 20 oder 30 Jahren, so regiert, wie man selbst in den ersten Berufsjahren regiert wurde. Zwar hat man sich vielleicht damals „geschworen“, daß man es später natürlich einmal ganz anders machen würde, wenn man selbst erst „oben“ sitzt. Solche Vorsätze werden meistens bald vergessen, wenn man selbst in den „Genuß“ der Vorteile des „Obenseins“ gekommen ist. Hier bildet sich langsam, aber sicher eine Einstellung heraus, eine Frontstellung, die sich gegen das Establishment richtet, ja sogar gegen die ganze Gesellschaft richten kann. Gegen ein Establishment, gegen eine Gesellschaft, die - in vornehmer Weise natürlich - ausnutzt, mit den Mitteln der autoritären Führung. Man ist auf das Wohlwollen angewiesen, man fühlt sich hilflos, und dagegen lehnt man sich auf.

Und wenn man dann noch von oben herab „behandelt“ wird, ob bei der täglichen Arbeit oder bei Prüfungen, dann kommen eben die berühmten Tropfen, die das Faß zum Überlaufen bringen. Die „Halbgötter in Weiß“ kommen in der Literatur ja nicht von ungefähr. Aber es gibt nicht nur diese Halbgötter in Weiß, es gibt auch „Halbgötter in Grau“ oder „Halbgötter in Dunkelblau“. Und diese Halbgötter - oft hervorragende Könner ihres Fachs - glauben eben, daß sie mit den jungen Menschen heute genauso „umspringen“ können, wie man mit ihnen umgesprungen ist.

„Das Schlimmste ist, daß man behandelt wird, wie der letzte Dreck“ - so hört man es immer wieder von Seminarteilnehmern in Führungsseminaren. Und mancher dieser jungen Menschen „lernt“ hier fürs Leben. Entweder, daß man es genauso machen muß, wie diese „Vorbilder“, um nach oben zu kommen und auch, um oben zu bleiben. Oder, daß man eben gegen dieses Establishment Front machen muß, ja, daß man es hassen muß, daß man die Gesellschaftsordnung ändern muß. Druck von oben erzeugt Gegendruck von unten! Und wenn sich dieser Gegendruck nicht entladen kann, sondern aufstaut, wird der Konflikt um so härter ausbrechen. Alles das kostet Energie. Energie, die sinnvoller hätte eingesetzt werden können. Ob sich die Halbgötter ändern können, ob sie es überhaupt wollen, ob sie es merken, daß sie sich den veränderten Bedingungen anpassen müßten, ist fraglich. Daß hier aber etwas geschehen muß, steht außer Zweifel.

2.6 Fachkenntnisse allein reichen nicht aus

„Wie der Herr, so's Gescherr“ und „wie die Alten sungen, so zwitschern die Jungen“. Diese alten Volksweisheiten werden Tag für Tag aufs Neue bestätigt. So, wie die Mitarbeiterinnen und Mitarbeiter „behandelt“, d. h. geführt werden, so behandeln sie auch die Menschen, die mit ihnen beruflich zu tun haben. An und für sich ein verständlicher Vorgang, der auch einer gewissen Logik nicht entbehrt. Warum sollten Mitarbeiterinnen oder Mitarbeiter, die von ihren Chefs unfreundlich behandelt werden, zu den Patienten freundlich sein?

So verständlich das Ganze ist, in der Praxis erwartet „man“ genau das Gegenteil. Was hat das Verhalten einer oder eines Vorgesetzten dem Mitarbeiter oder der Mitarbeiterin gegenüber mit deren Verhalten gegenüber den Menschen zu tun, mit denen sie zu tun haben? Krankenschwestern, Pfleger, Assistentinnen oder Arzthelferinnen haben einfach freundlich, zuvorkommend, hilfsbereit und geduldig zu sein. Denn das ist ja schließlich ihr Beruf, und dieser Beruf beinhaltet diese selbstverständlichen Berufspflichten. Ist das in der täglichen Praxis so selbstverständlich?

Selbstverständlich soll dem Patienten geholfen, insbesondere soll er beraten, zur Mitarbeit, zur Zusammenarbeit gewonnen werden. Aber wie so oft, macht auch hier der Ton die Musik, entscheidend ist das „Wie". „Beraten", „gewinnen" heißt doch in erster Linie, in dem Patienten den Partner suchen, ihm partnerschaftlich gegenüberzutreten und nicht versuchen, ihm aus welchen Gründen auch immer, seinen Willen aufzuzwingen, unter allen Umständen „recht zu behalten". Wie kann man aber ein solches Verhalten „vom Personal" erwarten, wenn man eben mit diesem „Personal" genauso „umspringt"? Vielen Vorgesetzten wird das überhaupt nicht bewußt. Sie beobachten das unfreundliche Verhalten der Krankenschwester, des Pflegers oder der Arzthelferin und „schärfen" ihr oder ihm anschließend ein, unter vier Augen hoffentlich, daß man sich „so" auf keinen Fall verhalten dürfe und eben freundlich zu sein habe. Die Art und Weise, wie das geschieht, legt zwangsläufig schon den Keim zum Mißerfolg. „Unter Aufsicht" wird man vielleicht „freundlich" sein, d.h. aber nur so lange, wie die „Kontrolle" da ist. Was geschieht aber, wenn man ohne „Aufsicht" ist?

Die Arzthelferin, die hoheitsvoll gerade noch einen Termin frei hat oder die Schwester, die sich herabläßt, das Fieber zu messen oder das Bett aufzuschütteln, sind leider keine Einzelfälle mehr und werden auch lautstark angeprangert. Und zwar besonders lautstark von ihren Chefs. „Das Personal wird immer schlechter", „die Arbeitsmoral sinkt", „man gibt sich keine Mühe mehr", „man kann kaum noch ein Wort sagen, dann laufen sie zur Gewerkschaft oder sie kündigen", lautet die Klage. Gewiß, die Einstellung zur Arbeit ist heute vielfach eine andere als noch vor 10 oder 20 Jahren. Aber ist es nur das? Ist wirklich „alles" darauf zurückzuführen? Liegt es nicht auch am Führungsverhalten, am Führungsstil, der mit der gesellschaftlichen Entwicklung nicht Schritt gehalten hat? Sollte man nicht über die Volksweisheit: „Wie der Herr, so's Gescherr" einmal gründlich nachdenken? Das Mindeste, was passieren kann ist, daß Patienten nicht wiederkommen. Es sei denn, daß man über ein derartiges Leistungsmonopol verfügt, das die Menschen woanders hin nicht ausweichen läßt. Das ist aber selbst bei Krankenhäusern kaum noch der Fall. Auch da kann man wählen. Abgesehen davon, daß gerade ein hoher Leistungsstand mit guter Dienstleistung einhergehen sollte, in den meisten Fällen sind beide ja identisch.

Oft wird versucht, Mitarbeiterverhalten und Führungsverhalten durch perfekte Praxisordnungen, Führungsanweisungen oder gar Führungsmodelle zu regeln. Das Begrüßenswerte an diesen Regelungen ist zunächst einmal, daß man sich über die ganze Materie überhaupt Gedanken macht und auch versucht, nicht nur Pflichten aufzuerlegen, sondern auch den Mitarbeitern das Recht gibt, ein bestimmtes Führungsverhalten zu erwarten. Das Gefährliche an diesen Anweisungen, Modellen und Ordnungen ist der ihnen oft innewohnende Hang zum Perfektionismus, der Versuch, möglichst viel, wenn nicht sogar alles zu regeln. Solche Regelungen, die in vielen Paragraphen menschliches Verhalten in bestimmte Formen zu gießen versucht, geraten bald in Vergessenheit. Sie sind zu umfangreich, für die Mehrzahl nicht mehr überschaubar und mitunter auch nicht mehr allgemein verständlich. Wie in einer umfangreichen Untersuchung erst in neuester Zeit festgestellt, werden solche Regelungen auch nur von etwa der Hälfte, die davon „betroffen“ sind, ganz oder teilweise befolgt. Ein anderer, allerdings sehr kleiner Teil, hält sich genau an derartige Regelungen, insbesonders an Zuständigkeitsregelungen. Für sie werden solche Anordnungen leicht zum Selbstzweck, und manche erschöpfen sich in Zuständigkeitskämpfen.

Bei einigen entwickelt sich sogar eine regelrechte „Bier-Philosophie“. „Das ist nicht mein Bier“, ist ihre ständige Redewendung. Das Gute liegt auch hier wieder einmal in der Mitte, und die beste Möglichkeit, Führungsverhalten auf die Mitarbeiter zu übertragen, ist das eigene Beispiel, das positive Beispiel!

Ein niedergelassener Arzt muß heute genauso auf dem Gebiet der Menschenführung Bescheid wissen, wie ein Arzt im Krankenhaus, im öffentlichen Gesundheitswesen, in der Forschung oder in der Pharma- oder chemischen Industrie. Verfügt er auf diesem Gebiet nicht über genügend Wissen oder glaubt er, dieses Wissen nicht zu benötigen, kann er heute kaum noch und in Zukunft sicher überhaupt nicht mehr erfolgreich ein Team von Mitarbeitern führen.

Wann wird endlich begonnen, eine systematische Führungsausbildung auch für Ärzte zu fordern und einzuführen? Wieviel an Minderleistung geht auf das Konto „mangelndes Führungswissen“?

Auf allen Gebieten wird - selbstverständlich - Qualität gefordert. Das ist bei einem guten Essen in einem Hotel genauso wie beim Kauf eines Schmuckstücks oder bei der Diagnose eines Arztes. Es wird aber in Zukunft von einer Qualität immer mehr die Rede sein, nämlich von der Qualität des Arbeitslebens. Wiederaufbau, Wirtschaftswunder, Rezession und erneuter Aufschwung haben manchmal die Frage nach dieser Qualität in den Hintergrund treten lassen, und es scheint zur Zeit so, daß neue Probleme, wie z.B. Umwelt- oder Sicherheitsprobleme oder die Dauer-Arbeitslosenkrise diese Frage erneut in den Hintergrund drängen. Man darf sich aber nicht der Illusion hingeben, daß eine weitere Vernachlässigung der Qualität des Arbeitslebens von den Menschen der 80er Jahre hingenommen werden wird. Im Gegenteil, dieselben Menschen, von denen verlangt wird, daß sie eine qualitativ hohe Leistung erbringen und dies auch tun, verlangen auch hohe Qualität an Leistung dort, wo sie ihre qualifizierte Leistung erbringen.

Diese Qualität liegt einmal in den Bedingungen der Arbeit, z.B. der Gestaltung der Arbeitsplätze oder der Strukturierung der Arbeit, aber auch und vor allem in der menschlichen Komponente, der Führung. Die großen Probleme der Zukunft sind nur mit einer qualitativ hochwertigen Führung zu lösen. Führungsstil, Führungsverhalten sind keine theoretischen Begriffe, die in Management-Lehrbüchern erörtert werden, sondern praktische Realität. Wann wird man endlich begreifen, daß zur Führung von Menschen eben mehr gehört, als reines Fachwissen? Es reicht eben nicht mehr aus, ein ausgezeichneter Arzt zu sein oder ein hervorragendes Examen abgelegt zu haben. Fachkenntnisse sind selbstverständlich. Was dringend gebraucht wird, ist Führungswissen. Und das muß man sich aneignen.

Und zwar rechtzeitig aneignen. Hier liegt eine große Aufgabe der Verbände und Standesorganisationen, immer wieder auf eine freiwillige Teilnahme von Ärzten an Fortbildungsmaßnahmen in Führungsfragen zu drängen. Oder muß es erst dazu kommen, daß auch hier noch Prüfungen abgelegt werden müssen?

2.7 Zum Mißerfolg verurteilt: Autoritäres Lehren

Ein weiterer Bereich, auf den sich der autoritäre Führungsstil sehr stark leistungsmindernd auswirkt, ist das Gebiet der beruflichen Aus- und Fortbildung.

Welche Bedeutung der Ausbildung „offiziell" zugewiesen wird, unterstreicht die seit August 1986 geltende Ausbildungsverordnung des Bundesgesundheitsministeriums. 16 Fähigkeiten umfaßt das Berufsbild für den Arzthelfer und die Arzthelferin: Kenntnisse über das Gesundheitswesen und die ärztliche Praxis; Arbeitsschutz; Arbeitshygiene; Umweltschutz und rationelle Energieverwendung; Maßnahmen der Praxishygiene; Anwenden und Pflegen medizinischer Instrumente, Geräte und Apparate; Betreuen von Patienten in der ärztlichen Praxis; Hilfeleistung bei Notfällen; Mitwirken bei diagnostischen und therapeutischen Maßnahmen des Arztes; Durchführen von Laborarbeiten einschließlich der Qualitätssicherung; Umgehen mit Arzneimitteln, Sera, Impfstoffen und Heil- und Hilfsmitteln; Anwenden von medizinischen Fachausdrücken und Grundkenntnisse über Krankheiten; Kenntnisse über Anatomie, Physiologie und Pathologie; über Prävention, Prophylaxe und Rehabilitation; Organisieren der Praxisabläufe einschließlich Textverarbeitung; Durchführung des Abrechnungswesens und von Verwaltungsarbeiten sowie das Umgehen mit den Bestimmungen der Sozialgesetzgebung. Liest man diesen umfangreichen Katalog, sollte man nicht nur an die Anforderungen denken, die an die Auszubildenden, sondern an die Ausbilder gestellt werden.

Und an noch etwas sollte man denken: an die Kosten dieses Bereichs. Die Kosten des Bildungsbereichs werden weiter steigen. Die Anforderungen, die an das Fachwissen gestellt werden, steigen ja auch. Es werden immer höhere Ansprüche an die Qualität und damit an die Ausbildung des Personals gestellt.

Wie steht es aber um die Effizienz der Aus- und Fortbildung? Denn, wenn man schon erhebliche Summen und Arbeitskraft in diesen Bereich investiert und, das sei von vornherein betont, investieren muß, will man auch Erfolge sehen.

Der Erfolg der Aus- und Fortbildung steht und fällt mit der Qualität der Ausbilder, d.h. mit deren Persönlichkeit und der Art und Weise, wie sie die Aus- und Fortbildung betreiben. Also kommt es auch hier auf den Führungsstil entscheidend an, denn Lehren ist Führen im wahrsten Sinne des Wortes, nämlich zielgesteuerte Verwaltensbeeinflussung.

Wie oft erlebt man es bei der schulischen Ausbildung oder bei Fortbildungsseminaren, daß von „hoher Warte" doziert wird. Man läßt die Lernenden förmlich spüren, wie groß der Abstand zwischen den Dozenten und ihnen ist.

Der Informationsvorsprung wird voll ausgenutzt, oft läuft das Ganze auf eine mehr oder minder gelungene Selbstdarstellung hinaus. Oder man zeigt deutlich die Distanz zwischen Lehrenden und Lernenden, indem man keine andere Meinung duldet oder Diskussionen „abwürgt", mit Anerkennung spart. Andere versuchen, die Lacher auf ihre Seite zu ziehen und feiern billige Triumpfe, indem sie ihr Mütchen an unbeholfenen oder langsamen „Schülern" kühlen und z.B. auf Unaufmerksamkeit oder Denkblockaden mit beißender Ironie oder Kritik reagieren.

Der Erfolg dieser „Pädagogen" ist gleich Null. Außer einiger billiger Lacherfolge bleibt nichts „hängen". Sie schaffen aversive Bedingungen, und die führen

mit „ja", 40 Prozent der weiblichen Angestellten und 35,1 Prozent der Ärzte mit „eher ja, aber nicht ganz", 14,3 Prozent der weiblichen Angestellten und 8,1 Prozent der Ärzte antworteten mit „eher nein" und 15,7 Prozent der weiblichen Angestellten und 2,7 Prozent der Ärzte mit „nein". Vielen dieser mehr oder minder „Berufs-Unzufriedenen" wurde und wird die verdiente Anerkennung nicht zuteil. Ihre Leistungen werden mehr kritisiert als anerkannt, verdiente Beförderungen werden verweigert, sie erhalten keine oder nicht ausreichende Informationen über ihren weiteren beruflichen Lebensweg. Sie müssen viel einstecken und das, was sie einstecken müssen, geben sie auch weiter. Diese so behandelten, letztlich autoritär geführten Menschen benehmen sich dann zu Hause genauso, wie man tagsüber mit ihnen umgesprungen ist, und zwar meist unbewußt. Und da sie sich ja zu Hause glauben beweisen zu müssen - im beruflichen Bereich geht es ja nicht, denn hier müssen sie sich ja ducken -, erfährt niemand den Grund für ihr Verhalten. Die wenigsten finden den Mut, sich dem Ehepartner anzuvertrauen, letztlich zuzugeben, daß es im Beruf nicht so klappt, wie man es gerne möchte, vielleicht sogar so dazustehen, daß man „versagt" hat. Daß ein solches Verhalten nicht nur am Ehepartner „hängenbleibt", sondern auch auf die Kinder „durchschlägt", versteht sich am Rande. Die Folge, Meckerei, Streit, gegenseitiges Bekämpfen, Nichtachtung. Das „Familienklima" ist erheblich gestört und, wenn nichts Entscheidendes passiert, dann ist auch hier der Konflikt unvermeidlich. Und nicht nur ein Konflikt oder eine endlose Kette von Konflikten, die sogar zur Trennung führen können, sondern Krankheiten sind so gut wie sicher.

Derartige Probleme gibt es nicht nur zu Hause in der Familie. Ob im Vereinsleben in der Politik oder im Sport, überall zeigen sich Parallelen. Da ist der Vereinsvorstand, der laufend auf den Tisch haut, da ist die „Berufsopposition", die an allem etwas auszusetzen hat, da sind die vielen kleinen und großen Funktionäre, die sich in endlosen Ausschußsitzungen mit Problemen herumschlagen, die keine sind. Und da sind die ewigen „Aufpasser", die auf die kleinliche Beachtung von Ordungsvorschriften achten und dringen, sei es bei dem protokollarischen Ablauf einer Generalversammlung oder bei der Einhaltung einer Spielordnung auf dem Tennisplatz. Forscht man auch hier, dann stößt man immer wieder auf die gleiche Wurzel. So, wie man mit diesen Menschen im Beruf umspringt, so springen sie außerhalb ihres Arbeitsbereiches mit anderen um, Folgen des autoritären Führungsstils im Beruf. Und auch hier Konflikte, oft jahrelang, die dann, um es vornehm auszudrücken, zur „Abwahl" des Betreffenden führen. Und auch hier die letzte und stärkste Folge: Krankheit.

Viele Führungskräfte glauben heute noch, das ginge sie gar nichts an, denn „Dienst ist Dienst und Schnaps ist Schnaps". Dieser Satz ist schon rein medizinisch nicht aufrechtzuerhalten, denn ein von den Menschen nicht akzeptierter Führungsstil bedeutet eine starke psychische Belastung, Streß. Streß und seine Folgen sind aber nicht teilbar. Ein Magengeschwür oder eine Kreislauferkrankung wirken sich hier und dort aus, ganz gleich, in welchem Bereich sie ihre Ursachen haben. Im Berufsleben kann man nur eines tun, nämlich die Streßbelastung so niedrig wie möglich halten und einen entsprechenden Führungsstil praktizieren, der keine Leistungsausfälle oder gar Minderleistungen zur Folge hat.

Gerade Leistungsausfälle und Leistungsminderungen im Zusammenhang mit dem autoritären Führungsstil werden immer wieder bestritten. Wieso sollte gerade dieser Führungsstil der Gesundheit so abträglich sein? Denn „früher" sei doch bestimmt fast nur autoritär geführt worden und die Menschen hätten dies viel besser verkraftet, es habe viel weniger Herzinfarkte, Kreislauferkrankungen und Depressionen gegeben. Nun früher war der Mensch auch nicht so vielen und vor allem so starken psychischen Belastungen ausgesetzt, auf die der Körper mit seinem vegetativen Nervensystem unabhängig vom Willen reagieren mußte. „Der Mensch gewöhnt sich doch an alles, auch an einen autoritär führenden Vorgesetzten." Er kann sich zwar bewußt an ihn gewöhnen, sein vegetatives Nervensystem aber nicht, es mobilisiert immer wieder bis zur Erschöpfung Reserven, die Belastung des Körpers wird zu stark. Und wenn das nichtakzeptierte Führungsverhalten nur der bewußte Tropfen ist, der das Faß zum Überlaufen bringt.

2.15 Kooperativ führen: Erfolg für alle

„Warum einen neuen, anderen Führungsstil, es klappt doch alles! Was soll das ganze Gerede über Führungsprobleme? Wir haben wirklich Wichtigeres zu tun als uns mit Führungstheorien, Modellen und dergleichen stunden- oder tagelang zu beschäftigen."

Solche Äußerungen hört man immer wieder, besonders von vielbeschäftigten, überbelasteten Praxisinhabern und Klinikärzten, also von einem Personenkreis, der in den letzten Jahren von einem ungeheuren Wandel auf seinem Fachgebiet betroffen ist. Gerade Ärzte wissen mit Stolz von Fortschritten auf ihren Fachgebieten zu berichten, Fachgebieten, die sich mit dem Menschen beschäftigen. Wir wissen heute viel mehr über den Menschen als z. B. noch vor 20 oder 30 Jahren. Und doch glauben viele Vorgesetzte und Chefs heute noch, den Menschen von heute genauso „behandeln", führen zu können, wie damals. „Führung" ist für sie kein oder kaum ein Thema. Andererseits halten viele dieser Praxischefs und leitenden Klinikärzte von Psychologie sehr viel, besonders dann, wenn es um Patienten oder um potentielle Patienten geht. Man versucht, die Wünsche der Patienten herauszufinden, um sich entsprechend einzustellen. Warum tut man eigentlich nicht das gleiche bei den eigenen Mitarbeiterinnen und Mitarbeitern und stellt sich mit seinem Führungsverhalten auf diese entsprechend ein? Gewiß, „es klappt alles"! Aber könnte es nicht besser klappen?

Auf allen Fachgebieten vollzieht sich ein immer schnellerer Wandel, nicht umsonst spricht man von einer schnell-lebigen Zeit. Warum sollte sich auf dem Gebiet der Menschenführung nicht auch viel verändert haben, auf das man sich einstellen sollte?

Die Erkenntnisse gerade der Medizin, der Biologie und der Psychologie sind mit dem Wissensstand in diesen Disziplinen um die Jahrhundertwende nicht zu vergleichen, und doch glauben viele noch, die Menschen heute genauso führen zu können, wie anno dazumal. Es ist aber hier genauso, wie in allen anderen Disziplinen: Das Problem der Führung muß stets neu überdacht, der Führungsstil immer wieder in Frage gestellt werden.

Ob es einen „optimalen Führungsstil" überhaupt gibt, mag dahinstehen. Sicher ist aber, daß sich das Führungsverhalten an der gesellschaftlichen Entwicklung orientieren muß. Die Erwartungen, Einstellungen, Wertvorstellungen der arbeitenden Menschen müssen beim Führungsverhalten ins Kalkül gezogen werden. Das bedeutet, daß der mündige, informierte Staatsbürger auch als mündiger, informierter Arbeitnehmer am Arbeitsplatz behandelt und angesehen werden muß. Das bedeutet Informationsaustausch, Offenlegen von Motiven, Begründen von Führungsmaßnahmen, gemeinsame Meinungsbildung bei der Entscheidung. Das bedeutet Förderung der Eigenverantwortung der Mitarbeiter. Es kommt immer mehr darauf an, mit anderen Menschen zu kooperieren und nicht mehr als Einzelkämpfer für sich alleine Erfolge zu erzielen.

Dies alles wird gern mit „Auflösung der Hierarchie" in Verbindung gebracht und das Schreckgespenst des Chaos an die Wand gemalt. Kooperation bedeutet für manche „Sozialismus" oder „ganz links". Selbst Friedrich Engels, ein in diesem Zusammenhang sicher unverdächtiger Zeuge, hat dazu 1872/73 geschrieben: „Die Autorität in der Großindustrie abschaffen wollen, bedeutet die Industrie selber abschaffen zu wollen, die Dampfspinnerei vernichten, um zum Spinnrad zurückzukehren." Selbst ganz radikale „Alternative" können sich sicher mit diesem Gedanken nicht befreunden. Und Ralf Dahrendorff schreibt in „Soziale Klassen und Klassenkonflikt in der industriellen Gesellschaft": „Ein System der Über- und Unterordnung erst garantiert den reibungslosen Ablauf in der Gesamtproduktion. Kooperation und Entscheidung durch Entscheidungsträger gehören zusammen und werden zum zentralen Problem einer gegenwartsbezogenen und zukunftsorientierten Führung."

Hier umzudenken oder umzulernen, wird für viele nicht einfach sein. Hat man doch in der Schule „gelernt", für sich alleine zu „kämpfen", der Kampf um die Ziffer nach dem Komma im Abiturzeugnis hat hier die „Vereinsamung" mancher Schülerin und manches Schülers bewirkt. Später ging es dann im Studium und im Berufsleben entsprechend weiter. Dieses ständige Bemühen um die Einzelleistung prägt den Menschen, er lernt gewissermaßen „fürs Leben". Er lernt zunächst einmal, nach sich selbst zu fragen und notfalls die Ellbogen zu gebrauchen. Er lernt aber auch, „vorsichtig" mit der Weitergabe von Informationen zu sein, Wissen, das man sich selbst erarbeitet hat, an andere weiterzugeben. In jungen Jahren wird hier die Basis für die späteren Berufsjahre gelegt. So manche Rivalität mit all ihren negativen Folgen für das Arbeitsklima hat seine Wurzeln in den Schüler- und Lehrjahren. Kaum wird Zusammenarbeit „geübt", Teamwork ist für die meisten, die in das Berufsleben eintreten, ein unbekannter Begriff, zumindest was das Umsetzen in die Praxis anbelangt. Wird dies alles dann im Berufsalltag noch durch „Lernprozesse" bei den „Kolleginnen" und „Kollegen" und durch das Führungsverhalten der Vorgesetzten verstärkt, ist es um die Leistungen insgesamt gesehen schlecht bestellt.

Am einfachsten müßte es noch für den niedergelassenen Arzt in der Einzelpraxis sein, auf Gesamtleistung, auf Teamwork zu achten, ja diese geradezu zu fordern. Oft scheinen aber gerade hier fast unüberwindliche psychologische Barrieren aufgerichtet zu sein. Erfolg des Teams heißt auch, den Erfolg dem Team weiterzugeben, die Mitglieder des Teams, auch wenn es „nur" zwei oder drei Mitarbeiterinnen oder Mitarbeiter sind, am Erfolg teilhaben zu lassen. Wobei „teilhaben" hier in erster Linie nicht im materiellen Sinne verstanden werden soll.

Insbesondere scheinen große Hemmungen zu bestehen, Anerkennung auszusprechen. Hier glauben viele, sich etwas zu vergeben, aber auch manche, daß ausgesprochene Anerkennung materielle Forderungen nach sich ziehen würden. Andere wiederum meinen, daß gute Leistungen selbstverständlich seien, halten daher eine ausdrückliche Anerkennung für überflüssig. Nur 51,4 Prozent der von uns in Führungsseminaren befragten Ärzte hielten es für wichtig, daß ihre eigenen Leistungen ausdrücklich anerkannt werden, im Gegensatz zu 70,8 Prozent der weiblichen Angestellten und 70 Prozent der Führungskräfte der Wirtschaft. Dieser im Vergleich zu anderen Gruppen sehr niedrige Anteil von Ärzten muß sehr nachdenklich machen. Wenn man es nicht für wichtig hält, daß die eigene Leistung ausdrücklich anerkannt wird, wird man dann die Bedeutung der ausdrücklich ausgesprochenen Anerkennung für die Mitarbeiterinnen und Mitarbeiter erkennen? Nur 66 Prozent der von uns befragten weiblichen Angestellten waren der Ansicht, daß ihr Vorgesetzter ihre Leistung ausdrücklich anerkennen würde. Etwa ein Drittel der Mitarbeiterinnen erhält also nicht die Anerkennung für ihre Leistung, die sie erwarten! Ein erschreckendes Defizit, wenn man in diesem Zusammenhang doch immer wieder den Satz hört: „Es klappt alles."

Wichtig ist auch, daß die Vorgesetzten das Teamwork fördern und dies ihren Mitarbeiterinnen und Mitarbeitern immer wieder klarmachen und auch vorleben. Der Erfolg des Mitarbeiters führt grundsätzlich zum Erfolg des Vorgesetzten und letztlich des gesamten Teams. Diese Denkweise ist letztlich das große „Geheimnis" der Erfolge der Japaner, Identifikation mit der Gruppe, mit den Zielen des Unternehmens, Zusammenarbeit. Setzt man das in die Praxis um, dann werden auch von den Mitarbeitern Vorschläge kommen, wie man das und jenes besser machen kann, die Mitarbeiter werden unternehmerisch denken. Nur derjenige wird auf die Dauer Erfolg haben, der die besseren Mitarbeiter hat, und die werden sich dort konzentrieren, wo ein mitarbeiterorientierter Führungsstil praktiziert wird.

2.16 Kooperativer Führungsstil - Weiche Welle?

Einen mitarbeiterorientierten Führungsstil praktizieren, kooperativ führen! Das hört sich in der Theorie viel leichter an als in der Praxis auch verwirklicht. Denn von der Zusammenarbeit müssen alle - Chefs, Vorgesetzte, Mitarbeiterinnen und Mitarbeiter - überzeugt sein. Da der autoritäre Führungsstil noch sehr weit verbreitet ist, setzt dies einen langen Umgewöhnungs- und Lernprozeß voraus. Mitarbeiterinnen und Mitarbeiter, die jahre- oder jahrzehntelang im autoritären Führungsstil „gewachsen" sind, können sich nur sehr schwer von heute auf morgen auf „Kooperation", auf „Partnerschaft" umstellen. Hier wird insbesondere am Anfang Mißtrauen zu überwinden sein, denn manche Mitarbeiter, durch den autoritären Führungsstil zum Mißtrauen geradezu „erzogen", haben den Verdacht, daß sie mit einer neuen „Masche geködert" werden sollen. Auch die Führenden müssen immer wieder gegen das Vorurteil ankämpfen, daß kooperative Führung mit der „Aufgabe von Macht" gleichzusetzen sei.

„Mitarbeiterorientiert", „kooperativ", „partnerschaftlich" wird oft mit „weicher Welle" oder mit „schwachem Führen" gleichgesetzt. Für viele bedeutet ein kooperativer Führungsstil, daß man sich „auf der Nase herumtanzen läßt", „stundenlanges Palaver, bei dem nichts herauskommt", und als letztes Argument wird die alte

Volksweisheit, „viele Köche verderben den Brei“ hervorgekramt. Sind diese Argumente stichhaltig, bedeutet eine mitarbeiterorientierte Führung auch eine „nachgiebige Führung“, eine „Führung des Rückzuges“ bei der man sich nicht exponieren, vielleicht sogar nicht allzusehr anstrengen muß?

Kooperatives Führungsverhalten bedeutet mehr Anstrengung, größere Arbeitsleistung, umfangreichere Verantwortung für Mitarbeiter und Führungskräfte. Diese Art zu führen, Mitarbeiterinnen und Mitarbeiter soweit wie möglich an Entscheidungsprozessen zu beteiligen, verlangt vor allem noch größere Qualifikation und noch größere Bereitschaft zum Lernen als bisher. Wer kooperativ führt, muß initiativ, d.h. immer wieder aktiv werden. Es werden ungleich höhere Anforderungen an Mitarbeiter und Vorgesetzte gestellt als bei einem Führungsstil, der mehr oder minder aus einer „Arbeitsteilung“ von Anordnung und Ausführung besteht.

Besondere Anforderungen stellt dieser Führungsstil an die Persönlichkeitsstruktur von Vorgesetzten, denn hier wird in besonderem Maße die Bereitschaft verlangt, mit eigenem Beispiel voranzugehen. Partnerschaftlich zusammenarbeiten bedeutet immer wieder natürliche Autorität unter Beweis zu stellen.

Denn das reine Berufen auf Anordnungsbefugnis, auf Rangordnung muß ja durch „etwas“ ersetzt werden. „Quod licet jovi, non licet bovi“ - dieser „Grundsatz“ verbietet sich bei der Praktizierung dieses Führungsstils von selbst. Und wenn nicht z.B. in einer Klinik die gesamte Führungsmannschaft gesamtheitlich ein kooperatives Führungsverhalten an den Tag legt, ist das schönste Programm der Kooperation nicht mehr wert als das Stück Papier, auf dem es vielleicht sogar geschrieben steht.

Ein Wort ist bei diesem Führungsstil entscheidend: „Wir“. Erst dann, wenn bei allen Vorgesetzten und Mitarbeitern eine entsprechende Grundeinstellung vorhanden ist, das „Wir“ von innen heraus empfunden und in die Tat umgesetzt wird, kann man von Partnerschaft, von Zusammenarbeit sprechen. Es ist sicher nicht falsch, diesen Führungsstil als den „Wir-Stil“ zu bezeichnen. Jeder weiß ohne viel Worte, was darunter zu verstehen ist. Allerdings, wissenschaftlich klingt diese Bezeichnung nicht.

Die Grundeinstellung also ist entscheidend! Leider wird das immer wieder übersehen. Fehlt die innere Bereitschaft, die Überzeugung, das Vertrauen zu Kollegen, Mitarbeitern und zur Führung, ist es mehr oder minder sinnlos, ein derartiges Führungsverhalten für „allgemein verbindlich“ zu erklären. Es nützt z.B. überhaupt nichts, wenn die Führungsspitze von dem Gedanken der Partnerschaft und der Kooperation überzeugt, ja sogar durchdrungen ist und die Mitarbeiterinnen und Mitarbeiter diesen Führungsstil nur „verordnet“ bekommen. Es nützt aber auch nichts, wenn man „unten“ kooperativ führt und von einer bestimmten Rangstufe an „regiert“ wird. Hier werden schnell gute Sitten durch schlechte Beispiele verdorben.

So wichtig die entsprechende Grundeinstellung als Voraussetzung für die wirksame Praktizierung eines kooperativen Führungsstils ist, ohne entsprechendes Führungswissen bleibt selbst bei bester Absicht dieser Führungsstil in den Kinderschuhen stecken. Eine intensive Schulung aller Führungskräfte auf dem Gebiet der Führung ist erforderlich. Es genügt nicht, daß nur der Chef allein weiß, „wie man es machen muß“. Führungsverhalten muß auch verstanden werden, und Führung ist ja auch ein Prozeß, der von „unten nach oben“ zu sehen ist. Es genügt nicht, wenn nur der Chef weiß, wie man Besprechungen zeitsparend erfolgreich durchführt, die Besprechungsteilnehmer müssen es auch wissen. Es genügt nicht, wenn nur der Chef weiß, wie man informiert. Auch die Mitarbeiter müssen es wissen, Informationen sollen ja nicht nur von oben nach unten, sondern auch von unten nach oben und nach der Seite fließen. Zusammenarbeit, Partnerschaft setzen immer mindestens zwei daran Beteiligte voraus, und die sollten dann auch über den gleichen Informationsstand verfügen.

Jeder Bereich der Wirtschaft hat seine Besonderheiten, so auch der „medizinische Bereich". Ob eine Klinik, eine Arztpraxis, ein Gesundheitsamt oder ein Forschungslabor: alle sind individuell gewachsen und haben auch ihre besonderen Probleme, die bei der Führung berücksichtigt werden sollten. Allen Bereichen wiederum ist gemeinsam, daß geführt, und zwar effizient geführt werden muß. Effiziente Führung bedeutet aber kooperative Führung, und hier ist Schulung erforderlich.

Schulung in Führungsfragen im medizinischen Bereich ist problematisch. Einmal fehlt es am Angebot entsprechender Seminare. Zum anderen steht immer wieder das Zeitproblem im Raum, das Problem, sich „freizumachen", die Praxis für einige Tage zu verlassen. Auch stehen nicht unerhebliche Kosten ins Haus, Seminarkosten und die Kosten für die Vertretung. Im Krankenhaus gibt es „Budgetprobleme", auch die Vertretung spielt eine nicht unerhebliche Rolle.

Am idealsten wäre es natürlich, wenn diejenigen, die täglich zusammenarbeiten, auch gemeinsam Führung „lernen", d.h. gemeinsam trainieren würden: also Chefarzt und Oberarzt oder der Praxischef mit seiner Arzthelferin gemeinsam im selben Seminar. Sicher wird sich mancher erst mit diesem Gedanken befreunden müssen. In unseren Seminaren ist gerade dieser Gedanke von Seminarteilnehmern immer wieder geäußert und gebeten worden, bei der nächsten Seminarausschreibung dies ausdrücklich vorzusehen. Führung ist ein gegenseitiger Beeinflussungsprozeß zwischen Chef und Mitarbeiter, Führung baut auf Gemeinsamkeit auf. Führung sollte daher auch gemeinsam trainiert werden. Den Besonderheiten im medizinischen Bereich muß eben durch organisatorische Maßnahmen Rechnung getragen werden. Kurze Seminare in größeren Orten, dadurch Verkürzung der An- und Abreise, Seminare in der Klinik, mit der Möglichkeit der Teilnahme von Ärzten der verschiedenen Bereiche, wären hier hilfreich.

Derartige gemeinsame Seminare sind vorzüglich geeignet, Hierarchiebarrieren abzubauen, sie bieten die beste Gelegenheit, sich besser kennenzulernen und sich zu verstehen. Führung ist Verhalten, und Verhalten muß man üben. Viele haben Kooperation, Zusammenarbeit in der Schule und in der anschließenden Berufsausbildung nicht gelernt. Also muß man Kooperation im Rollenspiel, in der Gruppenarbeit, in der Diskussion, am besten unter Einsatz des Videosystems gemeinsam durchspielen. Was man auf diese Art und Weise erarbeitet, „sitzt" am besten. Sicher werden auch die Chefin oder der Chef beim Rollenspiel einmal „auf die Nase fallen" oder sich bei der Diskussion „festfahren". Autoritärsverlust beim Mitarbeiter? Nach unseren Erfahrungen nein. Im Gegenteil. Vorgesetzte sind Menschen wie man selbst, auch mit Fehlern. Das macht sie so sympathisch. Allein schon die Tatsache, daß man so etwas gemeinsam macht, ist der erste Meilenstein zur erfolgreichen kooperativen Mitarbeiterführung.

Ist eine systematische Schulung in Führungsfragen, aus welchen Gründen auch immer, nicht möglich, sollte man zumindest einen intensiven Gedankenaustausch in Führungsfragen pflegen. Die Vorgesetzten sollten sich mit ihren Mitarbeiterinnen und Mitarbeitern regelmäßig zusammensetzen und ihre Erfahrungen, die sie in der täglichen Zusammenarbeit machen, austauschen.

Jede Stunde, die für solche offenen und kritischen Gespräche „geopfert" wird, zahlt sich doppelt und dreifach aus, wobei man hier natürlich eine gewisse Anlaufzeit einkalkulieren sollte. Am Anfang wird überall da, wo solche Zusammenkünfte und Besprechungen bisher nicht üblich waren, ein fließender, eingehender Gedankenaustausch nicht so ohne weiteres in Gang kommen, es wird „holpern". Menschen, die es bisher nicht gewöhnt waren, sich überhaupt einmal Gedanken über solche Probleme zu machen, geschweige denn, sie vor anderen in freier Diskussion zu äußern, müssen erst einmal ihre Hemmungen überwinden, vor allem vor einem größeren Kreis frei zu reden. Man sollte dieses Problem auf keinen Fall unterschätzen und alles tun, die Mitarbeiterinnen und Mitarbeiter in dieser Beziehung zu unterstützen und zu ermuntern. Kritik oder gar ironische Bemerkungen, die andere zum Lachen bringen, können hier manche „Quelle" vorzeitig zum Versiegen bringen. Der Zeitaufwand lohnt sich. Der Aufwand an Zeit für solche Gespräche wird bald durch die bessere Zusammenarbeit und geringere Reibungsverluste nicht nur ausgeglichen. Im Gegenteil: Zeit wird eingespart.

2.17 Fachwissen ist Trumpf!??

Kooperatives Führen setzt Menschen voraus, die von ihrer Persönlichkeitsstruktur her geeignet und auch willens sind, ein derartiges Führungsverhalten zu praktizieren. Wobei unter Führung zielorientierte Verhaltensbeeinflussung zu verstehen ist. Führung ist also nicht auf das Vorgesetzten-Mitarbeiter-Verhältnis beschränkt. Auch die Arzthelferin oder die Krankenschwester „führen" im wahrsten Sinne des Wortes, denn auch sie haben das Verhalten von Patienten zu beeinflussen. Und nicht nur das Verhalten von Patienten. Das Verhalten von Kolleginnen und Kollegen wird genauso beeinflußt wie das Verhalten von Vorgesetzten. Führung ist ein gegenseitiger Beeinflussungsprozeß.

Gesucht werden in erster Linie der Fachmann oder die Fachfrau. Die fachliche Qualifikation, ggf. Prüfungsnoten, stehen im Vordergrund. Nach diesen Kriterien wird auch ausgewählt, wenn sich für eine freie Stelle mehrere Bewerberinnen oder Bewerber interessieren, d.h. es werden die nach der „Papierform" fachlich besten zur persönlichen Vorstellung eingeladen. Die weniger aussichtsreichen Bewerbungen werden zunächst einmal „auf Eis" gelegt und diesen Bewerberinnen und Bewerbern später „abgeschrieben".

Das Fachwissen ist nach wie vor Trumpf, nach „Führung" wird nicht oder kaum gefragt. Beim Vorstellungsgespräch dreht sich wieder alles um die künftigen Fachaufgaben, auf Führungseigenschaften hin werden Bewerberinnen und Bewerber kaum „abgeklopft". Das geschieht dann später durch die Kolleginnen und Kollegen, aber auch durch die Patienten im Arbeitsalltag. Und dann ist es meistens leider schon zu spät. Hat man einen fachlich gut qualifizierten Bewerber eingestellt und klappt es mit den zwischenmenschlichen Beziehungen mit den Kolleginnen oder Kollegen nicht so gut, dann „mogelt" man sich meistens über die

Probezeit mit einem „die werden sich schon zusammenraufen“ oder „kommt Zeit, kommt Rat“ hinweg. Eine gute „Fachkraft“ muß eben auch in der Lage sein, mit Kolleginnen oder Kollegen gut zusammenzuarbeiten, ein guter Arzt muß von der fachlichen Qualifikation auch in der Lage sein, andere Ärzte, Mitarbeiterinnen und Mitarbeiter des Pflegedienstes zu führen. Daß das nicht stimmen muß, beweist die tägliche Praxis immer wieder, nur will man es sich nicht immer eingestehen. Wer gibt schon gern Fehler zu, selbst wenn sie viel Geld kosten? Verluste durch Ineffizienz der Mitarbeiter. Die Reibungsverluste werden zu groß und das wirkt sich in der Gesamtleistung aus.

Was in den meisten Fällen fehlt, ist ein Anforderungsprofil. Vor der Besetzung einer Position sollte man sich unbedingt ein solches Anforderungsprofil erstellen. Welche Aufgaben hat die künftige Führungskraft, Mitarbeiterin oder der künftige Mitarbeiter zu erfüllen? Wenn man in dieser Richtung einmal genauere Überlegungen anstellt und diese Gedanken schriftlich niederlegt, hat man schon viel gewonnen. Einmal kann man dann bei der Gestaltung der Stellenanzeige die entsprechenden Kriterien berücksichtigen, zum anderen aber auch beim Einstellungsgespräch entsprechende Schwerpunkte setzen.

Es ist erstaunlich, wie wenig in dieser Richtung in der täglichen Praxis geschieht. Selbst in Krankenhäusern mit mehreren hundert Mitarbeitern läßt die Zusammenarbeit zwischen Personalbereich und dem Bereich, in dem die künftige Mitarbeiterin oder der Mitarbeiter einmal tätig werden soll, zu wünschen übrig. Die Personalabteilung „beschäftigt“ sich weitgehend mit der Personalsachbearbeitung, mit Lohn- und Gehaltsfragen, mit Steuersachen und Arbeitsrechtsfragen. Mit „Anforderungsprofilen“, Stellenbeschreibungen, Fragen des Führungsverhaltens beschäftigt sie sich nicht. Wie sieht es diesbezüglich in den „Fachbereichen“ aus? Meist verläßt sich der Fachbereich auf die Personalabteilung und diese wiederum auf den Fachbereich. Heraus kommt dann oft ein resignierendes „Wen die uns da wieder geschickt haben“ oder „Nach welchen Grundsätzen die auswählen, ist ein Rätsel“.

Welche Sorgfalt wird aufgewendet, wenn es um die Bestellung eines neuen Gerätes geht, wieviele Gedanken macht man sich darüber, wieviele Investitonsbesprechungen finden statt? Und was geschieht, wenn ein neuer Mitarbeiter, eine neue Führungskraft eingestellt werden sollen? Selbstverständlich muß man bei der Investitionsentscheidung, beim Kauf eines neuen Geräts über den letzten Stand der Technik informiert sein. Wie steht es aber um den letzten Wissensstand über Entwicklungen auf dem Gebiet der Führung? Jeder Fachbereich würde sich bei Fragen, die den speziellen Problemkreis des Bereichs betreffen, entschieden gegen eine „Einmischung“ von außen wehren. In Fragen der Personalauswahl denkt man da anders. Hier glaubt man „kompetent“ zu sein. Über diese Probleme sollte man einmal gründlich nachdenken und wenn man glaubt, nicht über genügend Wissen auf dem Gebiet zu verfügen, sich eines externen Personalberaters bedienen. Das kostet zunächst einmal Geld, spart aber letzten Endes auch sehr viel. Wenn hier das Argument gebracht wird, daß doch bisher alles so gut geklappt hätte und „so etwas“ doch nicht nötig sei, muß die Gegenfrage gestellt werden? Hätte es nicht noch besser klappen können? Eine der Grundvoraussetzungen für einen effizienten kooperativen Führungsstil ist eine dementsprechende Auswahl der Mitarbeiterinnen, Mitarbeiter und der Führungskräfte. Erst die gezielte Auswahl bietet die Gewähr der für diesen Führungsstil unverzichtbaren Vertrauensbasis zwischen den Führungskräften aller Ebenen und den Mitarbeitern.

Ist diese Vertrauensbasis vorhanden, dann sollte es für Vorgesetzte auch leichter sein, von einer einmal getroffenen Entscheidung abzugehen, wenn entsprechender Anlaß dazu besteht. Gerade die Vorgesetzten, die autoritär führen, stehen hier oft vor einer unüberwindlichen Barriere. Sie fürchten um ihr Prestige, ihre Autorität; ihr Stolz würde tief verletzt werden, wenn sie sich und vor allem anderen eingestehen müßten, sie hätten sich geirrt. Und dabei gilt doch das alte Sprichwort „Irren ist menschlich" nach wie vor, ja in einem Zeitalter, in dem alles technisch kompliziert geworden ist, alles viel schwerer überschaubar ist als früher und sich nicht zuletzt die Menschenführung unvergleichlich vielschichtiger darstellt, noch mehr als in vergangener Zeit.

Flexibilität in der Führung wird von allen viel leichter verstanden und akzeptiert als ein starres Festhalten an einer einmal getroffenen Entscheidung um jeden Preis, das dann mit der „Treue gegenüber der eigenen Entscheidung" bemäntelt wird. Nicht in dieser Treue gegenüber der eigenen Entscheidung liegt die Autorität eines Vorgesetzten, sondern in der menschlichen Größe, Fehler einzugestehen und zu revidieren.

2.18 Vertrauensvolle Zusammenarbeit mit der Arbeitnehmervertretung

Ärzte in Führungspositionen, sei es im Krankenhaus, im Gesundheitsdienst der öffentlichen Verwaltung oder in Forschungseinrichtungen sind Gesprächs-, Verhandlungs- und Entscheidungspartner der Arbeitnehmervertretung, der Betriebs- und Personalräte. Auch hier ist Führung, zielorientierte Verhaltensbeeinflussung, gefordert, wobei es gerade im Verhältnis zur Vertretung der Arbeitnehmer entscheidend auf das „Wie" ankommt. Hier ist der autoritäre Führungsstil gewissermaßen „kraft Gesetzes" ausgeschlossen. Denn: „Dienststelle und Personalvertretung arbeiten unter Beachtung der Gesetze und Tarifverträge vertrauensvoll und im Zusammenwirken mit den in der Dienststelle vertretenen Gewerkschaften und Arbeitgebervereinigungen zum Wohle der Beschäftigten und zur Erfüllung der der Dienststelle obliegenden Aufgaben zusammen." So der Wortlaut des § 2 des Bundespersonalvertretungsgesetzes, der sinngemäß dem Wortlaut des § 2 des Betriebsverfassungsgesetzes entspricht. „Vertrauensvolle Zusammenarbeit" ist in diesen Bestimmungen gefordert. Mit Recht wird der § 2 als die wichtigste Bestimmung beider Gesetze, als die „Magna Charta" des Betriebsverfassungs- und Personalvertretungsrechts angesehen.

Mit dem Sinn gerade dieses § 2 sollte sich jeder Arzt, auch wenn er nicht als Gesprächs-, Verhandlungs- und Entscheidungspartner der Arbeitnehmervertretung tätig wird, beschäftigen. Denn diese Bestimmung hat Bedeutung weit über den Geltungsbereich dieser Gesetze hinaus. Er ist Ausdruck der gesellschaftlichen Entwicklung, die den Arbeitnehmer als mündigen Partner des Arbeitgebers ansieht und im Zuge dieser Entwicklung der Vertretung der Arbeitnehmer weitgehende Mitwirkungs- und Mitbestimmungsrechte eingeräumt hat. Mitbeteiligung bei Entscheidungsprozessen im Wege der vertrauensvollen Zusammenarbeit schließt autoritäres Führungsverhalten kraft Gesetzes aus. Vertrauensvolle Zusammenarbeit verbietet Manipulation, Austricksen, Vorenthalten von Informationen, Überfahren des Gesprächs-, Verhandlungs- und Entscheidungspartners. Kooperatives Führungsverhalten ist gesetzlich verordnet.

Manchen Ärzten ist diese Bestimmung des Personalvertretungs- und Betriebsverfassungsgesetzes überhaupt nicht bekannt. Sie haben sich mit dem Betriebsverfassungsgesetz und den Personalvertretungsgesetzen des Bundes und der Länder nicht beschäftigt, diese nicht durchgelesen. Zwar beantworteten rund 78 Prozent der von in Führungsseminaren befragten Ärzten die Frage „Halten Sie es für wichtig, daß Arbeitnehmer ein Mitbestimmungsrecht in betrieblichen und persönlichen Angelegenheiten haben?“ mit „ja“ (weibliche Angestellte 86 Prozent) und waren auch der Ansicht, daß „Entscheidungen von Unternehmen oder der öffentlichen Verwaltung durch die Mitbestimmung der Betriebs- und Personalräte beeinflußt werden können“. Aber nur 21,6 Prozent der von uns befragten Ärzte beantworteten die Frage „Haben Sie schon einmal das Betriebsverfassungs- oder Personalvertretungsgesetz durchgelesen?“ mit „ja“. Auf eine Kurzformel gebracht: Mitbestimmung ist wichtig, aber um Details kann ich mich nicht kümmern. Ein Standpunkt, den man überprüfen sollte. Hier gilt die alte Juristenformel: Ein Blick ins Gesetzbuch bringt ungeahnte Aufschlüsse. Wie gesagt, die Grundsätze des Personalvertretungs- und Betriebsverfassungsrechts haben große Bedeutung auch über den unmittelbaren Geltungsbereich dieser Gesetze hinaus. Eine Kenntnis der Gesetze und vor allem eine Durchdringung des Sinnes kann einer „vertrauensvollen Zusammenarbeit“ nur förderlich sein, einer „vertrauensvollen Zusammenarbeit“ auch und vor allem zum Wohle der Patienten. Eine solche Zusammenarbeit vermindert Reibungsflächen und sorgt für eine möglichst konfliktfreie Atmosphäre. Dies kann einer effizienten Patientenversorgung nur förderlich sein.

Vertrauensvolle Zusammenarbeit bedeutet Anerkennung des Partners, eines oft aus guten Gründen kritischen Partners, eines Betriebs- oder Personalrates, der aus wohlerwogenen Gründen auch einmal nein sagen und entsprechende Gegenvorschläge unterbreiten kann. Betriebs- und Personalräte wollen mit dem Sozialpartner zusammenarbeiten und auch Vorschläge und Anregungen unterbreiten. Sie wollen aber auch, daß ihre Vorschläge beachtet werden. 54,5 Prozent der von uns befragten Betriebsratsvorsitzenden und Betriebsräte stört es bei einem Vorgesetzten besonders, wenn er Vorschläge und Anregungen nicht beachtet. Nun, was bei einem Vorgesetzten stört, das stört auch beim Verhandlungspartner. Die gleichen Betriebsräte setzten bei den anerkennenswerten Eigenschaften eines Vorgesetzten die „Anerkennung einer Leistung“ mit 83 Prozent an die erste Stelle. Die Anerkennung als Betriebsrat und die Leistung als solcher dürfte genau so hoch einzuschätzen sein. Ein schwacher oder „gefügiger“ Betriebs- oder Personalrat kann nicht im Sinne des Arbeitgebers oder der öffentlichen Verwaltung sein, denn ein solcher verliert schnell das Vertrauen der Belegschaft.

Leider wird in der täglichen Praxis nicht immer so verfahren, wie es dem Sinn der vom Gesetzgeber vorgeschriebenen „vertrauensvollen Zusammenarbeit“ entspricht. Immer wieder stehen vor allem juristische Fragen im Vordergrund. „Darf“ der Betriebs- oder Personalrat oder „darf“ er nicht? Kann er etwas beanspruchen oder kann er es nicht? Diese Prüfungen werden sehr sorgfältig angestellt und können selbst einen gutwilligen Betriebs- oder Personalrat zunächst zur Weißglut, bald aber auch zur Resignation bringen. Vielleicht ist letzteres sogar das Ziel dieser Taktik. Was bei der Information der Mitarbeiterinnen und Mitarbeiter gesagt wurde, gilt auch hier. Zögernde oder unvollständige Information soll den Informationsvorsprung so groß wie möglich halten. Daß durch eine solche „Informationspolitik“ kein Klima der vertrauensvollen Zusammenarbeit, wie es der Gesetzgeber vorschreibt, entstehen kann, liegt auf der Hand. Angst, Unsicherheit treten oft auf, wobei noch die Furcht hinzukommt, durch engagiertes Eintreten für die Belange der Kollegen persönliche Nachteile im Fortkommen zu erleiden. Durch die betreffenden Gesetze ist das zwar ausdrücklich verboten, aber so ganz sicher ist man sich da doch nicht.

„Jedes Unternehmen hat den Betriebsrat, den es verdient“.

Dieser Satz gilt auch für jedes Krankenhaus und für die gesamte öffentliche Verwaltung und wird in Zukunft noch mehr Gewicht haben als heute. Im Zeitalter der Information und Kommunikation werden sich auch die Betriebs- und Personalräte ihrer Rechte immer mehr bewußt. Ein durch autoritäre Führung verdorbenes Klima wieder in Ordnung zu bringen, ist sehr schwer. Deswegen sollte man auch in der Zusammenarbeit mit der gewählten Vertretung der Arbeitnehmer all die Grundsätze anwenden, die beim kooperativen Führungsstil herausgearbeitet wurden. Damit tut man nicht nur dem Gesetz genüge, sondern schafft eine weitere Basis zur Partnerschaft in der Wirtschaft und der öffentlichen Verwaltung und zwar zum Nutzen aller. Versucht man dagegen, den Betriebs- oder Personalrat „auseinanderzudividieren“, einzelne Gruppen nach dem Grundsatz „divide et impera“ gegeneinander auszuspielen, dann ist der Anfang vom Ende einer Zusammenarbeit vorprogrammiert. Jede Zusammenarbeit hört auf, und was das in der Praxis bedeutet, ist jedem Praktiker auch klar. Bei dem umfassenden Katalog der Mitbestimmungs- und Mitwirkungsrechte kann dies zur Lähmung jeder Führung führen, und das kann nicht im Sinne der Führungsspitze liegen. Sich rechtzeitig um volle Kooperation zu bemühen, ist daher auch auf diesem Gebiet die Führungsaufgabe der Gegenwart und Zukunft.

3 Motivation im Beruf

3.1 Motivation mit Geld - Auf die Dauer wirkungslos

Für jeden Menschen ist das Gefühl wichtig, Erfolg zu haben. Das Gefühl, etwas erreicht, es „geschafft" zu haben, löst Freude, Stolz und Zuversicht aus und gehört nach den Erkenntnissen der Medizin und der Psychologie zu den wichtigsten Grundbedürfnissen des Menschen. Genauso wie er essen und trinken muß, um sich am Leben zu erhalten, braucht er Erfolgserlebnisse, ohne die er auf Dauer nicht existieren kann. Jeder Arzt weiß aus Gesprächen mit seinen Patienten: Ein Mensch, dem immer wieder Erfolgserlebnisse verweigert werden, kann seelisch und körperlich krank werden. Das Gefühl, einen Mißerfolg nach dem anderen zu haben, führt nicht selten zum Zusammenbruch. Für das Arbeitsleben bedeutet das den Ausfall von Mitarbeiterinnen und Mitarbeitern, im „Vorfeld" des Ausfalls verminderte Leistungsbereitschaft und damit geringere Arbeitsleistung. Der Mitarbeiterin, dem Mitarbeiter, denen Erfolgserlebnisse versagt bleiben, fehlen die Grundmotivation zur Arbeit. Sie haben nur noch wenig Lust zu arbeiten, sie kommen mit „Null-Bock" zur Arbeit.

Ganz anders die Erfolgreichen. Sie kommen und arbeiten auch gern. Sie arbeiten auch gut. Von Caracciola stammt der Ausspruch: „Wer gerne fährt, fährt gut." Warum sollte es im Arbeitsleben anders sein?

Die Erfolgreichen! Von Litfaßsäulen und Werbeplakaten, von den Titelbildern der Illustrierten und Magazinen strahlen sie uns an. Die Bildschirmwerbung hat sie eingekauft, damit sie uns eines immer wieder klar machen sollen: Wenn du das und das tust, wenn du eine bestimmte Ware kaufst, wirst du Erfolg haben, beliebt, anerkannt sein, ein Erfolgserlebnis haben. Die erfahrenen Werbepsychologen bauen hier auf ein Grundgesetz der Psychologie: Nichts ist erfolgreicher als der Erfolg. Der Erfolg ist der beste Verstärker. Verhaltensweisen, die zum Erfolg geführt haben, werden wiederholt oder von anderen nachgeahmt, damit man auch Erfolg hat.

Es gibt Fälle, in denen man versucht, mit Gewalt zum Erfolg zu kommen, mit der Gefahr, auf die kriminelle Ebene zu geraten. Nicht wenige Straftaten haben ihre Wurzel im mangelnden Erfolgserlebnis, in der versagten Anerkennung. So ging erst kürzlich eine Meldung durch die Presse, daß ein junger Auszubildender die Geschäftsräume „seiner" Firma in Brand gesetzt hatte. Sein Motiv: Er fühlte sich nicht genügend beachtet, hatte in der Firma keine Erfolgserlebnisse. Er wollte einmal auf sich aufmerksam machen, im Mittelpunkt des Interesses stehen. Er war stolz auf seine Tat, er hatte „endlich" sein Erfolgserlebnis!

Mangelnde Erfolgserlebnisse als Motiv für Brandstiftung! Sicher ein Extremfall.

Wie sieht es aber in den vielen Fällen aus, in denen sich dieser Mangel schleichend immer weiter in Psyche und Körper hineinfrißt und somit zum schädlichen Dauerstreß führt? Ein Mangel an Erfolgserlebnissen wird zur ständigen psychischen Belastung. In diesem Zusammenhang eine Erfahrung aus der Sportmedizin: Verletzungen, die sich ein Sportler bei einem sportlichen Erfolg zugezogen hat, heilen leichter und rascher als Verletzungen bei einem „Nicht-Erfolg" oder gar bei einer Niederlage.

All das sind fast schon Binsenwahrheiten, vor allem immer wieder bestätigt aus Erfahrungen, die bei anderen gemacht wurden. Hier ist man sogar mit guten Ratschlägen bei der Hand. Wie sieht es aber aus, wenn es um die eigene Praxis, den eigenen Bereich im Krankenhaus, um die eigenen Mitarbeiterinnen und Mitarbeiter geht? Die Therapie bei anderen ist klar. Ist sie es aber auch im eigenen Bereich? Ist man bereit, die guten Ratschläge, die man anderen gibt, selbst zu beachten?

Da wundert man sich z.B., wenn die eigene Praxis langsam „austrocknet", wenn immer weniger Patienten kommen. Beim Kollegen ist man mit gutem Rat schnell bei der Hand. Ein Zauberwort wird aus dem Ärmel gezogen: Motivation! „Sie müssen eben Ihr Personal besser motivieren", lautet der Rat, der im wahrsten Sinne des bekannten Sprichwortes „teuer" wird, wenn man in diesem Zusammenhang das Wort „Gehaltserhöhung" gebraucht. Und dieser Rat, in die Tat umgesetzt, „hilft" auch. Die nach unten laufende Kurve wird abgefangen, ja sie beginnt sogar leicht zu steigen, leider aber nur für kurze Zeit. Gerade dann, wenn man sich über den Erfolg zu freuen beginnt, neigt sich die Kurve sanft wieder nach unten. Was soll man jetzt tun? Das Gehalt noch einmal erhöhen und das Spiel von vorne beginnen? Auf die Dauer wird man bei diesem Spiel keinen Erfolg haben. Abgesehen davon, daß der „Einsatz" bei diesem Spiel nach oben begrenzt ist. Die Erfahrungen der Betriebspsychologie haben gezeigt, daß Geld, langfristig gesehen, kein tauglicher „Motivator" ist. Nur hat sich diese Erfahrung noch nicht überall herumgesprochen. Man hört es immer wieder: „Leistungsbereitschaft ist einzig und allein eine Frage der Bezahlung. Ist diese gesichert oder zugesagt, wird Leistung erbracht. Freiwillige Überstunden werden absolut keine geleistet. Jeder Mitarbeiter versucht, seinen Verantwortungsbereich so klein wie möglich zu halten. Eigeninitiative ist so gut wie keine vorhanden." Stimmt das aber? Sicher gibt es Einzelfälle, bei denen diese Einstellung zutreffen mag. Dann muß man aber die Frage stellen: Auf welche Ursachen ist diese Einstellung zurückzuführen?

Motivieren, Motivation! Bevor man sich dieser Modebegriffe bedient, sollte man sich über den Begriff der Motivation erst einmal klar werden. Vereinfacht ausgedrückt, beinhaltet „Motivation" die Frage nach dem „Warum" des menschlichen Verhaltens. Wird ein Mensch „motiviert", dann bedeutet es, daß er veranlaßt wird oder werden soll, etwas Bestimmtes zu tun oder auch nicht zu tun. Die Frage lautet also: Was muß getan werden, um Menschen zu bewegen, damit sie etwas Bestimmtes tun? Wobei dieses „etwas Bestimmtes" natürlich konkretisiert werden muß. Patienten empfangen, Termine vereinbaren oder beim Röntgen, dem EKG assistieren, reicht da bestimmt nicht aus, wenn man nur an die einwandfreie sachliche Erfüllung von Aufgaben denkt. Das alles ist zwar wichtig, denn ohne eine einwandfreie Erfüllung der Aufgaben kommt keine ärztliche Praxis, kein Krankenhaus aus. Entscheidend wird aber immer mehr die Art und Weise, wie die

Dienstleistung gegenüber dem Patienten, aber auch dem Arzt gegenüber, erbracht wird. Dieses „Wie" hängt in großem Umfang von der Identifikation der Mitarbeiterinnen und Mitarbeiter mit ihrer Arbeit und dem Arbeitgeber, für den sie tätig sind, ab. Diese Identifikation als naturgegeben, als selbstverständlich vorauszusetzen, ist Illusion. Mitarbeiterinnen und Mitarbeiter müssen vor allem dadurch motiviert werden, daß man ihnen eigene Erfolgserlebnisse im Arbeitsalltag ermöglicht.

3.2 Die richtige Frau, der richtige Mann, am richtigen Platz

Jeder, der eine Ware gekauft oder eine Dienstleistung in Anspruch genommen hat, weiß: Einkaufen oder sich bedienen lassen, kann sehr unterschiedlich sein. Es kann, um Extreme zu nennen, Spaß machen oder zur Qual werden. Entscheidend ist dabei fast immer der „Andere", nämlich derjenige, der verkauft oder bedient. Es kommt auf den Verkäufer an, an den man „gerät" oder z. B. auf den Kellner, der einen „bedient". Jeder Kunde oder Gast hat das schon am eigenen Leibe verspürt.

Warum sollte es in der ärztlichen Praxis oder im Krankenhaus anders sein? Im übrigen: Jeder Arzt wird das spätestens dann feststellen, wenn ihm einmal etwas „passiert", er selbst in einer fremden Stadt eine ärztliche Praxis oder ein Krankenhaus aufsuchen muß, wo man ihn nicht kennt und er nicht den „Kollegenbonus" eines ihm bekannten Kollegen genießt. Wie wird man „empfangen", aufgenommen, wie ist die „Atmosphäre", muß man lange warten? Wie wird man angesprochen? Spätestens in der „Rolle" des Patienten wird einem dann klar, wie es auch in der eigenen Praxis, im eigenen Bereich im Krankenhaus sein könnte. „Was Du nicht willst, das man Dir tu', das füg' auch keinem andern zu!, und laß' es ihm auch nicht zufügen, könnte man ergänzen. Spätestens dann wird einem auch klar, daß es nicht allein auf die fachliche Befähigung der Mitarbeiterinnen und Mitarbeiter ankommt, sondern, daß auch noch weitere Fähigkeiten gefordert werden müssen. Das „Anforderungsprofil" einer Arzthelferin mit häufigem Patientenkontakt unterscheidet sich wesentlich von dem einer „Einzelkämpferin", die z. B. hauptsächlich Laboruntersuchungen zu machen hat. Um nicht mißverstanden zu werden: Hier geht es nicht um eine Bewertung „gut" oder „schlecht". Hier geht es nur darum, daß für bestimmte Tätigkeiten bestimmte Voraussetzungen erfüllt sein sollten. Daraus folgt aber auch für den eigenen Bereich, daß vor der Einstellung einer Mitarbeiterin oder eines Mitarbeiters ein Anforderungsprofil erstellt werden, das dann bei der Bewerberauswahl auch zugrunde gelegt werden muß. Ist „Extraversion" gefordert, muß man das bei der Auswahl auch „prüfen", ist Anpassungsfähigkeit gewünscht, muß auch hier entsprechend geforscht werden. Hier muß man sich Zeit nehmen, viel Zeit. Und hier muß man sich auch sachkundig machen. Wann hat man als Arzt schon gelernt, was alles bei einer Personalauswahl zu berücksichtigen ist? Eines ist jedenfalls wichtig: Die richtige Frau, der richtige Mann an den richtigen Platz. Und dazu gehört eben z. B. bei einer Arzthelferin, daß sie mit anderen Menschen „umgehen", auf diese eingehen kann. Letzten Endes gehört das auch mit zur Therapie. Ein Patient, der den Arzt oder das Krankenhaus aufsucht, muß sich dort, soweit das irgendwie möglich ist, auch gut aufgenommen, gut „behandelt“, alles in allem wohlfühlen. Gut behandelt aber nicht nur im Hinblick auf die ärztliche Betreuung. Was nützt das „patientenfreundlichste“ Wartezimmer mit den neuesten Zeitschriften, wenn die Helferin die Patienten kühl, von oben herab, kurz angebunden „behandelt“. Geht man dann gern in die Praxis, wenn man immer erst diese „Hürde“ nehmen muß?

Eine „freundliche Fassade“ muß durch freundliche Menschen mit Leben erfüllt werden. Es genügt nicht, daß eine Helferin nur „da“ ist. Sie soll freundlich, zuvorkommend, hilfsbereit und fröhlich sein und natürlich über gute Fachkenntnisse verfügen. Wobei sich bei den Patienten ein gewisser Trend dahingehend abzuzeichnen scheint, daß gerade Fähigkeiten, wie freundlich usw. bei den Mitarbeiterinnen und Mitarbeitern immer mehr „verlangt“ werden.

„Nun, wenn es das ist, dann ist das Ganze doch recht einfach. Dem ‚Personal‘ muß das alles klar gemacht werden, z. B. daß man eben freundlich sein muß.“ Gewiß, nach dem Klarmachen stellt sich der Erfolg ein. Einen Monat wird gelächelt und da auch nicht überall. Und dann wundert man sich wieder, wenn es nicht mehr so recht klappen will, das „Personal“ mit unlustigem Gesicht seiner Arbeit nachgeht, mit Patienten „umspringt“, kurz angebunden ist. Patienten werden kaum begrüßt, an ein Verabschieden nach der Behandlung ist überhaupt nicht zu denken. „Gute Besserung“ scheint ein unbekannter Begriff zu sein. Viel lieber wird mit der Kollegin noch ein Schwatz gehalten. „Späte Patienten“, die kurz vor Praxisschluß kommen, werden durch „unlustiges Verhalten“ erzogen, das nächste Mal „pünktlicher“ oder überhaupt nicht mehr zu kommen.

„Das Personal wird halt immer schlechter. Man muß froh sein, wenn man überhaupt noch jemanden bekommt. Und sagen darf man auch nichts mehr. Entweder sie gehen dann zur Gewerkschaft oder sie kündigen!“ So die Klage mancher Chefs.

War aber die Kündigung nicht vorhersehbar? War sie vielleicht nicht schon bei der Einstellung „vorprogrammiert“? Hatte man jemand eingestellt, der für die spätere Tätigkeit von der Persönlichkeitsstruktur her nicht die erforderliche Eignung mitgebracht hatte? Fehlende Eignung im Umgang mit anderen Menschen, wobei hier nicht nur die Patienten zu berücksichtigen sind, sondern auch die anderen Mitarbeiterinnen und Mitarbeiter, bedeutet letzten Endes Überforderung. Damit sind Mißerfolgserlebnisse, zumindest keine Erfolgserlebnisse, geradezu vorprogrammiert. Es kann nicht oft genug betont werden: Erfolgserlebnisse zu haben, ist ein Grundbedürfnis des Menschen. Diese Tatsache wird leider immer wieder übersehen. Über alle möglichen „Strategien“ zerbricht man sich den Kopf, und das Wichtigste wird vergessen.

Oder es wird angenommen, daß das Erfolgserlebnis in der Arbeit allein schon begründet sei. „Zusatz-Erfolgserlebnisse“ durch die Chefs bedürfe es nicht, die Führung müsse nicht noch besondere Anstrengungen unternehmen, ihren Mitarbeiterinnen und Mitarbeitern Erfolgserlebnisse zu verschaffen. Ein fundamentaler Irrtum mit oft schweren Folgen, z. B. Minderleistung, Leistungsausfall oder Fluktuation.

3.3 Den Mitarbeitern bewußt Erfolgserlebnisse verschaffen

Ein Mangel an Erfolgserlebnissen kann zum Arbeitsplatzwechsel führen. Wenn man an einem Arbeitsplatz keinen Erfolg hat, sucht man sich einen anderen, wo man glaubt, es in dieser Beziehung besser zu haben. Mancher Arbeitgeber, manche Führungskraft mag den Weggang einer oder eines „Erfolglosen" begrüßen. Sind es aber, objektiv gesehen, wirklich Erfolglose? Oder sind es nicht gerade solche Mitarbeiter, denen man keine oder zu wenig Gelegenheit gab, ihre Fähigkeiten auch unter Beweis zu stellen? Oder hat man etwa diesen Mitarbeitern die verdiente Anerkennung für gute Leistungen nicht zuteil werden lassen? Die Ursache des Mangels an Erfolgserlebnissen liegt sicher nicht immer beim „Erfolglosen", sie kann auch beim Chef zu suchen sein. Es sind oft nicht die schlechtesten Mitarbeiter, die den Mut zum Wechsel haben. Hier sollte man aber auch den Mut haben, die wahren Ursachen des Wechsels herauszufinden, denn die Gründe zu einer Kündigung sind erfahrungsgemäß oft nur vorgeschoben. Über mangelnde Erfolgserlebnisse spricht man nicht gern, zumindest nicht von sich aus. Bei einer Kündigung sollte man immer ein ausführliches Gespräch führen und versuchen, hierbei hinter die Kulissen zu schauen. Wenn es auch möglicherweise im konkreten Fall nichts „hilft", vielleicht kann man wertvolle Anhaltspunkte für die Zukunft bekommen und sein eigenes Verhalten entsprechend ändern.

Und wie sieht es bei denjenigen aus, die „bleiben"? Was spielt sich hier im „Vorfeld" von Krankheit und Arbeitsausfall ab? Wie steht es um die Leistungsbereitschaft und damit die Leistung eines Menschen, dem das Erfolgserlebnis fehlt? Das Ganze wird zur dauernden psychischen Belastung. Über das vegetative Nervensystem werden insbesondere die Streßhormone Adrenalin und Noradrenalin ausgeschüttet, der Adrenalinspiegel steigt. Ein erhöhter Adrenalinspiegel beeinflußt aber die Funktionen des Gehirns, insbesondere das Denken und Lernen. Die „Schaltfähigkeit" der vom Willen gesteuerten Nervenzellen des somatischen Nervensystems wird beeinträchtigt. Nicht umsonst sagt man: „Er schaltet ab." Oder sollte man nicht besser sagen, „er wird abgeschaltet"?

Ob ein Schüler, der eine mathematische Formel nicht „begreift", oder eine Auszubildende, die in der Ausbildung nicht „mitkommt", oder eine Arzthelferin, bei der die Abrechnung nicht „stimmt": allen fehlt letzten Endes das Erfolgserlebnis, sie empfinden das Ganze als Mißerfolg. Als „Mißerfolg" wird es aber auch schon empfunden, wenn der Chef eine Mitarbeiterin oder einen Mitarbeiter „übersieht", „vergißt", den Tagesgruß zu entbieten. „Hat er mich nicht gesehen oder will er mich nicht sehen? Bin ich so wenig wert, daß es nicht mal dazu reicht?" Man sollte sich als Führungskraft hier keinerlei Illusionen hingeben. Die kleinsten Dinge sind oft die wichtigsten.

Mißerfolge, Angst, beeinträchtigen die Leistung, und zwar über das vegetative Nervensystem. Das Denk- und Lernvermögen wird beeinträchtigt, ja es kann zum totalen „Abschalten", zu Denk- und Sprechblockaden kommen. Es laufen hier dieselben Mechanismen ab, wie beim „Lampenfieber" oder bei der „Prüfungsangst". Der Körper wird viel zu sehr mit den Abwehrreaktionen gegen den Mißerfolg, gegen die Angst in Anspruch genommen und mobilisiert Abwehrkräfte, so daß es gar nicht zum Denken oder Lernen kommen kann. Die oft beklagte „Interessenlosigkeit" oder „Unaufmerksamkeit" sind in vielen Fällen nicht auf Faulheit

oder Desinteresse zurückzuführen, sondern beruhen einfach auf den Reaktionen des vegetativen Nervensystems. Das Ganze wird regelrecht zur Qual, manchmal mit körperlichen Schmerzen verbunden, wenn man sich diesem „Mißerfolgserlebnis" nicht entziehen kann. Man braucht sich in diesem Zusammenhang nur an die eigene Schulzeit zu erinnern oder an manches nicht abwechslungsreich gestaltete Fortbildungsseminar. Man mußte seine Zeit „absitzen" mit dem „Erfolg", daß sich die Belastung von Stunde zu Stunde erhöhte.

Wenn es aber einem selbst so ergeht oder ergangen ist, warum sollte es bei den eigenen Mitarbeitern anders sein? So betrachtet erscheint dann manchmal ein „Versäumen" der Berufsschule in einem anderen Licht oder ein nicht so gutes Abschneiden bei einem Fortbildungsseminar. Und die Lehrer, Moderatoren oder Vortragenden? Sie beklagen das „Desinteresse", schimpfen auf die „Faulheit", klagen über schlecht besuchte Schulstunden, anstatt auch einmal die Ursachen bei sich selbst zu suchen. Oft betreiben sie ihr „Geschäft" nur als Selbstdarstellung, anstatt ihren Zuhörern Erfolgserlebnisse zu verschaffen.

Dies nur als ein Beispiel aus einem Gebiet, das von vielen nicht immer mit Erfolgserlebnissen in Verbindung gebracht wird. Denn hier steht oft, gleichgültig ob es sich um Unterricht in der Schule handelt, oder um ein Fortbildungsseminar im Berufsleben der „Stoff" im Mittelpunkt, der „durchgenommen" werden muß. Auf das Erfolgserlebnis des Schülers oder Seminarteilnehmers, die Freude, etwas „mitbekommen" zu haben, die Freude, seine Fähigkeiten im Begreifen, Aufnehmen, Verarbeiten und Anwenden unter Beweis gestellt zu haben, wird kaum geachtet. Die Hauptsache, das Programm ist „abgespult", alle „Punkte" sind behandelt. Woran liegt es, daß bei manchen Vorlesungsprogrammen, allein das Wort „Vorlesung" trägt schon vom Wortsinn her den Keim des Mißerfolges in sich, der Hörsaal von Stunde zu Stunde immer leerer wird? Woran liegt es, daß manches Seminar ein zweites Mal nicht mehr „gebucht" wird? Man sollte auch hier einmal nach dem Erfolgserlebnis fragen.

Auf die tägliche Berufspraxis übertragen bedeutet das, seinen Mitarbeitern bewußt Erfolgserlebnisse zu verschaffen. Was für einen selbst selbstverständlich ist - welcher Chef, welcher Vorgesetzter sucht nicht das Erfolgserlebnis -, muß auch und vor allem für die eigenen Mitarbeiter gelten. Sie sollen ja etwas leisten, ihre Leistung steigern und mit ihren Führungskräften zusammen eine gute Gesamtleistung gewährleisten. Grundvoraussetzung hierfür sind aber Erfolgserlebnisse.

3.4 Das Bestreben nach Selbstentfaltung fördern

Das Gefühl, Erfolg zu haben, etwas erreicht zu haben, löst Freude, Stolz und Zuversicht aus. Das Erfolgserlebnis, noch besser, viele Erfolgserlebnisse, bilden die Voraussetzung für ein gesundes, normales Leben.

Warum sollte es im Arbeitsleben anders sein? Hier bringt der Mensch die Hälfte seiner wachen Zeit zu, oft sind es die besten „acht Stunden am Tag". Die Arbeitszeit und die Freizeit gehören demselben Menschen, er ist nicht teilbar in einen „Arbeits-" und einen „Freizeitmenschen". Erfolgserlebnisse sind unverzichtbarer Bestandteil des Arbeitslebens und der wichtigste Faktor gegen schädlichen Streß.

„Fähigkeit bringt das Bedürfnis mit sich, diese Fähigkeit zu gebrauchen," so Szent-Gyorgyi, Biochemiker und Nobel-Preisträger. Nun, ein Fachmann, der die chemisch-biologischen Vorgänge im menschlichen Körper genau kennt, muß es aus „erster Hand" wissen. Das Streben nach Erfolg ist in den menschlichen Körper „hineinkonstruiert" und muß entsprechend befriedigt werden. Wobei unter „Erfolg" nicht nur die großen „sichtbaren" Erfolge zu verstehen sind, wie das Bestehen eines Examens, das Erhalten eines „Traum-Jobs" oder eine Beförderung. Es sind vor allem die kleinen Erfolge im manchmal sehr grauen Alltag, die zählen. Die junge Arzthelferin, mit der der Chef am Montagmorgen über das vergangene Wochenende einen kurzen Plausch hält, hat genauso ihr Erfolgserlebnis, wie der Chef selbst, dem man wenig später zu einer gelungenen Therapie gratuliert. Der junge Auszubildende freut sich über ein gut geratenes Werkstück genauso wie die Stenotypistin über einen fehlerlos geschriebenen Brief oder die Arzthelferin über eine reibungslos funktionierende Terminplanung. Und das Erfolgserlebnis wird perfekt, wenn sich andere mitfreuen. Denn die Freude am gelungenen Werkstück, am fehlerlos geschriebenen Brief, an der perfekten Terminplanung können „umschlagen", wenn die „Bestätigung" ausbleibt, wenn „man sich immer wieder anstrengt und es doch keiner anerkennt". Die Anerkennung einer Leistung vermittelt ein Erfolgserlebnis.

78,4 Prozent der von uns befragten Ärzte und 70,4 Prozent der weiblichen Angestellten erklärten, mit der ausdrücklichen Anerkennung ihrer Leistung durch ihren Vorgesetzten ein Erfolgserlebnis zu verbinden. 37,8 Prozent der Ärzte (29,6 Prozent der weiblichen Angestellten) verbanden mit dieser Anerkennung ein Sympathiegefühl für ihren Chef. Bessere Voraussetzungen für Arbeitszufriedenheit und damit Arbeitsfreude kann man sich kaum vorstellen. Wer Erfolgserlebnisse hat, wer seine Vorgesetzten sympathisch findet, fühlt sich im wahrsten Sinne des Wortes wohl. Es gehört zu den gesicherten Erkenntnissen der Betriebspsychologie, daß Menschen, die sich wohlfühlen, auch gute Leistungen erbringen und weiterer Motivierung zugänglich sind.

Anerkennung der Leistung! Mit einem „Sie sind große Klasse" ist es da nicht getan. Die Leistung anerkennen heißt Gespräche über die Leistung führen, wobei nicht nur über die Leistung gesprochen werden sollte. „Gespräche zwischen Vorgesetzten und Mitarbeitern dürfen aber nicht nur zweck- und leistungsbezogen gesehen werden; sie erfüllen auch wichtige soziale und emotionale Funktionen. Jeder Mensch erwartet - auch im Arbeitsleben - Anerkennung, Orientierung, Hilfe und Beratung und Akzeptierung" (Vom Gespräch in unserer Arbeitswelt, herausgegeben vom Bayerischen Staatsministerium für Arbeit und Sozialordnung 1981). Und weiter heißt es in der Einleitung zu dieser lesenswerten Broschüre: „Wichtiger noch aber sind die Auswirkungen auf die Persönlichkeit des einzelnen. Die immer häufiger beklagten Erfahrungen der Vereinsamung, der Bedeutungs- und Sinnlosigkeit, der Desorientierung, des Benutzt- und Verbrauchtwerdens haben ihre Wurzel in Arbeitsbedingungen, die als zu formalisiert, zu technisiert und rationalisiert - kurz: unmenschlich - erlebt werden. Das unmittelbare Gespräch bietet eine Möglichkeit durch persönliche Begegnung und zwischenmenschlichen Kontakt ein Gegengewicht zu diesen Erfahrungen zu schaffen und gewollte Veränderungen bewußt einzuleiten."

Vorgesetzte sollten eine ihrer Hauptaufgaben darin sehen, ihren Mitarbeitern

Erfolgserlebnisse zu ermöglichen, sie ihre Arbeit so ausführen zu lassen, daß sie auch Erfolgserlebnisse bei dieser Arbeit haben. Dazu gehört auch und vor allem, daß man seine Erfolge als Chef als die Erfolge seines Teams sieht und nicht, wie es leider immer wieder vorkommt, versucht, den Erfolg alleine an seine Fahne zu heften.

Ein Arzt wird heute nicht mehr alleine nach seinen fachlichen Fähigkeiten beurteilt. Erst kürzlich forderte eine große Fernsehzeitschrift ihre Leser zu einem „Test" auf unter der Überschrift „Woran Sie heute einen guten Arzt erkennen". Ganz gleich, wie man einen solchen „Test" beurteilen mag, allein die Tatsache, daß diese Zeitschrift eine Auflage von etwa 4 Millionen hat und sicher von noch mehr Menschen gelesen wird, sollte Anlaß für jeden Arzt sein, sich mit diesem Test zu beschäftigen.

„Kein Mensch kann wissen, so hieß es in der Zeitschrift, ob der Arzt ihm immer die richtige Pille verschreibt. Aber aus dem Zustand seiner Praxis lassen sich wichtige Rückschlüsse ziehen."

Im einzelnen wurden die Leser aufgefordert zu prüfen: „Muß man oft endlos lange warten? Gibt es nach langem Herumsitzen oft noch Rückfragen? Wo ist die Karteikarte, wann waren Sie das letzte Mal hier? Kennt die Sprechstundenhilfe Ihren Namen? Ist der ‚Doktor' jederzeit - auch bei telefonischen Anfragen - im Bilde? Wechselt das Personal häufig - in der Anmeldung, im Labor? Wer vertritt ihn, wenn er mal Urlaub macht? Müssen Sie auf Bescheinigungen, Fortsetzungsrezepte, Überweisungspapiere oft übermäßig lange warten?"

Alles Fragen, die eng mit der Fähigkeit verknüpft sind, Menschen zu führen, sie zu motivieren. Mit diesen Problemen muß sich jeder Arzt ernsthaft beschäftigen. Fachwissen und Fachkönnen allein zählen heute nicht mehr.

Seinen Mitarbeitern Erfolgserlebnisse zu verschaffen, heißt aber auch, ihnen soweit wie möglich die Gelegenheit zur Selbstentfaltung zu geben. Führungsqualität wird vor allem nach der Fähigkeit beurteilt, die Mitglieder eines Teams mit ihren unterschiedlichen Fähigkeiten und Kenntnissen zu integrieren und für ein gemeinsames Ziel, eine gemeinsame Aufgabe zu begeistern. Ist positives Arbeitsverhalten von Erfolgserlebnissen begleitet, wird es wiederholt! Diese Regel ist wohl so selbstverständlich, daß sie mehr und mehr in Vergessenheit gerät und man vom Erfolgserlebnis oft nur noch in ironischem Ton spricht. Der Teufel steckt auch hier wieder einmal im Detail. Wer als Führungskraft, und jeder Arzt ist eine Führungskraft, über den sicher oft drängenden Aufgaben der Tagesprobleme „vergißt", seine Mitarbeiter so einzusetzen, daß sie bei ihrer Arbeit auch Erfolgserlebnisse haben, wird auch selbst auf die Dauer keine Erfolge mehr haben.

3.5 „Wenn gute Reden sie begleiten ..."

Eine der wichtigsten Führungsaufgaben besteht darin, in seiner Gruppe ein Klima zu schaffen, das die Angehörigen der Gruppe befähigt und dazu anregt, die Leistungen der anderen Gruppenangehörigen anzuerkennen. Denn nicht nur die Anerkennung durch den Vorgesetzten ist wichtig, es zählt auch und vor allem die Anerkennung durch die Gruppe.

Diese Führungsaufgabe wird von vielen Chefs überhaupt nicht gesehen, sie achten, wenn überhaupt, auf ihre Beziehungen zur Gruppe, während die Beziehungen der Gruppenangehörigen untereinander weitgehend unbeachtet bleiben. Es ist im Berufsleben genauso wie beim Sport. Als Beispiel unter vielen die Äußerung eines bekannten Fußballtrainers, der seine Mannschaft von Erfolg zu Erfolg führte: „Ein erster Schritt war, sich gegenseitig nicht mehr bei jeder Fehlaktion anzumekkern."

Stellt man ein gespanntes Klima unter seinen Mitarbeiterinnen und Mitarbeitern fest, muß man unbedingt den Ursachen nachgehen. Unter Spannungen, einem „Reizklima", leiden letztlich nicht nur alle Mitglieder des Teams und damit die Gesamtleistung, sondern auch die Patienten, denen sich das „Knistern" förmlich mitteilt. Die Funken springen über, es kann sogar zu Explosionen kommen. Wenn diese Probleme in unseren Führungsseminaren mit Ärzten erörtert werden, kommt immer wieder der Einwand: „Aber dafür habe ich einfach keine Zeit, ich kann mich doch nicht auch noch um die Probleme, die meine Mitarbeiterinnen und Mitarbeiter untereinander haben, kümmern. Die Tagesprobleme fressen mich ohnehin schon auf!" Offensichtlich werden hier die Schwerpunkte nur in der fachlich-sachlichen Arbeit und nicht in der Führungsaufgabe gesehen. Gerade hier haben sich aber in den letzten Jahren die Akzente deutlich zugunsten der Führungsaufgaben verschoben. Chefs müssen sich einfach mehr Zeit für ihre Führungsaufgaben nehmen, und dazu gehört, daß sie wieder Herr ihrer Zeit werden und sich nicht zum Sklaven der gewiß drängenden Tagesprobleme machen lassen. Eines muß man immer mehr feststellen: Es gehört fast schon zum sorgfältig gepflegten Image, keine Zeit zu haben. Wer keine Zeit hat, ist mit sehr wichtigen Dingen beschäftigt, ist selbst sehr wichtig. Und wer Zeit hat, oder besser gesagt, wer Herr seiner Zeit ist, weil er sie einteilen kann? Gerade als Arzt weiß man doch um die Folgen, wenn man sich jagen läßt, der Hektik buchstäblich zum Opfer fällt.

Bei der Erörterung dieser Probleme mit Ärzten verdichtet sich immer mehr der Eindruck, daß sowohl die Ärzte als auch die Mitarbeiterinnen und Mitarbeiter über ein hervorragendes Fachwissen verfügen. Woran es weitgehend fehlt, ist Führungswissen. Es kann nicht oft genug betont werden: Jeder Arzt ist auch Führungskraft, er muß andere Menschen - Patienten, Mitarbeiterinnen, Mitarbeiter und Kollegen - zielorientiert beeinflussen, denn das bedeutet ja Führen. Führen muß man aber, wie jede andere Disziplin, lernen.

Lernen müssen viele unter anderem, wie man Gespräche führt. Diese Erfahrung haben wir immer wieder bei unseren Rollenspielen in Führungsseminaren mit Ärzten machen müssen. Für viele der Seminarteilnehmer war dies eine der wichtigsten Erkenntnisse, die sie von den Seminaren mit nach Hause nahmen, nachdem sie sich selbst am Monitor bei der Wiedergabe ihrer Gespräche, die mit der Videokamera aufgezeichnet worden waren, erlebt hatten. Ohne Video-Aufzeichnung hätten sie es nicht geglaubt. Gerade diese Selbsterfahrung veranlaßte aber auch Seminarteilnehmer sich an Rollenspielen nicht mehr zu beteiligen. Sie waren zu sehr über sich selbst enttäuscht, mußten erst das Ganze einmal verkraften, ehe sie wieder mitmachten.

Gespräche führen bedeutet vor allem, daß man auch den Gesprächsteilnehmer sprechen läßt. Hier gilt im Arzt-Mitarbeiter-Verhältnis Ähnliches, was im Arzt-Patienten-Verhältnis gelten soll. „Viele Ärzte handeln aus dem, was Michael

Balint als die ‚apostolische Funktion des Arztes‘ charakterisiert hat. Die Rollenerwartung gegenüber dem modernen Arzt mit seinen vielfältigen therapeutischen Möglichkeiten ist die eines sehr aktiv tätigen wissenden und Entscheidungen treffenden Helfers. Aus dieser Rolle einen Absprung zu finden in ein mehr offenes partnerschaftliches Verhältnis ist nicht nur für den Patienten, sondern auch für den Arzt schwierig“ (W. Bräutigam, P. Christian, Psychosomatische Medizin, Thieme-Verlag, Stuttgart, 1981).

Gerade durch die Einführung neuer Techniken, und dies trifft gerade für den Gesundheitsbereich zu, geraten Menschen in der Arbeitswelt immer mehr in die Gefahr der Vereinsamung. Man sieht sich zwar täglich, erledigt sein Arbeitspensum, aber spricht immer weniger miteinander. „Ich wage die Behauptung, daß es in den Betrieben mindestens so viele grüne Witwer und Witwen gibt, wie draußen“, so Professor Neuberger, der Verfasser der Schrift „Miteinader arbeiten – miteinander reden“, die durch das Bayerische Arbeitsministerium in München zu beziehen ist. Dabei sind die Erkenntnisse über die Bedeutung des Gesprächs gerade im Arbeitsleben nicht so neu, und mit Recht verweist der frühere bayerische Arbeitsminister Pirkl in seinem Vorwort zu dieser Broschüre auf das Schiller-Wort aus dem Lied von der Glocke: „Wenn gute Reden sie begleiten, dann fließt die Arbeit munter fort“ und auf Bert Brecht: „Wo das Gespräch verstummt, hört das Menschsein auf“ (Kalendergeschichten). Man sollte immer daran denken: Ein Großteil der im Arbeitsleben möglichen Erfolgserlebnisse wird durch Gespräche vermittelt! Es hat aber den Anschein, daß viele Ärzte einmal das, was sie für das Einfachste halten, nämlich zu reden, und Gespräche zu führen, lernen müssen. Selbsteinschätzung und Bewertung durch andere klaffen, wie auf vielen anderen Gebieten menschlichen Verhaltens, auch hier auseinander. Hier hilft nur eine sehr kritische Selbstprüfung, noch besser die Bereitschaft, sich prüfen zu lassen. Die Videokamera ist unbestechlich.

Seinen Mitarbeitern Erfolgserlebnisse zu verschaffen heißt aber auch, ihnen soweit wie möglich die Gelegenheit zur Selbstentfaltung zu geben. Das setzt zunächst einmal voraus, daß die richtige Frau oder der richtige Mann am richtigen Platz eingesetzt wird. Gerade hier wird aber oft der „Grundstein“ für spätere Mißerfolgserlebnisse gelegt, zumindest bleiben die von beiden Seiten erhofften Erfolgserlebnisse aus, wenn Mitarbeiter ohne vorherige gründliche Abklärung von Kenntnissen und Fähigkeiten mit Aufgaben betraut werden, bei denen sie überfordert oder unterfordert werden, wobei die Gefahr der Unterforderung viel größer ist, als die der Überforderung.

„Fühlen Sie sich bei Ihrer Arbeit überfordert, ausgelastet oder könnten Sie mehr leisten?“ Diese Frage beantworteten auf anonym auszufüllenden Fragebogen nur 1,1 Prozent der von uns befragten weiblichen Angestellten mit „überfordert“, 64,1 Prozent fühlten sich ausgelastet und 34,8 Prozent erklärten, sie könnten mehr leisten. Diese Ergebnisse, die sich durchaus auch im Rahmen anderer Untersuchungen bewegten, erregen immer wieder Erstaunen. Man sollte sich diesem Problem ernsthaft widmen, denn es wirkt sich außerordentlich demotivierend aus, wenn jemand mit Arbeiten betraut wird, die er sozusagen „spielend mit der linken Hand“ erledigt. Auch hier fehlt es am Erfolgserlebnis. Die Folge: Frustration und Leistungsabfall.

Das Führungsmittel „Motivation“ darf auf keinen Fall isoliert betrachtet werden. Führung ist ein Komplex, der aus vielen einzelnen Mosaiksteinchen besteht. Jede Anstrengung, Mitarbeiterinnen oder Mitarbeiter zu motivieren, geht buchstäblich ins Leere, wenn nicht gleichzeitig andere Führungsmittel planmäßig eingesetzt werden, wie hier z.B. gründliche Überlegungen über den Personaleinsatz. Es muß genau überlegt werden, welche Anforderungen überhaupt gestellt werden. Dazu gehört, daß Stellenbeschreibungen erarbeitet werden und Stellen im konkreten Fall nicht mit „ungefähren Vorstellungen" ausgeschrieben werden, in der Hoffnung, „kommt Zeit, kommt Rat". Zur Führung gehört eine Gesamtkonzeption.

3.6 „Meine Leute denken einfach nicht mit"

Von vielen Ärzten in freier Arztpraxis, aber auch von Krankenhausärzten hört man immer wieder die Klage: „Meine Leute denken einfach nicht mit, alles muß man ihnen bis ins Detail klarmachen und selbst dann muß man noch hinterher sein, wie der Teufel hinter der armen Seele." Forscht man dann nach den Hauptgründen dieser „Denkfaulheit" und der beklagten mangelnden Initiative, kommt man sehr häufig zu dem Ergebnis, daß man diesen Mitarbeiterinnen und Mitarbeitern ihre Initiative langsam, aber sicher „abgewöhnt" hatte. Und das nicht einmal in böser Absicht. Es war einfach die starke Initiative des Chefs, die alles andere um sich herum gar nicht aufkommen ließ. Selbst zu stark im Geschirr, zu stark motiviert, gewöhnt, von früh bis spät sich den Kopf selbst über Details zu zerbrechen, mit der Familie immer weniger verbunden, dagegen immer mehr mit der eigenen Praxis oder der Klinik „verheiratet", der Arbeit buchstäblich verfallen und vor allem dem eigenen Erfolgserlebnis nachjagend und auch ausgestattet mit der Macht, so zu handeln, konnten keine „anderen Götter" neben ihm entstehen. Anstatt als Denkpromotor aufzutreten, werden solche „starken Persönlichkeiten" zu Denkverhinderern". Auf die Dauer „erstickt' bei einer derartigen Handlungsweise „in aufopfernder bester Absicht" jede Initiative der Mitarbeiterinnen und Mitarbeiter. Das starke Streben nach dem eigenen Erfolgserlebnis verhindert mehr und mehr das Erfolgserlebnis bei anderen, der Begriff „Mitarbeiter" wird allmählich zur Farce. Und damit werden Mitarbeiter, die ja für ihre „Mitarbeit" und nicht für das bloße Ausführen von Weisungen bezahlt werden, „unrentabel". Ihre qualifizierten Aufgaben werden zum großen Teil vom Chef „mit erledigt", der überall seine Finger mit drin haben muß. Anstatt die Mitarbeiter immer wieder anzuregen, selbst Vorschläge zu machen, wie die Arbeit noch besser gemacht, der Arbeitsablauf wirkungsvoller gestaltet werden kann, beklagen sie die mangelnde Initiative von unten, die sie weitgehend selbst - oft ohne es zu wissen - verursacht haben.

Woran liegt es, daß in manchen Arztpraxen und Krankenhäusern immer wieder von Mitarbeiterinnen und Mitarbeitern Vorschläge gemacht werden, wie die Arbeit effizienter gestaltet werden kann, während woanders „absolut nichts kommt", und es nur die Chefs sind, die sich immer etwas Neues einfallen lassen müssen. Oft liegt die Antwort geradezu bereit. Es wird auf das Beispiel der Wirtschaft verwiesen, wo es ja bekanntlich Prämien für Verbesserungsvorschläge gibt.

Prämien für Verbesserungsvorschläge! Warum nicht auch in der ärztlichen Praxis oder im Krankenhaus? Prämien sind aber auch in der Wirtschaft nicht das Allheilmittel. Auch hier gibt es Unternehmen oder Bereiche, in denen das Vorschlags- und Verbesserungswesen geradezu blüht, während es in anderen Bereichen geradezu ein Mauerblümchendasein fristet. Und sowohl hier wie dort werden Prämien, und zwar nicht unerhebliche Prämien gezahlt. Von den Prämien allein kann es also nicht abhängen, ob Mitarbeiterinnen oder Mitarbeiter aktiv, initiativ werden.

Andere Kriterien sind maßgebend, um Mitarbeiter anzuregen, selbst Vorschläge zu machen. Das Erfolgsrezept der „aktiven Bereiche“ lag vor allem darin, daß die Vorgesetzten mit ihren Mitarbeitern engen persönlichen Kontakt pflegten, mit ihnen redeten. Sie suchten sie am Arbeitsplatz auf, informierten sie über das Betriebsgeschehen und machten sie vor allem mit den Unternehmenszielen vertraut. Das kann, das muß auch in der Arztpraxis, in der Klinik geschehen. Gerade bei der immer weiter fortschreitenden Arbeitsteilung muß und will der einzelne Mitarbeiter wissen, „was der oder die anderen machen“, was in der gesamten Praxis „läuft“ und wie es in Zukunft vielleicht besser laufen soll. Die Zeit für solche Informationen muß man sich nehmen.

Information ist immer die wirkungsvollste Motivation. Information bietet auch für viele ein Erfolgserlebnis, denn wer informiert wird, fühlt sich anerkannt, in die Gemeinschaft aufgenommen. Er gehört dazu. Erfolgserlebnisse durch Information: Für viele Chefs leider auch heute noch „Führungsneuland“.

Mit der rein formalen Anregung an die Mitarbeiter, Vorschläge zu machen, ist es jedoch noch nicht getan. Wichtig ist, wie diese Anregungen dann aufgenommen und verarbeitet werden. Sicher ist nicht jede Anregung auch in die Praxis umzusetzen. Wenn solche Anregungen und Vorschläge vielleicht sogar noch in Gegenwart von Dritten lächerlich gemacht, von vornherein abgelehnt, kritisiert oder gar „überhört“ und damit übergangen werden, verweigert man nicht nur das Erfolgserlebnis, sondern sorgt auch mit Sicherheit dafür, daß in Zukunft Vorschläge und Anregungen überhaupt nicht mehr gemacht werden. Es ist hier genauso wie mit der Politik der „offenen Tür“. Es gehört fast schon zum festen Ritual, daß Chefs immer wieder erklären, daß die Tür jederzeit für jeden Mitarbeiter offenstünde. Der Prüfstand der täglichen Praxis beweist dann, wie es mit diesem Angebot tatsächlich bestellt ist. Leider ist es oft so, daß, je mehr von der offenen Tür gesprochen wird, diese um so verschlossener in der Praxis ist.

Mit den Anregungen und Vorschlägen ist es oft genauso. Je mehr man von der erwünschten Initiative der Mitarbeiter, Vorschläge zu machen, spricht, um so weniger Anregungen und Vorschläge gibt es. Das liegt sicher nicht daran, wie es von vielen Chefs behauptet wird, daß einfach keiner mehr daran interessiert sei, sich darüber den Kopf zu zerbrechen. Es liegt daran, daß Vorgesetzte und Mitarbeiter nicht gemeinsam nach Lösungen suchen, sondern die Chefs immer wieder versuchen, ihre eigenen Lösungen entweder durchzusetzen oder auf elegante Art und Weise zu „verkaufen“. Sie glauben, die Probleme selbst lösen zu müssen, anstatt dafür zu sorgen, daß sie von der Gruppe gelöst werden. In unseren hochtechnisierten und hochspezialisierten arbeitsteiligen Systemen wissen die Mitarbeiter auf Spezialgebieten manchmal mehr als ihre Vorgesetzten. Ein gemeinsames Erarbeiten der Problemlösungen bietet sich schon aus diesem Grunde zwingend an. Dessen ungeachtet konzentriert der Chef mit seiner „Einmann-Show“ alle

Erfolgserlebnisse auf sich und verweigert so allen anderen das, was sie als wichtig für ihr eigenes Dasein ansehen.

In vielen Fällen geschieht dies unbewußt. Der eigene Schaffensdrang verschüttet manche Quelle. Hier gilt es, den eigenen Arbeits- und Führungsstil kritisch zu prüfen und diesen gegebenenfalls umzustellen. Die „Umstellungsphase“ ist für Chef und Mitarbeiter nicht einfach, denn die Mitarbeiter werden sicher nicht „spontan“ reagieren. Auch sie müssen sich erst daran gewöhnen, daß sie in dieser Beziehung „gefordert“ sind. Die Erfahrung hat aber bewiesen, daß das Potential bereitliegt und sich dann auch zur Verfügung stellt.

3.7 Der Erfolg der Mitarbeiter fördert die Gesamtleistung

„Machen Sie Ihrem Vorgesetzten von sich aus Vorschläge, wie die Arbeit besser bewältigt werden kann?“ Diese Frage beantworteten weibliche Angestellte (in Klammer die Befragungsergebnisse von Ärzten) wie folgt: 9 Prozent „häufig“ (32,5 Prozent), 40,5 Prozent „manchmal“ (48,5 Prozent), 30,5 Prozent (16,3 Prozent) „selten“ und 20 Prozent (2,7 Prozent) „nie“. Mehr als 80 Prozent der befragten Ärzte und fast 50 Prozent der weiblichen Angestellten machen also häufig oder manchmal Vorschläge, wie man die Arbeit besser bewältigen kann. Der hohe Anteil derjenigen, die diese Frage „positiv“ beantworteten, läßt auf Initiative, auf konstruktive Mitarbeit von „unten nach oben“ schließen, auch wenn es sich hier um eine Selbsteinschätzung handelt. Die Fragen waren anonym auf Fragebogen zu beantworten. Daß die Antworten „ehrlich“ gegeben wurden, ergab sich aus der Beantwortung einer Reihe von anderen Fragen, bei denen z. T. sehr selbstkritisch eigenes Verhalten beurteilt wurde.

„Falls Sie diese Vorschläge machen: Geht Ihr Vorgesetzter auf diese Vorschläge ein, ist er zu Veränderungen bereit?“ Diese Frage beantworteten 5 Prozent der weiblichen Angestellten (11,1 Prozent der Ärzte) mit „hört sie nur an“ und 30 Prozent der weiblichen Angestellten (Ärzte 16,7 Prozent) mit „geht selten auf sie ein“. Dieses Ergebnis sollte sehr nachdenklich stimmen. Sollte wirklich ein so hoher Prozentsatz aller von den Befragten gemachten Anregungen und Vorschläge nicht verwertbar sein?

Besonders hoch lag der Anteil der „negativen Antworten“ bei jungen Berufsanfängern. Er betrug 65-70 Prozent. Mag sein, daß aus der Berufsunerfahrenheit heraus der Prozentsatz der nicht in der Praxis umsetzbaren Vorschläge höher liegen mag, als bei den erfahreneren Mitarbeiterinnen und Mitarbeitern, aber auch bei den Ärzten, die immerhin auch schon auf eine recht hohe „Negativquote“ kamen. Hier drängt sich der Verdacht auf, daß wohl oft nach dem Grundsatz „zu jung, zu dumm“ verfahren wird. In Führungsseminaren kommt auch immer wieder in Diskussionen der „Einwand“, daß die jungen Leute immer nur diskutieren wollten, anstatt „erst mal zu arbeiten“ und daß man für derartiges „endloses Palaver“ einfach keine Zeit habe. Was geschieht aber mit Menschen, denen schon am Anfang ihrer Berufslaufbahn das so dringend notwendige Erfolgserlebnis verweigert wird? Wobei das Erfolgserlebnis zunächst einmal darin besteht, daß man ihnen überhaupt zuhört, ihnen dadurch zeigt, daß man sie als vollwertige Gesprächspartner anerkennt und sie nicht von vornherein als „Nichtse“ betrachtet. Wen wundert es da noch, wenn Erfolgserlebnisse woanders gesucht werden? Schwarzarbeit ist in diesem Zusammenhang noch ein vergleichsweise „harmloses" Ausweichgebiet. Auch beim Kampf vor oder hinter Barrikaden, beim Steinewerfen und „Putz machen" gibt es „Erfolgserlebnisse".

Zentrale Führungsaufgabe für jeden Vorgesetzten muß es sein, den Mitarbeiterinnen und Mitarbeitern bewußt Gelegenheit zu geben, eigene Erfolgserlebnisse zu haben. Es ist immer wieder bedrückend, festzustellen, daß diese Führungsaufgabe überhaupt nicht erkannt oder mit einem erstaunten Kopfschütteln und „das auch noch" reagiert wird. Es kann nicht oft genug betont werden: Ist positives Arbeitsverhalten von Erfolgserlebnissen begleitet, wird es wiederholt! Diese Regel ist wohl so selbstverständlich, daß sie mehr und mehr in Vergessenheit gerät und man oft vom Erfolgserlebnis nur noch in ironischem Ton spricht. Wer als Führungskraft über den sicher oft drängenden Aufgaben des Tagesgeschäftes „vergißt", seine Mitarbeiter so einzusetzen, daß sie bei ihrer Arbeit auch Erfolgserlebnisse haben, wird selbst auf die Dauer als Vorgesetzter auch keine Erfolge mehr haben.

Wer dagegen der Selbstverwirklichung seiner Mitarbeiter sein Augenmerk widmet, hat Erfolg. Der amerikanische Unternehmensberater und Psychologe Jay Hall fand bei einer Untersuchung von Führungsstil, Kommunikations- und Motivationstechniken von 16000 amerikanischen Managern aus verschiedensten Branchen der Wirtschaft und öffentlicher Verwaltung heraus, daß Manager, die der Selbstverwirklichung ihrer Mitarbeiter ihr Hauptaugenmerk schenkten, besonders erfolgreich waren. Die Gruppe dieser besonders Erfolgreichen war allerdings sehr klein: Nur 13 Prozent der Manager hatten dieses Erfolgserlebnis. „Leben und leben lassen" - „arbeiten und arbeiten lassen!"

Erfolg zeugt Erfolg! Die Mitarbeiter der besonders erfolgreichen Manager „übernahmen" das Verhalten ihrer Führungskräfte. Die auf Selbstverwirklichung orientierten Manager hatten Mitarbeiter mit hoher Leistungsbereitschaft und Kreativität. Ein Ergebnis, das von den chemisch-biologischen Gegebenheiten im meschlichen Körper wesentlich beeinflußt sein dürfte. Erfolgserlebnisse führen ja zu einer günstigen Hormonlage im menschlichen Körper; der Katecholaminspiegel ist entsprechend niedrig, die „Schaltvorgänge" der Gehirnzellen des bewußten Nervensystems funktionieren reibungslos. - Übrigens, der Patient, der sich in der Praxis oder in der Klinik wohlfühlte, weil er gut „behandelt" wurde, hat „auch" ein Erfolgserlebnis und kommt wieder. Erfolg zeugt auch hier Erfolg.

Nicht nur positives Arbeitsverhalten kann von Erfolgserlebnissen begleitet sein, sondern auch negatives. Wer laufend als Auszubildender die Berufsschule „schwänzt" und sich einen „schönen Tag" macht, hat auch ein zumindest kurzfristiges Erfolgserlebnis. Hier nur mit Geboten oder Strafen zu operieren führt - vielleicht - zum „Anwesendsein" in der Schule. Aber führt das Ganze auch zur Lernbereitschaft? Der Schulbesuch muß zum Erfolgserlebnis werden, eine Forderung, die sicher zunächst einmal leichter ausgesprochen ist, als in der Praxis zu verwirklichen. Aber auch hier gibt es viele Möglichkeiten, Erfolgserlebnisse zu verschaffen, vorausgesetzt, daß man sich ernsthaft mit dem Problem beschäftigt, d.h. vor allem mit dem Menschen. Dazu steht keine Zeit zur Verfügung?

Die Zeit, die man darauf verwendet, ist gut angelegt, das „Zeitkapital", das man hier investiert, wird Zinsen tragen. Dazu gehört auch, um bei dem „Schulbeispiel" zu bleiben, daß man sich mit den jungen Menschen, die die Berufschule besuchen, auch über die Effizienz des Unterrichts unterhält und, wenn man Negatives feststellt, den Kontakt mit der Schule sucht, um hier Abhilfe zu schaffen.

3.8 Wie werde ich gesehen?

„Welche Eigenschaften schätzen Sie bei einem Vorgesetzten?"

Wenn er mit Ihnen darüber spricht, wie die Arbeit am besten gemacht werden kann?
Wenn er Ihre Leistung anerkennt?
Wenn er Sie gerecht behandelt?
Wenn er Sich für Sie einsetzt?
Wenn er gute Fachkenntnisse hat?
Wenn er Zeit für Sie hat?

Unter diesen sechs vorgegebenen Kriterien wurde die „Anerkennung der Leistung" von den von uns befragten Ärzten und weiblichen Angestellten an die erste Stelle gesetzt, gefolgt von der „gerechten Behandlung". An dritter Stelle folgten bei den Ärzten die „guten Fachkenntnisse", bei den weiblichen Angestellten „wenn er mit Ihnen darüber spricht, wie die Arbeit am besten gemacht werden kann".

Diese Entwicklung kam nicht von ungefähr. 1976 hatte bei der Befragung des Bayerischen Arbeitsministeriums (Wo drückt uns der Schuh?) diese Eigenschaft noch hauchdünn mit 0,1 Prozentpunkten Abstand hinter der Eigenschaft „Wenn er mit Ihnen darüber spricht, wie die Arbeit am besten gemacht werden kann", an der zweiten Stelle der Wunschliste rangiert. 1979 hatte sie bei unseren Befragungen die Spitzenstellung erreicht und seitdem bis heute gehalten. Der Trend, der sich auch bei anderen Untersuchungen bestätigt hat, erscheint klar. Die Anerkennung der Leistung nimmt im Denken der arbeitenden Menschen eine zentrale Position ein.

Der Wunsch nach Anerkennung der Leistung wächst mit dem steigenden Lebensalter. Nach der Untersuchung des Bayerischen Arbeitsministeriums stieg der Anteil derjenigen, die die Anerkennung der Leistung durch den Vorgesetzten schätzen, von 57,9 Prozent bei den 18- bis 24jährigen auf 71,6 Prozent bei den 55- bis 59jährigen. Dieser starke Anstieg ist wohl daraus zu erklären, daß man in diesem Alter, in dem man sich dem Ende der Berufslaufbahn nähert, oft Bilanz zieht und sich bei vielen dabei die Unzufriedenheit mit dem im Leben bisher Erreichten besonders stark bemerkbar macht. Der Wunsch nach Anerkennung ist verständlicherweise in diesem Lebensabschnitt besonders ausgeprägt. Gerade diesen Mitarbeitern sollte durch verständnisvolle Führung - und wie könnte dies besser als durch verdiente Anerkennung geschehen - besonderer Halt gegeben werden.

Übrigens, je länger die Befragten einem Betrieb angehörten, um so stärker wurde der Wunsch nach Anerkennung. Bei den Arbeitnehmern, die bis zu 1 Jahr an einem Arbeitsplatz waren, betrug der Anteil 58,6 Prozent, bei den Arbeitnehmern, die mehr als 5 Jahre in einem Betrieb tätig waren, stieg der Anteil auf 68 Prozent. Bei vielen Führungskräften herrscht die Ansicht vor, daß gerade die älteren Mitarbeiter und die Kollegen, die schon länger in einem Unternehmen tätig sind, doch wüßten, daß man sie und ihre Arbeit schätzen würde, die „laufende Anerkennung“ also gar nicht mehr notwendig sei. Dieser Schluß ist genauso falsch, wie die Ansicht, bei jungen Menschen müsse man mit der Anerkennung der Leistung „zurückhaltend“ sein. Die von uns befragten Realschüler mit Mittlerer Reife und Abiturienten setzten die „Anerkennung der Leistung“ an die zweite Stelle der Rangliste der erwünschten Vorgesetzteneigenschaften nach der Eigenschaft „gerechte Behandlung“.

Die Ergebnisse dieser Meinungsumfragen spiegeln letzten Endes die persönliche Bedürfnisstruktur des Menschen wider.

Die meisten Menschen üben auch heute noch nicht irgendeinen Job aus, sondern einen Beruf, der ihnen Freude macht oder zumindest Freude machen soll. Sowohl bei der Berufswahl als auch bei der Berufsausübung steht der Wunsch nach einer „interessanten Tätigkeit“ mit Abstand an der Spitze aller Kriterien, die bei der Berufsausübung wichtig sind. Ob diese Menschen dann auch diesen Wunsch in der Realität des Berufslebens erfüllt bekommen, ob sie mit ihrem Beruf zufrieden sind, ist eine ganz andere Frage. Immerhin beantworteten 94,6 Prozent der von uns befragten Ärzte und 61,1 Prozent der weiblichen Angestellten diese Frage mit „ja“ und 5,2 Prozent der Ärzte und 27,8 Prozent der weiblichen Angestellten mit „eher ja“. Mit „nein“ antworteten 2,8 Prozent und mit „eher nein“ 8,3 Prozent der weiblichen Angestellten, bei den Ärzten ergab sich eine Nullquote. Hier ist ein hoher Grad von Berufszufriedenheit festzustellen. Der Beruf ist Teil des Selbstverständnisses, viele Menschen sind stolz auf ihren Beruf, verstehen sich als Fachleute. Ein eigenes Selbstverständnis, eine eigene Identität zu besitzen, ist für jeden Menschen lebenswichtig. Die Frage „Wer bin ich?“ wird immer wieder gestellt und nur z. T. durch eigene Erkenntnis beantwortet. Das Selbstbild bedarf der wesentlichen Ergänzung durch das Urteil anderer Menschen. Bei dieser Standortbestimmung durch andere spielt natürlich der Vorgesetzte eine wesentliche Rolle; er ist eine wichtige, oft die entscheidende Bezugsperson in der Arbeitswelt, die eine wesentliche Beurteilung zu der Frage „So bist du“, „das kannst Du“, abgibt. Daß diese Informationen nicht neutral „empfangen“ werden, liegt auf der Hand, denn das Selbstbild ist eng mit dem Selbstwert eines Menschen verbunden. Rückmeldungen über den Selbstwert eines Menschen sind außerordentlich wichtig. Anerkennung, aber auch Kritik sind nicht nur einige von vielen Führungsmitteln oder gar Mittel der Manipulation, sondern existentiell wichtige Informationen für jeden Menschen, ohne die er, auf das Arbeitsleben bezogen, seine Leistung nicht entfalten kann. Er muß wissen, wie er und seine Leistung eingeschätzt werden, wozu er gebraucht wird, wie sich seine Leistung in den Rahmen der Gesamtaufgabe seiner Organisation einordnet. Nicht umsonst schreibt § 81 Abs. 1 des Betriebsverfassungsgesetzes vor, daß der Arbeitgeber den Arbeitnehmer über die Art der Tätigkeit und ihre Einordnung in den Arbeitsablauf des Betriebes zu unterrichten hat. Sicher ist diese Information eine notwendige Ergänzung der Arbeitsanweisung. Sie hat aber auch die Aufgabe, über den Sinngehalt der Arbeitsleistung und damit über den Wert der Arbeitsleistung zu informieren. Daß sich dann an diese Grundunterrichtung regelmäßig die Information des Vorgesetzten im einzelnen darüber anschließen muß, wie die Aufgabe erfüllt wird, liegt auf der Hand. Daß diese Information nicht im rein sachlichen Bereich stecken bleibt, liegt ebenfalls in der Natur der Sache. Letzten Endes erwartet der Mitarbeiter eine Antwort auf die Frage: „Wie werde ich gesehen?", „Werde ich von meinen Vorgesetzten und Kollegen anerkannt oder nicht?" So gesehen erhält die Anerkennung der Leistung eines Mitarbeiters eine Bedeutung, die weit über den fachlichen Aspekt hinausgeht.

3.9 „Was glauben Sie, was passiert, wenn ich meine Mitarbeiter lobe?"

„Hast Du Dein Kind heute schon gelobt?" Dieser Text, auf Autoaufklebern immer häufiger zu sehen, hat vielleicht manchen schon veranlaßt, zu Hause Versäumtes nachzuholen.

Manche Chefs sollten diesen Text in abgewandelter Form: „Hast Du Deine Mitarbeiter heute schon gelobt?" an sichtbarer Stelle im Büro anbringen, denn wohl auf kaum einem Gebiet der Führung gibt es so große Defizite, wie bei der Anerkennung der Leistung.

„Aber ich kann doch nicht jeden Tag zu meinen Mitarbeitern gehen und sie loben. Einmal fehlt mir dazu die Zeit, zum anderen, so viel zu loben gibt es nun auch wieder nicht. Meine Mitarbeiter würden mir das auch gar nicht ‚abnehmen', wenn ich ihnen andauernd Brei um den Mund schmieren würde." Solche oder ähnliche Äußerungen hören wir bei Diskussionen über dieses „Problem" immer wieder. Und noch ein „Argument" wird in der letzten Zeit immer häufiger gebracht: „Was glauben Sie, was passiert, wenn ich meine Mitarbeiter lobe, ihre Leistungen, für die sie ja schließlich bezahlt werden, auch noch ‚extra' anerkenne? Spätestens beim zweiten oder dritten Mal kommt man mir mit einer höheren Gehaltsforderung. Bei dem heutigen ‚Anspruchsdenken' ist Anerkennung außerordentlich gefährlich. Wenn überhaupt Anerkennung, dann vorsichtig, in kleinen Dosierungen. Man darf die Bäume nicht in den Himmel wachsen lassen."

Bei Diskussionen mit Ärzten in unseren Führungsseminaren wurde immer wieder der Standpunkt vertreten, daß, je höher die Position in der Hierarchie, um so weniger eine ausdrückliche Anerkennung der Leistung „notwendig" sei. Die „Anerkennung" folge doch schon aus der Befriedigung, die der einzelne bei der Arbeit habe, „Streicheleinheiten" seien allenfalls „unten" am Platze; so sei z. B. bei einem Oberarzt oder der Oberschwester eine ausdrückliche Anerkennung der Leistung wohl nicht mehr nötig. Gerade dieser Personenkreis wisse im übrigen genau, daß man ihre Leistung schätze, das müsse doch nicht mehr ausdrücklich betont werden. Hierbei wird übersehen, daß nicht nur nach unseren Befragungsergebnissen der Wunsch nach Anerkennung der Leistung mit der erreichten Position in der Hierarchie steigt und damit eine Parallele darin hat, daß, je qualifizierter die Vorbildung, um so höher der Wunsch nach ausdrücklicher Anerkennung der Leistung ist. In der täglichen Praxis wird diesem Wunsch nach ausdrücklicher Anerkennung der Leistung gerade der höherrangigen und qualifizierteren Mitarbeiterinnen und Mitarbeiter nicht Rechnung getragen. Auch hier scheint sich wieder einmal die alte „Führungserfahrung" zu bewahrheiten: Je höher die Position, um so kühler weht der Wind! Ob sich dieser kühle Wind aber auch leistungsfördernd oder gar leistungssteigernd auswirkt, muß ernstlich bezweifelt werden.

Und nicht nur auf die Leistungsbereitschaft und damit die Leistung können sich

Anerkennungsdefizite auswirken, sondern auf die Bereitschaft überhaupt, eine Führungsposition zu übernehmen. Immer häufiger hört man die Klage, daß es in Krankenhäusern immer schwieriger werde, Führungspositionen zu besetzen. Der Grund dafür wird auch gleich „mitgeliefert": die Bezahlung. Hier mag ein Körnchen Wahrheit drinstecken, aber eben nur ein Körnchen. Geht man einmal den Dingen auf den Grund, so stellt man sehr häufig fest, daß z. B. die Forderung nach besserer Bezahlung nur „vorgeschoben" wird. Der tiefere Grund für die „Flucht aus der Führung", die „Flucht aus dem Krankenhaus" liegt in nicht wenigen Fällen im zwischenmenschlichen Bereich. Es fehlt der dringend benötigte „Sauerstoff" der Anerkennung.

Dies kommt auch in unseren Befragungsergebnissen zum Ausdruck: 70,6 Prozent der von uns befragten Ärzte (68,2 Prozent der weiblichen Angestellten) beantworteten die Frage: „Glauben Sie, daß Sie Ihrer Leistung entsprechend bezahlt werden?" mit „ja" und lagen mit dieser Zufriedenheitsquote deutlich über der der Führungskräfte der Wirtschaft, bei denen sich nur 45,5 Prozent mit der leistungsgerechten Bezahlung zufrieden gezeigt hatten.

26,5 Prozent der Ärzte beantworteten die Frage: „Tragen Sie sich mit dem Gedanken, Ihren Arbeitgeber zu wechseln"? mit „ja", 23,5 Prozent mit „manchmal" und 50 Prozent mit „nein".

Als mögliche Fluktuationsgründe gaben nur 18,8 Prozent „Bezahlung", 21,9 Prozent „Art der Tätigkeit", 12,5 Prozent „Vorgesetzter", 15,6 Prozent „Aufstiegschancen", 71,9 Prozent „Selbständigkeit, Entscheidungsfreiheit" und 18,8 Prozent „Führungsstil" an, wobei Mehrfachnennungen möglich waren. Daß Selbständigkeit und Entscheidungsfreiheit an erster Stelle standen, ist verständlich. Wer ist nicht schon gerne sein eigener Herr? Nachdenklich dagegen muß die Gleichrangigkeit der Fluktuationsgründe „Bezahlung" und „Führungsstil" machen, gefolgt vom Fluktuationsgrund „Vorgesetzter". Die Person des Vorgesetzten, sein Führungsverhalten spielen also eine wesentliche Rolle bei den Fluktuationserwägungen und damit die Motivation und einer ihrer Grundpfeiler, die Anerkennung der Leistung.

Eine interessante Parallele ergab sich hier bei den Fluktuationsgründen der weiblichen Angestellten, von denen rund 40 Prozent erklärt hatten, sich mit Fluktuationsgedanken zu tragen. Hier nahm die „leistungsgerechte Bezahlung" mit 50 Prozent die erste Rangstelle ein. 13,6 Prozent gaben aber als Fluktuationsgrund „Führungsstil" und 18,2 Prozent „Vorgesetzter" an und erreichten, wenn man beide Werte zusammenzählt mit 31,8 Prozent fast den gleichen Wert wie die Ärzte mit 31,3 Prozent.

Was hier not tut, ist die Pflege der zwischenmenschlichen Beziehungen, die sich am stärksten durch die Anerkennung der Leistung auswirken kann. Das größte Problem allerdings scheint darin zu liegen, daß es als solches überhaupt nicht erkannt wird, denn 91,1 Prozent der von uns befragten Ärzte beantworteten die Frage: „Erkennen Sie die Leistungen Ihrer Mitarbeiter ausdrücklich an?" mit „ja", aber nur 66,7 Prozent der weiblichen Angestellten glaubten, daß ihrem Wunsch nach ausdrücklicher Anerkennung ihrer Leistung von ihren Vorgesetzten Rechnung getragen würde. Selbsteinschätzung und Fremdbild klaffen deutlich auseinander.

Nicht alles, was man zu tun glaubt, kommt auch bei den Mitarbeiterinnen und

Mitarbeitern entsprechend an. Und über eines sollte man vor allem nachdenken: Die gesellschaftlichen Verhältnisse und damit die Erwartungen und Einstellungen der arbeitenden Menschen haben sich geändert. Viele Menschen wollen heute nicht mehr so behandelt werden, wie noch vor wenigen Jahren. Bei den jungen Mitarbeiterinnen und Mitarbeitern zeigt sich das ganz deutlich, und auch bei älteren machen sich Veränderungen bemerkbar. Auf diese gesellschaftlichen Veränderungen muß sich das Führungsverhalten einstellen, und das bedeutet für viele umdenken und umlernen.

3.10 „Interessiert sich Ihr Vorgesetzter für das Ergebnis Ihrer Arbeit?"

Die Leistung eines Mitarbeiters anerkennen!

Viele Vorgesetzte verbinden damit die Vorstellung, daß darunter ein ausdrückliches „Loben" zu verstehen sei, daß man einer Mitarbeiterin, einem Mitarbeiter jedes Mal ausdrücklich sagen müsse, daß er seine Arbeit gut gemacht habe, daß man mit ihm zufrieden sei, daß man sich auf ihn verlassen könne und vieles andere mehr. Und „da man das doch nicht andauernd tun könne", so die Meinung vieler Vorgesetzter, und „die Mitarbeiter ohnehin wüßten, daß man mit ihnen zufrieden sei", geschieht in dieser Hinsicht sehr wenig, manchmal überhaupt nichts.

Wissen aber die Mitarbeiterinnen und Mitarbeiter tatsächlich, daß man mit ihnen, ihrer Leistung zufrieden ist? Wird ihnen bewußt, daß man sich für die Ergebnisse ihrer Arbeit interessiert? Erhalten sie das „feed back", das einmal für sie persönlich wichtig ist, das aber auch, und das wird in der täglichen Praxis leider immer wieder übersehen, für die Arbeitsleistung selbst einen unschätzbaren Wert darstellt?

„Interessiert sich Ihr Vorgesetzter für das Ergebnis Ihrer Arbeit?" Bei dieser Frage glaubten 78,1 Prozent der von uns befragten Ärzte, aber nur 54 Prozent der weiblichen Angestellten, daß sich ihr Vorgesetzter „sehr stark" oder „stark" für das Ergebnis ihrer Arbeit interessiere. 21,9 Prozent der Ärzte und 41,5 Prozent der weiblichen Angestellten glaubten durchschnittliches Interesse ihrer Vorgesetzten am Ergebnis ihrer Arbeit zu verspüren, 4,5 Prozent der weiblichen Angestellten (Ärzte 0 Prozent) kreuzten „kaum" oder „überhaupt nicht" an.

Das Ergebnis dieser Befragungen muß nachdenklich stimmen. Die hohe Zahl derjenigen, die ein nur durchschnittliches Interesse für das Ergebnis ihrer Arbeit bei ihren Vorgesetzten vermuten, legt den Schluß nahe, daß hier von den Vorgesetzten zu wenig getan wird, um ihre Mitarbeiter zu motivieren. Starkes oder sehr starkes Interesse für das Ergebnis der Arbeit ihrer Mitarbeiterinnen und Mitarbeiter ist wohl das Mindeste, was man von einem „fördernden Vorgesetzten" verlangen muß. Ein „So-la-la" reicht hier nicht aus.

„Sagt Ihnen Ihr Vorgesetzter nach Abschluß eines Auftrages, wie er Ihre Arbeit beurteilt?" Auch bei der Beantwortung dieser Frage zeigten sich Defizite, die nicht ohne Auswirkung auf die Motivation der Mitarbeiter bleiben können. 75 Prozent der von uns befragten Ärzte, aber nur 27,2 Prozent der weiblichen Angestellten beantworteten diese Frage mit „immer" und „meistens", 15,6 Prozent der Ärzte und 27,3 Prozent der weiblichen Angestellten mit „manchmal“, 9,4 Prozent der Ärzte und 27,3 Prozent der weiblichen Angestellten mit „selten“ und 18,2 Prozent der weiblichen Angestellten (Ärzte 0 Prozent) mit „nie“. Auch hier überrascht wieder der hohe Anteil der „Negativ-Antworten“ bei den weiblichen Angestellten mit 45,5 Prozent bei „selten“ oder „nie“ und 27,3 Prozent bei „manchmal“. Ein Großteil der Mitarbeiterinnen erhält keine ausreichende Auskunft über die Qualität ihrer Arbeit. Ganz abgesehen davon, daß dies für die Qualität und Quantität der Arbeit selbst nicht unerhebliche Auswirkungen haben kann, der „Motivationsschub“, der von diesem Führungsverhalten, oder sollte man besser von „Führungs-Nichtverhalten“ sprechen, ausgeht, ist sicher sehr gering.

„Achtet Ihr Vorgesetzter darauf, daß Ihre Ideen auch als Ihre Vorschläge bekannt werden?“ 62,1 Prozent der befragten Ärzte und 49,3 Prozent der weiblichen Angestellten antworteten bei dieser Frage mit „immer“ und „meistens“, 34,7 Prozent der Ärzte und 22,8 Prozent der weiblichen Angestellten mit „manchmal“, 3,2 Prozent der Ärzte und 18,3 Prozent der weiblichen Angestellten mit „selten“ und 9,6 Prozent der weiblichen Angestellten (Ärzte 0 Prozent) mit „nie“. Was nützen alle Seminare über Motivation, was nützen immer wieder neue Motivationsstrategien, wenn man den einfachsten Motivationsregeln so wenig Beachtung schenkt. Nichts gegen Motivationsfeldzüge! Diese können aber immer nur den berühmten Punkt auf dem „i“ darstellen. Solange die Grundregeln der Motivation nicht beachtet werden, müssen derartige Feldzüge wirkungslos bleiben.

Eine der wirkungsvollsten Möglichkeiten, Mitarbeiter zu motivieren, besteht darin, daß man mit ihnen spricht, speziell über ihre Leistungen.

„Sagt Ihnen Ihr Vorgesetzter, wie er über Ihre Leistungen denkt?“ Bei der Beantwortung dieser Frage traten besonders hohe Defizite zu Tage. Nur 51,3 Prozent der Ärzte und 28,2 Prozent der weiblichen Angestellten beantworteten diese Frage mit „immer“ und „häufig“, 43,2 Prozent der Ärzte und 51,1 Prozent der weiblichen Angestellten mit „selten“ und 5,5 Prozent der Ärzte, sowie 20,7 Prozent der weiblichen Angestellten mit „nie“. Hier scheinen sich manche Vorgesetzte geradezu als „Motivationskiller“ zu betätigen. Wen wundert es dann noch, wenn die „Anerkennung einer Leistung“, die von der Mehrzahl der von uns befragten Mitarbeiter und Vorgesetzten als wichtig angesehen wird, weitgehend ausbleibt. Nach den Ergebnissen unserer Befragungen waren fast ein Viertel der befragten Ärzte und mehr als ein Drittel der weiblichen Angestellten der Ansicht, daß diesem Wunsch nach Anerkennung ihrer Leistung von ihren Vorgesetzten nicht Rechnung getragen wird. Dabei wird die Anerkennung der Leistung ausdrücklich erwartet. Bei den schätzenswerten Eigenschaften eines Vorgesetzten rangierte die Vorgesetzteneigenschaft „wenn er ihre Leistung anerkennt“ unter sechs vorgegebenen Kriterien sowohl bei den Ärzten als auch den weiblichen Angestellten eindeutig an erster Stelle.

Bei vielen werden die Erwartungen bezüglich der Anerkennung ihrer Leistungen nicht erfüllt, die stärkste Motivationsquelle wird überhaupt nicht genutzt! Fast logisch ist dann das Ergebnis zu der Frage: „Fördert das Verhalten Ihres Vorgesetzten Ihre Einsatzbereitschaft?“

Zwar beantworteten 83,9 Prozent der befragten Ärzte diese Frage mit „stark“ oder „sehr stark“, bei den weiblichen Angestellten waren es aber nur 59,1 Prozent. 12,9 Prozent der Ärzte und 27,3 Prozent der weiblichen Angestellten entschieden sich für „durchschnittlich", 3,2 Prozent der Ärzte und 13,6 Prozent der weiblichen Angestellten für „kaum" oder „überhaupt nicht".

Führungsverhalten wird in großem Umfang als ineffizient beurteilt. Die Frage: „Wie sind Sie mit dem Führungsverhalten Ihres Vorgesetzten zufrieden?" beantworteten nur rund 60 Prozent der von uns befragten Ärzte und weiblichen Angestellten mit „zufrieden", wobei sich der Anteil bei den Mitarbeiterinnen und Ärzten nur unwesentlich unterschied. Wenn nur etwa 60 Prozent der Befragten mit dem Führungsverhalten ihrer Vorgesetzten zufrieden sind, kann das nicht ohne Einfluß auf ihre Leistung und damit auf die Effizienz einer ärztlichen Praxis oder eines Krankenhauses bleiben.

Bei der Beurteilung der fachlichen Fähigkeiten von Vorgesetzten sah das Ergebnis anders aus. Hier betrug der Anteil der Positivstimmen bei den Ärzten 89,2 Prozent und bei den weiblichen Angestellten 77,3 Prozent. Was dringend erforderlich erscheint: Verbesserung der Führungsqualifikation.

3.11 „Wie haben Sie das geschafft?"

„Wir sind alle für Komplimente empfänglich, das stimmt. Wir wollen alle Anerkennung, und zwar Anerkennung, die vom Herzen kommt und finden sie doch allzu selten. Alle Menschen haben einen nagenden, nie stillbaren Hunger danach. Aber nur die wenigen, denen es tatsächlich gelingt, diesen Hunger anderer zu stillen, nur diese ganz wenigen, haben eine wirkliche Macht über die Menschen und wenn ein solcher Mann stirbt, dann trauert sogar der Leichenbestatter."

So der Anfang eines Briefes des amerikanischen Präsidenten Abraham Lincoln; Sätze, die nach wie vor „aktuell" sind und in jedes moderne Führungshandbuch hineinpassen würden. An der „Anerkennungspraxis" scheint sich jedoch kaum etwas geändert zu haben, denn „Anerkennung ist eine Pflanze, die vorwiegend auf Gräbern wächst", so ein Ausspruch von Robert Lembke, dem bekannten Fernsehmoderator.

Anerkennung ist in der heutigen Arbeitswelt nach wie vor Mangelware. Selbst dann, wenn Anerkennung ausgesprochen wird, kommt sie oft zu spät. Manche Chefs bewahren sie wie eine Konserve auf, um sie bei „Bedarf" herauszuholen. Bei Bedarf, d.h. mit der Anerkennung wird etwas bezweckt, was mit der Anerkennung der Leistung gar nichts mehr zu tun hat, sie wird für etwas ganz anderes, was man von dem Mitarbeiter „außerplanmäßig" erwartet, gewissermaßen „in Zahlung gegeben". Die Wirkung der Anerkennung verpufft und verkehrt sich ins Gegenteil. Es wird Mißtrauen gesät, und selbst dann, wenn einmal spontan Anerkennung „ohne Nebenabsicht" gegeben wird, bleibt das Mißtrauen. Die Anerkennung kommt nicht an.

Geht diesen Vorgesetzten die „Anerkennung bei Bedarf" leicht von der Hand, haben andere Vorgesetzte mit dem Anerkennen einer Leistung echte Probleme. Sie scheuen sich, das Beziehungsgefälle zu verkürzen, das zwischen ihnen und ihren Mitarbeitern aufgrund des formellen Vorgesetztenverhältnisses besteht. Die Hierarchiebarriere wird künstlich aufrecht erhalten, anstatt sie soweit wie möglich abzubauen. Innerlich freuen sie sich über die gute Leistung ihrer Mitarbeiter und dann überlegen sie sich, „soll ich oder soll ich nicht". Nach Tagen vielleicht sprechen sie dann, vielleicht noch verklausuliert und zum Rückzug bereit, die Anerkennung aus oder sie deuten sie nur an. Im „Vorbeigehen“ fallen dann Worte wie „übrigens, was Sie da neulich gemacht haben, hat mir gut gefallen“ und schon ist der Chef weg, ohne mit dem Mitarbeiter oder der Mitarbeiterin ein Gespräch über die konkrete Leistung, die den Anlaß zur Anerkennung gegeben hat, zu führen. Die Anerkennung ist ihm peinlich.

Gerade dieses Gespräch ist aber wichtig, um mit dem Mitarbeiter zunächst über seine Arbeit, seine Leistung zu sprechen. Gerade weil die Anerkennung einer Leistung erwünschtes positives Arbeitsverhalten verstärkt, ist es wichtig, soviel wie möglich an Information über gerade dieses Leistungsverhalten zu bekommen, um aus diesen Informationen Aspekte über die künftige Arbeit zu gewinnen. Anerkennung ist nicht nur eine Rückschau in die Vergangenheit mit dem Schlußstrich unter eine positive Leistung. Die Anerkennung einer Leistung sollte immer zukunftsbezogen sein, den Weg für künftige gute Leistungen vorbereiten und die Zusammenarbeit verbessern. Das „hervorragend, wie Sie diese Arbeit gelöst haben“ ist nur eine Seite der „Anerkennungsmedaille“. Die Frage: „Wie haben Sie das geschafft, diese Aufgabe so gut zu lösen?“, ist die andere Seite, die leider viel zu wenig gesehen wird.

Gerade dieser Aspekt ist aber für eine fruchtbare Zusammenarbeit und damit die Gesamtleistung von Vorgesetztem und Mitarbeiter außerordentlich wichtig. Die spezielle Anerkennung, die nur dann gezielt ausgesprochen werden kann, wenn man sich genau über die Leistung, die anerkannt werden soll, informiert, ist aber der Grundstein für diese Zusammenarbeit.

Wie kann man aber Zusammenarbeit in dem Sinne erwarten, daß Vorgesetzter und Mitarbeiter gemeinsam ein Ziel erreichen und nicht jeder für sich allein, wenn das Band, und das ist das Gespräch über die Leistung, überhaupt nicht oder viel zu selten geknüpft wird?

Und das gerade in einer Zeit, die von immer stärkerer Automation gekennzeichnet ist, vom Vordringen der Technik, mit dem oft ein Verlust an Kommunikationsmöglichkeiten einhergeht, verbunden mit dem Gefühl, nur noch ein Anhängsel der Maschine, d. h. von ihr beherrscht zu sein. Im Verwaltungs- und Bürobereich wird bereits versucht, entsprechend „gegenzusteuern“. Interessante Ausführungen, die entsprechend auch für die ärztliche Praxis und das Krankenhaus gelten, finden sich hier im Forschungsbericht des Bayerischen Arbeitsministeriums „Humanisierung und Rationalisierung von Büroarbeiten“ vom Oktober 1979 (Kiehl-Verlag, Ludwigshafen). Einer der „Kernsätze“ dieses Berichts: „Im Zeichen der Revolution im Büro wird dem Gespräch über die Leistung eine zentrale Funktion zukommen.“

Je weiter die Technik auch in die Arztpraxis und das Krankenhaus vordringt, um so mehr müssen Vorgesetzte „ausgleichende Funktionen“ wahrnehmen. Mit Geräten, mit Maschinen kann man nicht sprechen. Diese „Lücke“ müssen die Vorgesetzten durch soziale Kontakte ausfüllen.

Der mündige Staatsbürger der 80er Jahre, der mündige Arbeitnehmer will informiert sein, will über seine Leistung etwas erfahren und will, daß seine Leistung anerkannt wird. „Die stärkere Benutzung technischer Hilfsmittel und die erhöhte Abhängigkeit von angewandten Techniken am Arbeitsplatz erfordert eine mitarbeiterorientierte Führung“, so die Empfehlung Nr. 14 im Forschungsbericht des Bayerischen Arbeitsministeriums.

3.12 Anerkennung auch für den Chef?

Betrachtet man Führung als gegenseitigen Beeinflussungsprozeß, dann müßte nicht nur der Vorgesetzte die Leistung seines Mitarbeiters anerkennen, sondern die Anerkennung auch von „unten nach oben" ausgesprochen werden. Wie steht es um die Anerkennung der Leistung von Vorgesetzten durch ihre Mitarbeiter?

„Halten Sie es für wichtig, daß Mitarbeiter die Leistung ihrer Vorgesetzten diesen gegenüber ausdrücklich anerkennen sollten?" Diese Frage wurde von 54,1 Prozent der von uns in Führungsseminaren befragten Ärzte und von 51,5 Prozent der weiblichen Angestellten mit „ja" beantwortet.

Unterschiedlicher fiel schon das Ergebnis bei der folgenden Frage aus: „Haben Sie schon einmal die Leistung Ihres Vorgesetzten diesem gegenüber ausdrücklich anerkannt?" Hier antworteten 72,2 Prozent der Ärzte, aber nur 40 Prozent der weiblichen Angestellten mit „ja". Hier scheint sich ein deutlicher Abstand, eine stärkere „Hierarchie-Barriere" abzuzeichnen, die es im Interesse einer guten Gesamtleistung des Teams abzubauen gilt. Hier müssen Ursachen erforscht werden. Traut man sich nicht, dem eigenen Chef Anerkennung für eine gute Leistung auszusprechen, ist das „Verhältnis" zwischen Vorgesetztem und Mitarbeiterin zu kühl, zu distanziert? Ist Anerkennung nur ein Privileg der Chefs? Braucht der Vorgesetzte etwa nicht das Erfolgserlebnis, das die meisten Menschen mit einer ausdrücklichen Anerkennung ihrer Leistung verbinden?

Aufschlüsse darüber, warum die Leistungen von Vorgesetzten durch ihre Mitarbeiterinnen und Mitarbeiter „zurückhaltend" anerkannt werden, gab die Beantwortung der Frage: „Was glauben Sie, was Ihr Vorgesetzter empfinden würde, wenn Sie ihm gegenüber seine Leistungen ausdrücklich anerkennen würden?" Die Ärzte beantworteten diese Frage wie folgt (im Klammerzusatz die Empfindungen bei Anerkennung der Leistung durch ihre Vorgesetzten): Mißtrauen 13,9 Prozent (2,7) Gleichgültigkeit 16,7 Prozent (0) Erfolgserlebnis 55,6 Prozent (78,4). Bei den weiblichen Angestellten sah das Befragungsergebnis ähnlich aus: Mißtrauen 5,7 Prozent (11,3), Gleichgültigkeit 22,9 Prozent (4,2), Erfolgserlebnis 40 Prozent (70,7).

Es ist doch geradezu erschreckend, wenn etwas mehr als die Hälfte der Ärzte und gerade 40 Prozent der weiblichen Angestellten bei ihren Vorgesetzten ein Erfolgserlebnis erwarten, wenn sie deren Leistung ausdrücklich anerkennen, während mehr als 70 Prozent von ihnen ein Erfolgserlebnis haben, wenn ihre eigenen Leistungen „von oben" anerkannt werden.

Auch über die unterschiedlichen Quoten bei „Mißtrauen" und „Gleichgültigkeit" muß man nachdenken. Warum erwartet man beim Vorgesetzten in ungleich höherem Maße Gleichgültigkeit, wenn einem selbst die Anerkennung nicht gleichgültig ist?

Interessant waren auch die eigenen Reaktionen als Vorgesetzter auf eine ausdrückliche Anerkennung durch Mitarbeiterinnen und Mitarbeiter (in Klammer die Befragungsergebnisse bei einer Anerkennung der eigenen Leistung durch Vorgesetzte): Mißtrauen 19,4 Prozent (2,7), Gleichgültigkeit 8,3 Prozent (0), Erfolgserlebnis 75 Prozent (78,4). Warum ist man mißtrauischer, wenn die Anerkennung „von unten" kommt, warum ist man gleichgültiger? Ist man deswegen gleichgültiger, weil eine Anerkennung von unten sich auf die eigene Karriere nicht auswirkt? Ist man mißtrauischer, weil man vermutet, daß sich hier jemand „einkratzen" will?

Besondere Aufmerksamkeit sollte man der Gleichgültigkeit gegenüber der Anerkennung der Leistung schenken. Hier fällt besonders auf, daß nur 51,4 Prozent der befragten Ärzte gegenüber 70 Prozent der von uns befragten Führungskräfte der Wirtschaft und 70,8 Prozent der weiblichen Angestellten es für wichtig hielten, daß ihre eigenen Leistungen ausdrücklich anerkannt werden. Zum einen liegt hier die große Gefahr darin, daß man, wenn man die Anerkennung der eigenen Leistung nicht für wichtig hält, ähnliches bei den Mitarbeitern annimmt und diesen eine ausdrückliche Anerkennung ihrer Leistung nicht zuteil werden läßt. Zum anderen muß man Bemerkungen gegenüber wie: „Was kümmert es mich, was andere über mich denken, die Hauptsache, ich mache meine Arbeit", oder: „Ob ich gelobt werde oder nicht, das läßt mich kalt!" sehr mißtrauisch sein. Solche Äußerungen werden oft von Menschen gemacht, denen eben die verdiente Anerkennung ihrer Leistung nicht zuteil wurde oder wird und die durch solche Bemerkungen ihr innerlich getroffenes Selbstwertgefühl nach außen verbergen wollen. „Lob ablehnen heißt zweimal gelobt sein wollen." Das hat schon La Rochefoucauld ausgesprochen. Diese Weisheit sollte man sich buchstäblich zu Herzen nehmen und die Probe aufs Exempel machen. Von Herzen kommende Anerkennung für eine anerkennenswerte Leistung wirkt hier Wunder und trägt sicher zur Entspannung oder gar Entkrampfung des Vorgesetzten-Mitarbeiter-Verhältnisses bei.

Sicher kann man nicht erwarten, daß hier das Eis sofort aufbricht. Keine Eiche fällt auf den ersten Streich, und manche dieser „Gleichgültigen" sind knorrigen Eichen vergleichbar. Wieviel Enttäuschungen muß ein Mensch erlebt haben, wie oft sind wohl seine Erwartungen nicht erfüllt worden, um ihn äußerlich so „unempfindlich" werden zu lassen?

Führen ist ein gegenseitiger Beeinflussungsprozeß. Das bedeutet auch für die Mitarbeiter und Mitarbeiterinnen auf die Vorgesetzten zuzugehen, sich um sie zu bemühen, zu versuchen, ihr Vertrauen zu gewinnen. An einer vertrauensvollen Zusammenarbeit sind schon vom Wortsinn her immer mindestens zwei Personen beteiligt. Wenn schon von Partnerschaft gesprochen wird, dann sollten die Lasten nicht einseitig verteilt sein. Es sind die Schlechtesten nicht, die es uns in dieser Beziehung oft so schwer machen. Ist das Vertrauen aber erst einmal gewonnen, wird die Bindung um so stärker, um so belastbarer sein.

So gravierend Führungsdefizite in vielen Bereichen der Führung, z. B. der Kommunikation, der Information oder gerade der Anerkennung von Leistungen der Mitarbeiter oft erscheinen mögen: Ein einseitiges Verteufeln des Chefs führt hier keinesfalls weiter. Nur Kritik am Vorgesetzten zu üben, führt oft nur dazu, daß die Gräben nur noch breiter werden. Hier gilt es, selbstkritisch und sorgsam nach den Ursachen zu forschen und dann entsprechend Hilfen anzubieten.

3.13 Führungsverhalten auf dem Prüfstand

Ein nicht unerheblicher Teil von Vorgesetzten ist der Ansicht, die ausdrückliche Anerkennung der eigenen Leistung sei nicht wichtig. 48,6 Prozent der von uns befragten Ärzte waren der Meinung, bei den Führungskräften der Wirtschaft waren es nur 30 Prozent, daß die ausdrückliche Anerkennung ihrer eigenen Leistung nicht wichtig sei. Der Unterschied zwischen den Ärzten und den Führungskräften der Wirtschaft mag zum großen Teil darin begründet liegen, daß Ärzte weit mehr als andere die Erfolge ihres Wirkens deutlich vor Augen haben, während dies in der Wirtschaft z. T. wegen der immer weiter fortschreitenden Arbeitsteilung gar nicht mehr möglich ist, der einzelne Leistungsbeitrag regelmäßig in einer Gesamtleistung „untergeht".

Hält es jemand nicht für wichtig, daß die eigene Leistung ausdrücklich anerkannt wird, besteht aber die Gefahr, daß er diese Einstellung auf andere überträgt, d. h. er geht davon aus, daß diese Anerkennung für andere ebenfalls nicht wichtig ist. Wohlbemerkt, es besteht die Gefahr. Diese Gefahr muß erkannt, und eigenem Handeln, das in dieser Richtung tendieren könnte, bewußt entgegengesteuert werden, denn mehr als 70 Prozent der weiblichen Angestellten hielten es für wichtig, daß ihre eigenen Leistungen ausdrücklich anerkannt werden und erreichten so fast denselben Prozentsatz wie die von uns befragten Führungskräfte der Wirtschaft.

Wenn auch die große Mehrheit der befragten Ärzte der Ansicht war, die Leistungen ihrer Mitarbeiterinnen und Mitarbeiter in der täglichen Praxis ausdrücklich anzuerkennen, obwohl sie glaubten auf die ausdrückliche Anerkennung der eigenen Leistung verzichten zu können, so war doch die Begründung derjenigen, die erklärt hatten, sie würden die Leistungen ihrer eigenen Mitarbeiterinnen nicht anerkennen, sehr interessant: Gute Leistungen sind selbstverständlich und werden bezahlt! Es waren die Vorgesetzten, die im übrigen den Standpunkt vertraten: „Wenn ich nichts sage, ist alles in Ordnung." Der „schweigende Vorgesetzte".

Was bedeutet dies in der täglichen Berufspraxis? Hat dies irgendwelche Auswirkungen auf die Leistungsbereitschaft und damit die Leistung von Mitarbeiterinnen und Mitarbeitern?

Vielen Vorgesetzten ist die Bedeutung der Anerkennung als zentrale Führungsaufgabe einfach nicht bewußt, sie sind sich insbesondere über die Folgen von Anerkennungsdefiziten nicht im klaren. Verweigerte und damit nicht ausgesprochene Anerkennung ist verweigerter Lohn! Und nicht nur das. Verweigerte Anerkennung bewirkt Frustration und Angst, nämlich die Angst, es nicht richtig zu machen oder gar versagt zu haben. Beides sind Stressoren, die im menschlichen Körper über das vegetative Nervensystem bestimmte Reaktionen auslösen, die kurzfristig zur Leistungsminderung und über längere Zeit zum Leistungsausfall führen. Hier werden - oft unbewußt - Minderleistung und Leistungsausfall durch falsches oder ungeschicktes Führungsverhalten geradezu „produziert". Hier sollte jeder Vorgesetzte sehr selbstkritisch prüfen, ob er die Erwartungen seiner Mitarbeiter bezüglich des „feed back" ihrer Leistungen erfüllt.

Diese selbstkritische Prüfung wird in manchen Fällen nicht ausreichen, denn viele Menschen schätzen sich ganz anders ein, als sie von ihren Mitmenschen beurteilt werden. Gut bewährt hat sich der in einigen Unternehmen der Wirtschaft eingeführte Brauch, mit seinen Mitarbeitern über eigenes Führungsverhalten, und dazu gehört auch und vor allem Anerkennung und Kritik, zu sprechen. Keiner der Vorgesetzten von der Geschäftsführung bis zum Abteilungsleiter schließt sich aus. Bei diesen Gesprächen wird „Bestandsaufnahme" von „unten nach oben" gemacht. Nicht, daß bei diesen Gesprächen „Gericht gehalten" oder gar „scharf geschossen" wird. Hier kann sowohl im Gruppen- als auch im Einzelsgespräch offen und sachlich über Führungsverhalten gesprochen, vor allem können Mißverständnisse im zwischenmenschlichen Bereich ausgeräumt werden.

Viele Vorgesetzte, denen wir dieses Verfahren in unseren Seminaren vorgestellt haben, fanden dieses Vorgehen „unmöglich" und meinten, Vorgesetzte, die offen zur Kritik herausforderten, würden damit ihre Position in Frage stellen und damit gefährden. Hierbei wird aber oft übersehen, daß unter Führung nicht nur zielorientierte Verhaltenbeeinflussung von oben nach unten zu verstehen ist, sondern immer mehr, wie in der modernen Betriebswirtschaftslehre anerkannt, zum gegenseitigen Beeinflussungsprozeß zwischen den Führungskräften und den Mitarbeitern wird; Führungsverhalten wird in Zukunft zunehmend von den Mitarbeitern beeinflußt werden. Gerade in diesem Zusammenhang sind solche Gespräche sicher ein zweckentsprechendes und vor allem angemessens Mittel. Und sicher auch in vielen Fällen ein positives „feed back" für Vorgesetzte, die dem Anerkennungsbedürfnis ihrer Mitarbeiterinnen und Mitarbeiter durch Anerkennung zur rechten Zeit und in der richtigen Form Rechnung tragen.

Solche offene Gespräche sind um so dringender, als das Anerkennungsdefizit in den letzten Jahren nach den Ergebnissen unserer Befragungen gewachsen ist. Interessant war noch ein weiteres Phänomen, das uns bei der Auswertung der Fragebogen auffiel. Im Fragebogen war die Frage gestellt: „Was überwiegt bei Ihrer täglichen Arbeit? Anerkennung oder Kritik?" Als Antwortmöglichkeiten waren vorgesehen: „Mehr Anerkennung", „mehr Kritik", „beides gleich". Zu diesen drei vorgegebenen Antwortmöglichkeiten wurde zunehmend ergänzt: „weder noch". Bei den Diskussionen über die jeweiligen Befragungsergebnisse stellte sich dann heraus, daß diesem Personenkreis weder Anerkennung noch Kritik zuteil wurde. Die daraus folgende Orientierungslosigkeit ist besonders bedenklich. Motivation beginnt bei der Anerkennung der Leistung! Ist diese Erkenntnis, die fast jeder bei sich selbst hat, so schwer auf andere zu übertragen? Es sind gerade die Selbstverständlichkeiten, die man nicht beachtet, vielleicht gerade deswegen, weil sie so selbstverständlich sind.

Das Übel fängt schon in der Schule an. Bei den von uns befragten Realschülern und Abiturienten erklärten nur 29,7 Prozent, daß ihnen in ihrem Schulalltag mehr Anerkennung als Kritik zuteil würde.

3.14 Hohe Berufszufriedenheit im Gesundheitsbereich

Mitarbeiterinnen und Mitarbeiter werden nicht nur dadurch motiviert, daß ihre Leistungen innerhalb des Bereiches, in dem sie tätig sind anerkannt werden. Ein starker Motivationsschub kommt auch durch die Anerkennung von „außen", und zwar einmal dadurch, daß der Beruf, den man ausübt, in der Öffentlichkeit einen hohen Stellenwert besitzt, „angesehen" ist, zum andern aber auch dadurch, daß die Praxis oder das Krankenhaus, in dem man gerade tätig ist, „draußen" hoch im Kurs steht.

„Glauben Sie, daß der Beruf, den Sie ausüben in der Öffentlichkeit anerkannt ist?" 97,2 Prozent der von uns befragten Ärzte und 92,9 Prozent der weiblichen Angestellten antworteten mit „ja" oder „teils-teils". Mit „nein" antworteten lediglich 2,9 Prozent der Ärzte und 7,1 Prozent der weiblichen Angestellten.

Eine ähnliche positive Bilanz zeigte sich bei der Beantwortung der Frage: „Sind Sie mit Ihrem Beruf zufrieden?" Die Zufriedenheitsquote bei den Ärzten („ja" und „eher ja") betrug 100 Prozent. bei den weiblichen Angestellten lag sie bei 88,9 Prozent. Interessant war bei dieser Frage die Abgrenzung zwischen „ja" und „eher ja". 94,6 Prozent der Ärzte entschieden sich für ein klares „ja" und nur 5,4 Prozent für ein „eher ja". Bei den weiblichen Angestellten lag die „Ja-Quote" nur noch bei 61,1 Prozent, mit „eher ja" antworteten 27,8 Prozent der Befragten.

Konsequent war dann auch die Beantwortung der Frage: „Würden Sie denselben Beruf noch einmal wählen, wenn Sie die Möglichkeit dazu hätten?" Alle von uns befragten Ärzte antworteten mit „ja", bei den weiblichen Angestelltwn waren es nur 68,1 Prozent.

„Glauben Sie, daß die Öffentlichkeit über Ihren Berufsstand und Ihre Aufgaben durch Ihre Arbeitgeber, Berufsverbände oder Standesorganisationen genügend unterricht wird?" 60 Prozent der Ärzte und 42,1 Prozent der Angestellten antworteten mit „ja" oder „ja, könnte besser sein".

Aus diesem gesamten Fragenkomplex geht wohl eines deutlich hervor: In bezug auf die „Öffentlichkeitsarbeit" bleibt einiges zu tun. Die Zufriedenheit mit dem Beruf kann nicht hoch genug als Motivationsfaktor eingestuft werden. Die Institutionen, die sich mit der Pflege der „public relations" zu beschäftigen haben, haben es gewiß nicht leicht. Allen kann man es hier sicher nicht recht machen, ganz gleich, ob es sich um eine Institution der freien Wirtschaft oder des Gesundheitsbereichs handelt. Im übrigen lagen die Befragungsergebnisse hier bis auf die Dezimalstelle fast gleich. Ärzte und Führungskräfte der Wirtschaft äußerten sich in gleichem Maße positiv.

Unzufriedenheit mit dem Beruf, einmal konkret auf den Arbeitsplatz bezogen, zum anderen auf die Außenwirkung - „die tun ja doch nichts für uns" - wirkt sich auf die Leistungsbereitschaft und damit auf die Leistung aus. Sie kostet bares Geld, ganz gleich, ob es sich in der Folge „nur" um Absentismus, Fluktuation, Krankheit oder „innere Kündigung" handelt.

Wenn auch genügend Bewerberinnen oder Bewerber für freie Stellen im Pflege-, Helferinnen- oder Schwesternbereich zur Verfügung stehen mögen, so weiß doch jeder, der Mitarbeiterinnen oder Mitarbeiter sucht, wie schwierig es ist, einmal fachlich geeignetes, aber auch nach der Persönlichkeitsstruktur gerade für diese Berufe im Gesundheitsbereich qualifiziertes Personal zu gewinnen. Man hat einmal ausgerechnet, daß die „Verweildauer" einer Krankenschwester im Beruf nur 4 Jahre beträgt. Das bedeutet nicht nur erhebliche Ausbildungskosten um den kontinuierlichen Ersatz zu gewährleisten, sondern auch Minderungen in der Qualität der Leistung aufgrund des Mangels an Erfahrung.

Es ist eine alte Erfahrung aus der Betriebspsychologie: Wer schlecht behandelt wird, wechselt den Arbeitsplatz, vielleicht sogar den Beruf. Ist der Wechsel aufgrund der angespannten Arbeitsmarktlage nicht möglich, wird die Kündigung zwar nicht „offiziell" ausgesprochen, man kündigt innerlich. Das Gespenst der „inneren Kündigung" geht auch in Arztpraxen und in Krankenhäusern um. Wobei unter einer „schlechten Behandlung" immer mehr auch eine „Nicht-Behandlung", so z. B. durch nicht ausdrücklich ausgesprochene Anerkennung verstanden wird. Kommt dazu noch eine als nicht ausreichend empfundene Imagepflege durch den Arbeitgeber oder die entsprechenden Institutionen dazu, wird das Maß voll. Sicher ist es schwierig, hier als einzelner niedergelassener Arzt etwas zu tun. Ein Krankenhaus hat es da schon leichter entsprechende Berichte über das Wirken, z. B. der Krankenschwestern in der Öffentlichkeit anzuregen. Sicher ist Ähnliches aber auch möglich, wenn sich mehrere Ärzte an einem Ort zusammentun oder gezielte Aktionen über die Kammer anregen. Eines ist sicher: Die Zeiten des Vertrauens darauf, daß die aufopfernde Tätigkeit der Schwester oder der Arzthelferin als so selbstverständlich betrachtet wird, daß es keiner ausdrücklichen „Erwähnung“ bedarf, sind vorbei. Im Zeitalter der „Informationsgesellschaft“ muß man auch hier ans Licht der Öffentlichkeit treten und dem Beruf, der helfenden, aufopfernden aber auch von der Seite des Wissens her hoch qualifizierten Tätigkeit die Anerkennung zollen, die ihr gebürt. Wer liest nicht schon gern in der Presse einen Bericht über „seinen“ Beruf, freut sich nicht über eine anerkennende Rundfunkreportage oder entsprechende Sendung im Fernsehen. Ärzte kommen da i. allg. viel besser weg. Aber: Muß es denn immer der berühmte Chirurg sein, der wie in der Schwarzwaldklinik im Mittelpunkt des Geschehens steht? Hier könnte man doch „auch“ einmal etwas für das Heer der oft „namenlosen guten Geister“, ohne die ja im Grunde genommen eine ärztliche Praxis oder ein Krankenhaus gar nicht lebensfähig ist, tun.

Die „innere Führung“ einer Arztpraxis oder einer Klinik ist sicher ein sehr wichtiger Aspekt, vielleicht sogar der wichtigste Aspekt der „sozialen Anerkennung“. Dieser Aspekt muß aktiv durch eine gezielte Öffentlichkeitsarbeit ergänzt werden. Diese Aufgabe wird leider von vielen Chefs aber überhaupt nicht erkannt oder noch vernachlässigt. Eine Organisation muß sich mit ihren Mitarbeiterinnen und Mitarbeitern nach außen aktiv identifizieren, sie muß es ausdrücklich kundtun. Dann kann sie auch erwarten, daß sich die Mitarbeiter mit ihrer Organisation, ihrem Beruf indentifizieren. „Auch“ ein wichtiger Aspekt der Motivation.

3.15 Wie sag' ich's meinem Kinde?

Nicht nur aus Fehlern lernt man.

Auch mit der Anerkennung einer Leistung ist ein Lerneffekt verbunden. „Soll man sich wieder so verhalten oder nicht?“ Will man also gezielt erreichen, daß ein bestimmtes Arbeitsverhalten wiederholt wird, dann muß der Mitarbeiter auch genau wissen, was im einzelnen anerkannt wird. Pauschalurteile wie: „Einen intelligenteren Mitarbeiter als Sie habe ich noch nicht gehabt“, hören sich zwar sehr gut an und werden sicherlich auch gern gehört, aber „anfangen“ kann der Mitarbeiter damit letztlich nichts. Was soll denn nun wiederholt werden? Die Intelligenz etwa?

Eine Leistung anerkennen, heißt auf das konkrete Arbeitsverhalten eingehen, also zum Beispiel, daß es eine besondere Leistung war, die Abrechnung termingemäß fertigzustellen oder durch die Entwicklung eines neuen Patientenmerkblattes eine wesentliche Arbeitserleichterung zu erzielen. Damit erkennt der Mitarbeiter auch, daß sich sein Vorgesetzter genau mit seiner Arbeit befaßt hat, daß sie dem Chef so viel Wert war, besondere Mühe darauf zu verwenden.

Diese Konkretisierung gelingt auch bei Dauerleistungen. Werden Termine immer eingehalten, so ist das schon eine Anerkennung wert. Ist die Helferin am Telefon auch an Tagen, bei denen es sehr hektisch zugeht, freundlich und hilfsbereit, so sollte man es sie konkret wissen lassen, um nur zwei Beispiele von vielen möglichen zu nennen.

„Bei Ihnen klappt alles!" Die Gefahr, daß eine solche Anerkennung zur Floskel wird, ist groß. Und derartige Floskeln geraten oft in die Sphäre der Pflichtübung und verlieren so schnell an Wirkung. Sie beweisen sehr oft die Tatsache, daß hier etwas gesagt wurde, nur um etwas zu sagen. Wer so „anerkennt", macht es sich zu leicht und zeigt dem geschulten und kritischen Mitarbeiter, daß man sich eben keine konkreten Gedanken über ihn und seine Arbeit gemacht hat. Die Anerkennung kehrt sich ins Gegenteil um. Sie beweist im Grunde Nichtachtung, denn wer sich keine Mühe gibt, zeigt damit auch, daß er eben dem Mitarbeiter und dessen Leistung keine besondere Aufmerksamkeit schenkt.

Und noch eine Gefahr steckt in solchen „Pauschalanerkennungen". Mit diesem „alles gut" wird ja auch etwas mitabgedeckt, was in den Augen der Mitarbeiter vielleicht gut, in den Augen des Vorgesetzten aber nicht so gut ist.

„Klappt alles" vielleicht auch deswegen, weil man die aus guten Gründen vorgeschriebenen Untersuchungsanweisungen nicht einhält, kann das vielleicht auch als Ermunterung dafür, dies in Zukunft so zu halten, aufgefaßt werden. Denn anerkanntes Verhalten wird ja wiederholt. Ist aber mit diesem „klappt alles" gerade das nicht gemeint, dann ist das Mißverständnis perfekt.

Jeder Mensch ist anders, jeder Mensch ist ein Individium. Wie oft wird aber gerade diese wohl unumstößliche Tatsache bei der Frage, ob eine Leistung anerkennenswert ist oder nicht, vergessen? Ist die Leistung eines Bundesligaspielers etwa anzuerkennen, die Leistung eines Bezirksligaspielers dagegen etwa nicht? Kein Zuschauer eines Fußballspieles kommt auf den Gedanken, bei einem Bezirksligaspiel etwa nicht begeistert Beifall zu klatschen, wenn ein „Elfmeter" in glanzvoller Parade gehalten wird.

Das gleiche muß aber auch in der Arbeitswelt gelten. Die Leistung eines jeden Mitarbeiters muß individuell bewertet werden. Was von dem einen mit Leichtigkeit gemeistert wird, bedeutet für einen anderen oft harte Knochenarbeit. Die überdurchschnittliche Leistung des Besten sieht nun einmal anders aus als die überdurchschnittliche Leistung des Schwächsten. Und das muß sich auch in der „Anerkennungspraxis" zeigen. Mit anderen Worten: Die Normalleistung - nicht zu verwechseln mit der Dauerleistung - eines guten Mitarbeiters, die keiner besonderen Anerkennung bedarf - sie wird im übrigen auch gar nicht erwartet - kann bei einem anderen schwächeren Mitarbeiter durchaus eine verdiente Anerkennung finden.

„Ganz brauchbar", „recht ordentlich" - und dabei habe ich mich so angestrengt! Damit ist eigentlich schon alles gesagt. „Wie sag ich's meinem Kinde?" Gerade bei der Anerkennung kommt es eintscheidend auf das Wie an. Herablassende Anerkennung wirkt oft noch schlimmer als Tadel und kehrt wieder einmal die beabsichtigte Wirkung der Anerkennung in ihr Gegenteil um. Ganz abgesehen davon, durch eine „unterkühlte Anerkennung" werden leicht überhöhte Zielvorstellungen im Mitarbeiter ausgelöst. „Ganz brauchbar! Was muß ich denn tun, damit es ‚gut' brauchbar ist? Das schaffe ich nie!" Frustration, Resignation sind die Folgen.

Genauso wie „untertriebene Anerkennung" schädlich sein kann, führt auch die Übertreibung nicht zum Erfolg. Es gibt nur sehr wenige Mitarbeiter, die sich hier täuschen lassen. Die Erfahrung hat gezeigt, daß die eigene Beurteilung der Leistung oft viel kritischer ist als die Fremdbeurteilung. Glauben Vorgesetzte wirklich, daß überschwengliches Lob ihnen auch ernstlich abgenommen wird? Auch hier ist wieder Mißtrauen eine ganz natürliche Reaktion. „Soll ich hier Brei ums Maul geschmiert bekommen?" Das ist noch ein harmloser Gedanke.

Es kann aber noch viel schlimmer kommen. „Hat der Chef überhaupt die Fähigkeit, meine Arbeit zu beurteilen? Versteht er denn etwas von der Sache, wenn er so daherredet?" Hier wird die fachliche, aber auch die persönliche Autorität angezweifelt, und damit steht die Führungsqualität in Frage. Und es gibt noch eine weitere Möglichkeit: „Wenn der Chef das toll findet, dann brauche ich mich ja in Zukunft nicht mehr so anstrengen!" - Kommentar überflüssig.

Anerkennung mit Tadel gewürzt, kann bitter schmecken. Das ist der fast schon klassische Fall mit dem Geschirrspülen. Der Ehemann wollte seiner lieben Frau eine besondere Freude machen und hatte das Geschirr gespült. Gerade kommt die Dame des Hauses vom Einkaufen zurück. Und ...? „Na, den Teller hättest du doch auch noch spülen können!" Ob er wohl noch einmal initiativ wird?

3.16 Sind gute Leistungen selbstverständlich?

„Was überwiegt bei Ihrer täglichen Arbeit? Anerkennung der Leistung oder Kritik Ihres Verhaltens?"

62,8 Prozent der von uns befragten Ärzte, aber nur 45,7 Prozent der weiblichen Angestellten beantworteten diese Frage mit: Mehr Anerkennung. Dieses Ergebnis sollte jeden Vorgesetzten sehr nachdenklich machen und anregen, seine eigene „Anerkennungspraxis" zu überprüfen. Vielleicht hilft es, sich eine Strichliste anzulegen. Dabei sollte man „Führen" - die Anerkennung der Leistung ist ja ein Führungsmittel, das bewußt eingesetzt werden sollte - wie bisher, die tägliche „Führungspraxis" nicht ändern, denn das würde das Ergebnis verfälschen.

Ehrlichkeit gegen sich selbst ist die Voraussetzung für das Gelingen des Versuchs. Tragen Sie in die Strichliste ein, wann Sie einmal eine Leistung anerkannt und wann Sie die Leistung eines Mitarbeiters kritisiert haben. Sie werden über das Ergebnis nicht nur erstaunt, sondern vielleicht sogar erschrocken sein. „Eine gute Leistung ist selbstverständlich, darüber zu reden ist überflüssig", vielleicht haben Sie bisher unbewußt nach diesem Grundsatz gehandelt.

Denken Sie einmal an eine Ihrer wichtigsten Führungsaufgaben, die Kontrolle. Was ist denn im „Normalfall" das Ergebnis einer solchen Kontrolle? Wohl eine Beanstandung. Oder ist es normal, wenn ein Chef kontrolliert, daß er dann seine Anerkennung ausspricht? Es ist eben alles in Ordnung, so wie es eben sein muß. Aber gerade das sollte man ja zum Ausdruck bringen.

Gerade bei Kontrollen ist man mit Kritik schnell bei der Hand, vielleicht aus dem Gedanken heraus, daß ja Kontrollen deswegen durchgeführt werden, um jemanden zu „erwischen". Wie verhält man sich aber, wenn man bei der Kontrolle jemanden „erwischt" hat, dessen Arbeitsleistung dem entsprochen hatte, was man erwartet? Nun, wenn dem so ist, dann können Sie auch, ja dann müssen Sie auch Anerkennung aussprechen. Denken Sie immer daran: Kritik vermag zwar falsches Verhalten zu ändern. Aber für wie lange? Und, wird das Verhalten durch Kritik gern geändert? Anerkennung dagegen stabilisiert richtiges Verhalten. Und unsere Mitarbeiter machen doch nicht andauernd nur Fehler. Und so wie sich positive Verhaltensweisen zu negativen Verhaltensweisen verhalten, so sollte es auch mit dem Verhältnis von Anerkennung zur Kritik bestellt sein.

Aus guten Leistungen, die zur Anerkennung geführt haben, sollten Konsequenzen gezogen werden. Wenn wir in unseren Führungsseminaren dieses Thema anschneiden, kommt sofort eine Antwort, aber oft nur eine: Gehaltserhöhung! Sicher, auch, aber nur auch Gehaltserhöhungen können bei guten Leistungen in Erwägung gezogen werden. Vor allem sollte man aber an gezielte Personalentwicklungsmaßnahmen denken, Fortbildung der fähigen Mitarbeiterinnen und Mitarbeiter mit der Folge der Übertragung qualifizierter Tätigkeitsbereiche und auch von mehr Mitsprache, Mitberatung bei der Zielsetzung und der Gestaltung der Arbeit.

In großen Bereichen, z.B. im Krankenhaus, bedeutet Anerkennung guter Leistung mit entsprechender Förderung aber auch manchmal eine gute Mitarbeiterin oder einen guten Mitarbeiter durch Versetzung in einen anderen Bereich mit höherqualifizierter Tätigkeit zu verlieren. Deswegen sind übrigens manche Vorgesetzte so sparsam mit der Anerkennung und ängstlich darauf bedacht, den guten Ruf eines Mitarbeiters nicht nach außen dringen zu lassen. Sei es wie es sei: Ernstgemeinte Anerkennung darf nicht im rein Verbalen steckenbleiben. Sonst kommt bald der Verdacht auf, daß hier „Kuhsoziologie" betrieben wird, nach dem Motto „Glückliche Kühe geben mehr Milch". Zufriedene Mitarbeiter leisten eben mehr. Eine derartige Strategie würde bald durchschaut, und es würden irreparable Schäden angerichtet werden. Denn diese einmal geleimten Mitarbeiter werden später immer wieder sagen: „Die Botschaft hör' ich wohl, allein, mir fehlt der Glaube!" Und wo der Glaube fehlt, können auch keine Berge mehr versetzt werden, nicht einmal kleine Hügel.

So wie die Leistung, die anerkannt wird, höchstpersönlich ist, so soll sie auch höchstpersönlich anerkannt werden, also grundsätzlich unter vier Augen. Dabei gibt sich auch meist die Gelegenheit zu einem persönlichen Gespräch. Und das ist ja grundsätzlich auch nicht für die Ohren anderer bestimmt.

Anerkennung vor anderen auszusprechen, ist nicht ungefährlich. Einmal besteht die Gefahr, daß sich andere dadurch zurückgesetzt fühlen. „Ist der denn besser als wir? Sind wir denn gar nichts?" Wenn auch dieser indirekte Tadel als solcher gar nicht beabsichtigt war, so wird er doch als solcher empfunden. Und das sollte man möglichst vermeiden.

Anerkennung vor anderen kann aber auch Neid hervorrufen. Und dieser Neid schlägt auf den Kollegen zurück, der es sicher nicht verdient hat. Die Gruppe wendet sich gegen ihn. Er muß das ausbaden, was sein Vorgesetzter falsch gemacht hat. Das kann wiederum dazu führen, daß der „Gelobte" kürzertritt, sich nicht mehr so anstrengt, vielleicht sogar so weit geht, Kritik des Vorgesetzten herauszufordern. Nämlich, um die Anerkennung der Gruppe wiederzugewinnen. Der Gruppe, in der er sich geborgen fühlt, die ihm ja auch die Anerkennung als Gruppenangehörigen gegeben hat, die sie ihm nunmehr verweigert. Eine echte Konfliktsituation also. Konflikte zwischen der Anerkennung durch den Vorgesetzten und der Anerkennung durch die Gemeinschaft. Und die Gefahr einer solchen Konfliktsituation sollte man gar nicht erst heraufbeschwören.

Anerkennung vor anderen - man wird sich genau überlegen müssen, welche Folgen eine solche mehr oder minder öffentliche Anerkennung haben kann. Wem tut man damit einen Gefallen? Schadet diese Anerkennung letzten Endes nicht doch mehr, als sie nützt? Im Zweifel wird ein Gespräch unter vier Augen vorzuziehen sein.

3.17 Anerkennung ist keine Tiefkühlkonserve

Erinnern Sie sich noch an Ihre Ausbildungszeit? Ist es Ihnen da nicht schon einmal passiert, daß Ihnen z. B. ein Bericht oder ein Gutachten besonders gut gelungen war? Sie hatten diesen Bericht auf den Weg gebracht und dann gewartet, gewartet und nochmals gewartet. Gewartet auf irgendein Zeichen. „Das Gutachten müßte doch schon längst beim Chef sein!" Am nächsten Tag klingelte das Telefon, und der Chef sprach Sie in einer ganz anderen Sache an. Und da kam auch schon Ihr Entwurf des Gutachtens, abgezeichnet, ohne die geringste Änderung akzeptiert, zurück. „Na, etwas hätte er doch sagen können", so oder ähnlich mögen Ihre Gedanken gewesen sein. „Es ist doch alles umsonst, man kann sich anstrengen, wie man will, es kümmert sich ja doch keiner drum!" Nun, derartige Gedanken beflügeln einen bei der Arbeit sicher nicht besonders. Und vielleicht kommt dann sogar langsam die kalte Wut in einem hoch. Und gerade dann passiert es: „Übrigens, hat mir gut gefallen, was Sie da neulich geschrieben haben!" Nun, diese Anerkennung wirkt dann bestimmt nicht mehr oder zumindest nur in abgeschwächter Form. Vielleicht wird sogar der Verdacht laut: „Was will der Chef von mir? Will er mich ködern?

Soll ich ihm vielleicht einen besonderen Gefallen tun?" Die Wirkung der Anerkennung verkehrt sich ins Gegenteil. Anstatt Vertrauen zu erwecken, wird Mißtrauen gesät. Deshalb sollte man sich merken: Anerkennung ist keine Konserve, die man gut aufhebt, um sie dann bei Bedarf herauszuholen.

Bei Bedarf, das würde bedeuten, daß man mit der Anerkennung etwas ganz anderes bezweckt. Nicht die damals erbrachte Leistung wird nun nur der Leistung willen anerkannt, sondern man will etwas ganz anderes damit erreichen. Man merkt die Absicht - und ist verstimmt.

Spontan gegebene Anerkennung erhöht die Leistung, beflügelt, spornt an. Wir alle erleben es doch immer wieder. Da ist beim Fußball die dem Stürmer gegebene „Vorlage". Kaum noch erreichbar! Die Anfeuerungsrufe des Publikums „reißen" den Stürmer förmlich nach vorn. Er schafft das Unmögliche - Tor! Die Anfeuerung durch das Publikum - Zustimmung, Sympathie, Anerkennung - haben das Letzte aus ihm herausgeholt.

Dabei brauchen es nicht einmal die großen „Beifallsstürme" zu sein, die den Sportler zu Höchstleistungen anspornen. Nehmen wir z. B. die beiden Partner eines Tennisdoppels. Ein kurz zugerufenes Wort der Anerkennung, ein Augenzwinkern, ein Zeichen mit dem Schläger: „Du hast Deine Sache gut gemacht, das war ein prima Ball!" Den nächsten Stoppball erläuft man dann noch einmal so schnell. Warum sollte es im Arbeitsleben anders sein?

Warum „beflügeln“ Sie Ihren Mitarbeiter, der Ihnen seine Ideen vorträgt, nicht durch spontane Anerkennung? Warum gehen Sie nicht mit? Haben Sie etwa Angst, sich etwas dabei zu vergeben? Oder haben Sie etwa Angst, mit Ihrem Mitarbeiter gemeinsam einen Erfolg zu erzielen? Warum zögern Sie mit Ihrer Zustimmung und erklären kühl und distanziert, man müsse das Ganze erst einmal in Ruhe prüfen? Warum nehmen Sie Ihrem Mitarbeiter den Schwung? „Hemmen“ die Schaltungen seines Gehirns, anstatt ihn durch Anerkennung zu beflügeln und neue Gedanken „produzieren“ zu lassen? Warum hat denn das „brain storming“ so oft Erfolg? Einmal weil es „verboten“ ist, Kritik zu äußern und damit zu hemmen. Zum anderen aber, weil einfach eine Atmosphäre geschaffen werden kann, bei der jeder jedem die Bälle zuspielen kann. Die Anerkennung „jedes durch jeden“ liegt förmlich in der Luft und macht Kräfte frei, an die man vorher überhaupt nicht gedacht hat.

Wer kennt ihn nicht, den Chef, der kühl und distanziert prüft, abwägt - und dann alleine „knallhart“ entscheidet und ohne viel „Federlesens“ zum „nächsten Fall“ übergeht? „Er“ oder „Sie“ haben sich in der Gewalt. Sparsam im „Einsatz“ der nonverbalen Kommunikation, kann man rein äußerlich nicht erkennen, was in diesen Menschen vorgeht. Es sind die Vorgesetzten, in deren Umgebung sich Sterilität breitmacht. Man glaubt förmlich zu frieren.

Oft Fachkönner von höchstem Rang, in der Wissenschaft anerkannt und weit über den eigenen Wirkungsbereich hinaus angesehen, „führen“ sie ihr „Team“ nach dem Grundsatz: „Wenn ich nichts sage, dann heißt das, daß ich zufrieden bin. Wenn mir etwas nicht gefällt, werde ich mich schon bemerkbar machen.“

„Wer schweigt, stimmt zu.“ Dieser Grundsatz aus dem Handelsrecht wird bei diesen Chefs auch bei der „Anerkennung der Leistung“ angewandt. „No news ist good news.“ Daß dieses Gefühl bei den Mitarbeitern kein gutes, sondern eher ein bedrückendes Arbeitsklima schafft, leuchtet aus dem Bisherigen wohl ein. Oft hat diese Zurückhaltung neben einer gewissen Bequemlichkeit auch handfeste Gründe. Man will sich nicht festlegen, man hat die Befürchtung, eines Tages die Rechnung präsentiert zu bekommen.

Eine Rechnung einmal dahin, daß aus der einmal ausdrücklichen Anerkennung einer guten Einzelleistung „Forderungen“ abgeleitet werden. Andererseits ist immer wieder festzustellen, daß Vorgesetzte, die mit Anerkennung „sparsam“ umgehen, dies deswegen tun, weil sie dann befürchten, keine Kritik mehr aussprechen zu können. „Ich kann doch nicht heute ‚loben‘ und morgen einen ‚Anpfiff‘ verpassen!“ So die „Begründung“ mancher Vorgesetzter für ihr „Anerkennungs-Verhalten“. Hier wird eines übersehen. Gerade dann, wenn anerkennenswerte Leistungen auch ausdrücklich anerkannt werden, wird sachlich angemessene und in der Form einwandfreie Kritik nicht nur akzeptiert, sondern geradezu erwartet. Was freilich nicht verstanden wird, sind Kritiküberschüsse und Anerkennungsdefizite.

In diesem Sinne ist Shakespeares Ausspruch zu sehen: „Füttere uns mit Lob wie junge Vögel! Die gute Tat, die ungepriesen bleibt, würgt tausend andere, die sie zeugen könnte.“

Von Rockefeller stammt das Wort: „Was mich anbetrifft, so zahle ich für die Fähigkeit, Menschen richtig zu behandeln, mehr als für irgendeine andere auf der ganzen Welt.“ Die Fähigkeit, Menschen zu behandeln, schließt aber in hohem

Maße die Fähigkeit ein, Menschen in ihrer Arbeit zu beflügeln, sie zu begeistern. Und dazu gehört die spontane Anerkennung.

3.18 Wer singt das Lied vom braven Mann?

Natürlich ist diese dichterische Frage nicht allzu wörtlich zu nehmen. Denn nicht nur das Lied vom „braven Mann" ist im Arbeitsleben zu singen, sondern ebenso das Lied von der „braven Frau", die genauso wie die Herren der Schöpfung ihren Mann steht.

Das Lied vom braven Mann und der braven Frau muß überall gesungen werden, genauso wie ja Leistungen überall erbracht werden. Anerkennung ist kein Privileg der besonders qualifizierten Mitarbeiterinnen und Mitarbeiter, die eben kraft ihrer Tätigkeit in der Lage sind, „sichtbare" Leistungen zu erbringen. „Der Mensch lebt nicht vom Brot allein" bedeutet, daß alle Menschen, ganz gleich in welcher Tätigkeit, die Anerkennung ihrer Leistung wie das tägliche Brot brauchen.

Dies wird leider von vielen Vorgesetzten immer wieder „vergessen". Auch das „Reinigungspersonal" einer Arztpraxis oder in einem Krankenhaus, die Küchenhilfe, die Pförtner, die Fahrer von Krankenwagen, die Tag für Tag ihren Dienst erfüllen, ohne besonders „aufzufallen", brauchen genauso die Anerkennung ihrer Leistung wie der Chefarzt oder die Oberschwester.

Es klappt eben alles. Nur dann, wenn einmal „Sand im Getriebe" sein sollte, fällt es auf. Und wenn es sich „nur" einmal darum handelt, daß „einer" oder „eine" fehlt. „Solange wir da sind und unsere Arbeit machen, kümmert sich kein Mensch um uns. Nur wenn man mal krank ist, dann merkt man vielleicht, daß es unsereinen überhaupt gibt." Diese oder ähnliche Bemerkungen hört man „unten" immer häufiger. Über eines sollte man sich klar sein: Ohne alle diese Mitarbeiterinnen und Mitarbeiter kann letztlich keine Klinik oder Arztpraxis auf die Dauer existieren. Auch diese Menschen tragen zum Gesamterfolg bei. Hier die verdiente Anerkennung dieser Dauerleistungen zu versagen, hieße einem Großteil aller Mitarbeiter das damit verbundene Erfolgserlebnis verweigern und auf die Motivation zur Leistungssteigerung zu verzichten.

Die gute Normalleistung auf Dauer ist eine Leistung, die unbedingt anerkannt werden muß. Damit wird dem Mitarbeiter gezeigt, daß auch und vor allem seine Leistung gesehen und geachtet wird und daß diese und damit auch die Person nicht unter „ferner liefen" untergeht. Die Meinung: „Wir sind ja nur die allerletzten", oder: „Für die sind wir ja nur Nummern, die kennen uns ja noch nicht einmal mit Namen" ist leider weit verbreitet. Daß die Resignation, die aus diesen Äußerungen spricht, nicht gerade der Leistung förderlich ist, liegt auf der Hand. Gerade bei „Routineaufgaben" hat sich gezeigt, daß Anerkennung manchmal Wunder wirkt und eine viel stärkere Wirkung zeigt, als z. B. bei großen Problemlösungsaufgaben.

Auch da, wo noch gar keine vollwertigen Leistungen erbracht werden können, muß man das erkennbare Bemühen um eine Leistung anerkennen. Das gilt vor allem bei jungen Berufsanfängern. Die Anerkennung selbst kleiner Fortschritte zieht erfahrungsgemäß größere Fortschritte nach sich. Den jungen Mitarbeitern fehlt manchmal das Selbstvertrauen. Eine „große Klappe" täuscht oft darüber hinweg. Im Innersten dagegen sieht es ganz anders aus. Hinter einem großtuerischen Gehabe steckt häufig viel Kleinmut. Manch tönender Rabauke ist dann, wenn es um die Lösung von schwierigen Aufgaben geht, kleinlaut und still, manch „kesse Motte“ ein schüchternes Mädchen. Hier gilt es vor allem, durch Anerkennung der Leistung gesundes Selbstvertrauen zu wecken und zu stärken.

Sicher ist es nicht einfach, an diese „Kleinigkeiten“ unter dem Druck der Tagesprobleme zu denken. Leicht gerät unter den vielen dringenden Aufgaben die Pflege der zwischenmenschlichen Beziehung ins Hintertreffen. Vielleicht hilft hier ein Schild im Büro: „Denk an Deine Mitarbeiter - sie sind genauso wichtig, wie Du selbst.‘ Sie sind es nämlich wirklich. Das Selbstbewußtsein der arbeitenden Menschen ist gestiegen. Dieses Selbstbewußtsein verlangt nach Anerkennung. Wer dieses Verlangen nicht befriedigt, wird in Zukunft kaum noch Mitarbeiter bekommen und halten.

Die Zeiten haben sich geändert. Die Einstellung der Menschen ist eine andere geworden. Die Umwelt von heute ist mit der von gestern nicht zu vergleichen. Nur beim Führungsstil sieht es manchmal noch so aus, als ob er noch von vorgestern wäre.

Der Wunsch nach Anerkennung allein wird - leider - nur weinige Vorgesetzte veranlassen, diesem Wunsch auch nachzukommen. Da heute wirtschaftliche Erwägungen oft im Vordergrund stehen, soll auch dieser Aspekt gewürdigt werden.

Ein Schulversuch - er wurde in den USA von Elisabeth Hurlock ausgeführt - hatte folgendes Ergebnis: Eine Klasse wurde in vier Gruppen eingeteilt, die in ihren Rechenleistungen gleich waren. Die erste Gruppe wurde für ihre Arbeit gelobt, die zweite getadelt, die dritte ignoriert und die vierte arbeitete isoliert in einem Nebenraum. Die beiden ersten Gruppen zeigten zunächst einen Anstieg in ihren Leistungen. Die ignorierte Gruppe steigerte trotz weiterer Übung ihre Leistungen nicht. Die isolierte Gruppe verlor in ihrem Leistungsniveau ein wenig gegenüber der Ausgangslage. Die Versuche wurden fortgesetzt, indem für die gleiche Arbeit die erste Gruppe ständig weiter gelobt und die zweite Gruppe weiter getadelt wurde. Die erste Gruppe kam schließlich zu einem Leistungsstand, der um 79 Prozent über die Ausgangslage kam. Die zweite Gruppe sank schließlich bis auf das Niveau der ignorierten und isolierten Gruppe ab.

Erstaunen mag zunächst die Tatsache, daß die Leistung der getadelten Gruppe zunächst stieg. Nun, immerhin schenkte man dieser Gruppe, wenn auch durch Tadel, Beachtung. „Anerkennung durch Aufmerksamkeit“ hatte den Kurzzeiteffekt des vorübergehenden Leistungsanstiegs. Das Mißerfolgserlebnis des andauernden Tadels ließ jedoch die zunächst praktizierte erhöhte Anstrengung, die die Leistungssteigerung hervorgebracht hatte, nicht wiederholen. Isolierung, Ignorierung zogen Stehenbleiben auf dem Ausgangsniveau oder gar Leistungsabfall nach sich. Auf das Arbeitsleben übertragen, bedeutet dies, daß versagte Anerkennung auf keinen Fall leistungssteigernd wirken kann. Aus Amerika kommt in diesem Zusammenhang der Satz: „It ist not a question of good will and altruism, it is a question of surviving.“ Es ist also nicht eine Frage der Uneigennützigkeit und des guten Willens, sondern eine Frage des Überlebens. Anerkennung befriedigt nicht nur elementares Bedürfnis des Menschen, sie trägt auch zur Steigerung der Leistung bei. Es wäre geradezu töricht, dem arbeitenden Menschen die berechtigte Anerkennung zu verweigern. Gute Leistung muß anerkannt werden, auch die gute Dauerleistung.

4 Kritik im Arbeitsleben

4.1 „Anpfeifen, versammeln, abbürsten!"

„Aber Fräulein Müller! Schon wieder 3 Patienten zum selben Termin! Passen Sie doch in Zukunft besser auf!" Übrigens, Fräulein Müller hatte aufgepaßt. Einen Patienten hatte der Chef telefonisch bestellt. Die Eintragung im Bestellbuch war unterblieben, weil etwas ganz Dringendes dazwischengekommen war. Der dritte Patient mußte schnell dazwischengeschoben werden, da er von einem Kollegen überwiesen worden war.

Kritikalltag in der Arztpraxis?

Kritik hat viele Gesichter. Da wird ermahnt, gerügt, etwas ausgesetzt, beanstandet, bemängelt, moniert, reklamiert, ins Gewissen geredet, ins Gebet genommen, genörgelt, gemurrt, angeblasen, angemotzt, versammelt, abgemahnt, getadelt, zurechtgewiesen, mißbilligt, eingestielt, gescholten, ausgeschimpft, der Marsch geblasen, der Kopf gewaschen, verdonnert, in den Senkel gestellt, zusammengestaucht, heruntergemacht, gemaßregelt, umgetopft, abgebürstet, fertiggemacht, angepfiffen, abgekanzelt, schlechtgemacht, heruntergeputzt, kleingemacht, zur Brust genommen, zurechtgestutzt, angespitzt, abfrottiert, vors Schienbein getreten, niedergemäht, Bescheid gesagt, abgezogen, niedergewalzt und der Stab gebrochen. Da werden die Leviten gelesen, Zigarren verpaßt und Zähne gezogen. „Den habe ich mir mal gekauft", wer hat diesen „Führungssatz" im Arbeitsalltag noch nicht gehört?

„Man muß sich doch mal abreagieren! Was soll man sich als Chef noch alles bieten lassen? Das muß doch raus! Man kann doch nicht alles ‚durchgehen' lassen!" So eine weitverbreitete Ansicht. „Ein reinigendes Gewitter hat noch nie geschadet. Mir jedenfalls nicht. Und ich habe viel dabei gelernt, zumindest gehorchen! Wer keinen ‚Anpfiff' wegstecken kann, der wird auch nichts." Kein Wunder, daß von vielen mit dem Begriff „Kritik" etwas Unangenehmes verbunden wird.

Wer läßt sich schon gerne „anpfeifen", „versammeln" oder „abbürsten"?

Daß bei Kritik im Arbeitsleben nicht gerade zimperlich verfahren wird, zeigen auch die Ergebnisse unserer Befragungen von Ärzten in freier Arztpraxis oder im Krankenhaus. Den jetzigen Chefs oder noch im Krankenhaus tätigen Ärzten stellten wir die Frage: „Wie kritisiert Ihr (kritisierte Ihr früherer) Vorgesetzter, wenn mal ein Fehler passiert?" Nur 40,6 Prozent der befragten Ärzte antworteten mit „immer sachlich und angemessen". Zwar lag das Ergebnis immer noch um 10 Prozent höher, als bei den von uns befragten Führungskräften der Wirtschaft. Die Tatsache aber, daß der Prozentsatz derjenigen, die sich „immer sachlich und angemessen" kritisiert fühlten, unter der 50-Prozentmarke liegt, sollte zu denken geben.

Kritik ist eines der wichtigsten Führungsmittel. Es soll erreicht werden, daß etwas, was bisher falsch gemacht wurde, in Zukunft richtig oder gar besser gemacht werden soll. Dem Kritisierten soll gezeigt werden, ob seine Leistungen und sein Verhalten dem entsprechen, was man erwartet. Kritik ist letztlich das Gespräch über die Leistung, über das Arbeitsverhalten. Kritik bedeutet, und das wird von vielen Vorgesetzten überhaupt nicht erkannt, Motivation. Eine angemessene und sachliche Kritik zeigt dem Kritisierten, daß man sich überhaupt mit seinem Verhalten beschäftigt, daß man seine Leistung beachtet, daß man in Zukunft mit ihm weiter, noch besser zusammenarbeiten will.

Kritik ist ein Teil der Gesamtkommunikation zwischen dem Arzt und seinen Mitarbeiterinnen und Mitarbeitern, aber auch unter Kollegen, ganz gleich ob ein Über- oder Unterordnungsverhältnis besteht oder nicht. Es ist das Gespräch über die Leistung. Dieses Gespräch über die Leistung wird nicht in dem Umfang geführt, wie es zur Aufrechterhaltung oder Verbesserung des Leistungsstandards notwendig wäre. Man hat sehr oft den Eindruck, daß man mehr oder minder vor sich „hinwerkelt", das notwendige „feed back" fehlt weitgehend.

„Sagt Ihnen Ihr Vorgesetzter (Ihr früherer Vorgesetzter), wie er über Ihre Leistungen denkt?" Nur 8,1 Prozent der von uns befragten Ärzte beantworteten diese Frage mit „immer", 43,2 Prozent mit „häufig", 43,2 Prozent mit „selten" und 5,4 Prozent mit „nie".

Nicht ganz die Hälfte der Befragten erhalten nicht die so dringend benötigte Rückmeldung über ihr Arbeitsverhalten, nur weniger als die Hälfte werden immer sachlich und angemessen kritisiert. Ein erschreckendes Ergebnis! Es bedeutet für das Kritikverhalten letzten Endes, daß viel zu wenig getan wird, um eine Änderung des Leistungsverhaltens, eine Verbesserung der Leistung zu erreichen. Kritikgespräche, wohlbemerkt in sachlicher und angemessener Form, werden zu selten geführt!

Dabei sollte ein Untersuchungsergebnis über die Auswirkungen der Kritik in der Wirtschaft zu denken geben. Bei ruhiger und sachlicher Kritik verbesserten 83 Prozent der Kritisierten ihre Leistung, 10 Prozent blieben in ihrer Leistung gleich, nur 7 Prozent verschlechterten ihre Leistung. Warum sollte es in der Arztpraxis oder im Krankenhaus anders sein?

Warum wird so selten oder nie über die Leistung gesprochen. Warum wird das sachliche Kritikgespräch von vielen Chefs geradezu gescheut?

Hierfür gibt es mehrere Gründe. Einmal ist es der chronische Zeitmangel, unter dem viele Ärzte leiden. Sie lassen sich von der Hektik des Arbeitsalltags geradezu auffressen, übersehen aber dabei, daß es geradezu zu diesem Arbeitsalltag gehört, Kritikgespräche zu führen. Zum anderen ist die irrige Meinung weit verbreitet: „Wenn ich nichts sage, dann ist die Arbeit im großen und ganzen in Ordnung!" Es gibt wohl kaum etwas Schlimmeres als den „schweigenden Vorgesetzten". Ein weiterer wesentlicher Grund liegt aber auch in der Angst vieler Vorgesetzter vor derartigen Gesprächen. Sie fürchten sich, weil auch sie „gelernt" haben, mit der Kritik etwas Unangenehmes zu verbinden.

Dieser Teufelskreis muß durchbrochen werden. Kritik muß aus der Region des „Anpfeifens" heraus und dorthin, wo sie hingehört: Motivation durch sachliche und angemessene Gespräche zur Verbesserung der Leistung. Den Teufelskreis durchbrechen heißt zunächst einmal das tun, was man von anderen verlangt: Kritisieren lernen. Diese Forderung stößt bei vielen auf Unverständis. Für sie bedeutet diese Forderung in etwa das gleiche, als ob man von ihnen verlangen würde, gehen zu lernen. Etwas, was man kann, braucht man doch nicht zu lernen!

4.2 Je lauter, um so einprägsamer?

„Darf der Chef mal brüllen?"

Diese Frage stellte erst kürzlich eine Management-Zeitschrift hochrangigen Führungskräften der Wirtschaft. Das Ergebnis: Fünf der Befragten meinten, wenn auch mit Einschränkungen „ja", einer sprach sich konsequent dagegen aus. Auch bei Diskussionen in unseren Führungsseminaren mit Ärzten wurde immer wieder die Ansicht vertreten: „Wenn es nicht anders geht, darf man auch mal laut werden." Die Manager meinten „mal ja, öfter nein". Da wurde vom menschlichen Agieren und Reagieren und den erforderlichen Freiräumen gesprochen, davon, daß bei der „Reinigung des Klimas" die „Faust" durchaus angebracht sein könne und Empfindlichkeit der Beteiligten hier nur den Sinn solchen Verhaltens verkenne. Da wurde betont, daß das Verhalten eines Chefs sich eigentlich von dem eines normalen Menschen nicht unterscheiden sollte, daß Gewitter die Luft reinigen und Gewitter nun einmal laut seien. Da wurde das Fazit gezogen: „Laut werden und Gefühle zeigen ja, ausfällig werden nein", und einer der Befragten schrieb am Schluß seiner Äußerung: „Ich nehme mir vor, in Zukunft mehr als bisher auf den Tisch zu hauen!" Es muß nachdenklich stimmen, daß hier fünf von sechs Äußerungen mehr oder minder in der Hinsicht „offen" sind, daß der Chef, unter welchen Einschränkungen auch immer, „mal brüllen darf". Wie wohltuend die Äußerung des einzigen, von der ersten bis zur letzten Zeile konsequenten „Nein-Sagers": „Ein Chef darf nicht laut werden, auch nicht in Streßsituationen. Wie soll die Mannschaft im gemeinsamen Boot klaren Kopf behalten, wenn der Kapitän auf der Brücke nicht Gelassenheit, Zuversicht und Optimismus ausstrahlt?" Wohlgemerkt, die Frage lautete: „Darf der Chef . . .?" Hier war die Frage nach einer Führungsregel gestellt, nach einer Verhaltensnorm, nach einer Maxime, nach der geführt werden soll, nach dem man führen will und nicht danach, daß Normen, die man sich selbst gesetzt oder gesetzt bekommen hat, auch einmal verletzt, übertreten werden. Hier wurden schon bei der Norm Konzessionen gemacht! So sehr die Ausnahme des „Brüllen-Dürfens" auch betont wurde, die Grundeinstellung einer „Vorgesetzten-Untergebenen-Einstellung" schimmert durch. Wie würden wohl die Befragten darüber denken, wenn sie sich selbst die Frage stellen würden: Darf der Mitarbeiter, oder sollte man besser schreiben, der „Untergebene" mal brüllen?" Im Klartext: Darf der Untergebene seinen Chef anbrüllen?

Anbrüllen, eine mögliche Form der Kritik? Als eine „kompakte Informationsübermittlung mit dem Ziel, eine Schwachstelle schnell zu beseitigen, deren negativer Effekt ebenso schnell wieder vergessen ist", wie sich einer der Befragten äußerte. Wie groß ist denn die Chance, daß eine in dieser Form geübte Kritik überhaupt wirksam ist, d.h. daß eine Änderung des Verhaltens erreicht, daß die Zusammenarbeit in Zukunft verbessert, die Leistung gesteigert wird? Was geht in einem Menschen vor, der um es ganz vorsichtig auszudrücken, in der Form nicht angemessen kritisiert wird? Dazu gehört nicht nur die „laute" Kritik, dazu gehören auch die ironische, die strafende, die herabwürdigende und die verletzende Kritik, um nur einige Beispiele zu nennen. Der in dieser oder ähnlicher Form kritisierte Mensch wird in seinem Selbstwertgefühl getroffen, er wird verletzt, und er hat Angst. „Nun, soll der doch", so die Ansicht vieler Führungskräfte und Ärzte, die wir in unseren Seminaren immer wieder hören, „das wollten wir ja doch gerade erreichen, daß „er" oder „sie" es sich endlich einmal merken und nicht immer wieder den gleichen Fehler machen, sondern sich konzentrieren, sich mehr anstrengen. Je einprägsamer, um so besser! Was glauben Sie, wie das hilft? Überhaupt, wenn immer wieder dieselben Fehler gemacht werden. Da muß man schon mit „schwerem Geschütz" auffahren.

Immer dieselben Fehler?

Vielleicht liegt hierin schon ein Teil der Löstung des Problems. Vielleicht ist die Kritik gar nicht verstanden worden, obwohl der Kritisierte, oder sollte man besser sagen der „Versammelte" am Schluß auf die Frage „alles klar" ebenso klar mit „ja" geantwortet hat.

„Gesagt ist nicht verstanden!"

In jedem Führungsseminar wird dieser Satz gepredigt, in jedem Buch, das sich mit Kommunikation beschäftigt, ist er zu lesen. Es ist die Grundregel, die bei jedem Kritikgespräch, leider sind es oft nur Monologe, die gehalten werden, beachtet werden muß.

Hat ein Mensch Angst, dann produziert sein Körper, veranlaßt durch sein vegetatives Nervensystem, ob er will oder nicht, Streßhormone, vor allem Adrenalin und Noradrenalin. Diese Hormone beeinträchtigen, das kann bis zur völligen Sprech- und Denkblockade gehen, die Tätigkeit des Gehirns, insbesondere das Denken und Lernen. Je größer die Angst, um so geringer das Denk- und Lernvermögen. Ein Mensch kann unter Angst gar nicht oder nicht voll konzentriert lernen, und gerade das sollte er ja bei einer Kritik tun.

Es tritt genau das Gegenteil von dem ein, was sich mancher Vorgesetzte, übrigens oft in bester Absicht, nämlich besonders „einprägsam" zu wirken, von seiner Kritik versprochen hat. Sie wird nicht verstanden. Der Kritisierte will nur eines: So schnell wie möglich weg, so wie es ihm sein Streßmechanismus befiehlt. Flucht! Denn die andere Möglichkeit, zu kämpfen, bleibt ihm ja verwehrt.

Also ineffiziente Kritik, fehlerhaftes Führungsverhalten. Aber vielleicht sollte gar nicht kritisiert werden, sondern „nur" eine „Abreibung" verpaßt werden. Gehört das etwa auch zur Führung?

Kritik - Abreibung.

Kritik wird von vielen Vorgesetzten mit Strafe verwechselt oder sogar als Strafe aufgefaßt unter dem Motto: „Wer nicht hören will, muß fühlen." Hier kommt der Gedanke der Abschreckung zum Tragen, die Furcht vor Strafe soll erziehen. Mit positiver Motivation hat das freilich nicht viel zu tun.

4.3 Kritikgespräche - Lerngespräche

Kritikgespräche sind vor allem einmal Lerngespräche. Der- oder diejenige, die etwas „falsch" gemacht haben, sollen es in Zukunft „richtig" machen, diejenigen, die mit ihrem Verhalten Anlaß zu „Beanstandungen" gegeben haben, sollen veranlaßt werden, dieses Verhalten zu ändern, z. B. in Zukunft pünktlich sein, keinen Alkohol bei der Arbeit zu sich zu nehmen, sich anders kleiden.

Lernprozesse sollen also in Gang gesetzt werden. Dazu müssen so ideale Bedingungen wie möglich vorhanden sein oder geschaffen werden, damit der Kritisierte auch „lernen" kann. Und nicht nur lernen soll er, sondern auch das Gelernte „behalten" und schließlich das „Behaltene", „Gespeicherte" zur richtigen Gelegenheit wieder abrufen und in Praxis umsetzen können.

Zunächst geht es einmal darum, die Voraussetzungen für diese Lern-, Denk- und Umsetzungsprozesse zu schaffen. Die Frage, ob der Kritisierte überhaupt „will", aufnehmen, behalten und vor allen auch umsetzen will, hat damit zunächst überhaupt nichts zu tun. Denn es leuchtet wohl ein, daß wenn derjenige, der lernen soll, dies nicht kann, weil die Voraussetzungen gar nicht gegeben sind, die Frage nach seinem „guten Willen" überhaupt nicht mehr gestellt zu werden braucht. Gerade dies wird von vielen Vorgesetzten überhaupt nicht erkannt, nicht auseinandergehalten. Für sie ist es einfach völlig unmöglich einzusehen, daß ihre Kritik nicht „ankommt", für sie gibt es nur den bösen Willen, den bewußt „Dickfelligen", der eben nicht will. „Es ist, als ob man einem Ochsen ins Horn petzt", so ihre ständige Klage. Nur eines wird, wenn überhaupt, noch „in Kauf genommen": „Der ist einfach zu dumm dazu, der begreift es nie" wird dann resignierend erklärt. „Aber was will man machen, man muß ihn halt verkraften!" Auf den Gedanken, daß sie es selbst waren oder sind, die die Lernfähigkeit von vornherein „abgewürgt" haben, kommen sie nicht.

Eines ist in diesem Zusammenhang noch festzustellen. Dieses „der ist einfach zu dumm dazu, der begreift es nie" wird immer seltener, je höher der zu Kritisierende in der Hierarchie angesiedelt ist. Es bleibt dann mehr oder minder nur noch eines: Der böse Wille. Und damit ist der Konflikt vorprogrammiert, ein sehr teurer Konflikt übrigens. Denn Konflikte austragen kostet Zeit und damit vor allem auch Geld. Je höher der Vorgesetzte, sei es der Arzt im Krankenhaus oder der Inhaber der Arztpraxis, um so teurer ist die Zeit, die auf die Kritik verwendet oder „verschwendet" wird.

Die Voraussetzungen für das „Ankommen" der Kritik zu schaffen, dafür, daß die Kritik überhaupt verstanden wird, heißt, sich zunächst einmal auf die Persönlichkeit des zu Kritisierenden einstellen.

Wie ist dieser Mensch bezüglich seiner Lernfähigkeit strukturiert? „Begreift" er leichter, wenn man ihm etwas abstrakt erklärt oder ist er mehr ein optisch-visueller Typ? Begreift er, wenn man ihn selbst handeln läßt, leichter, als wenn man es im Gespräch diskutiert? Es gibt doch nicht die „Arzthelferin", den „Pfleger", die „Schwester" oder gar die „Verwaltungsangestellte" schlechthin. Sicher kann man sich nicht auf jeden „Lerntyp" einstellen, auch die „Analyse" ist nicht immer ganz einfach. Aber so viel Mühe muß man sich geben, daß man sich einmal mit diesen Problemen auseinandersetzt und nicht von vornherein das Urteil „dumm", „faul", „desinteressiert", „unwillig" oder „dickfellig" fällt. Gerade in einer Zeit des schnellen technischen Wandels, bei dem noch für Lernprozesse erschwerend die „Angst vor Neuem“, die „Furcht vor dem Versagen“ dazukommt, muß man sich eingehend mit dem „Lerntyp“ beschäftigen, wie es in der Praxis auch schon häufiger geschieht. „Das kannst du doch mit dem so nicht machen, das mußt du ihm ganz anders beibringen, sonst begreift er das nicht“, solche Äußerungen hört man in der Praxis immer häufiger, und es ist nur zu hoffen, daß diese Beispiele Schule machen.

Zu diesem Eingehen auf die Lern- und damit die Gehirnstruktur gehört zum Beispiel, daß man Gelegenheit zum Mitschreiben gibt, wenn man es mit jemanden zu tun hat, der ein schwaches Kurzzeitgedächtnis hat oder desser früher gut funktionierendes Kurzzeitgedächtnis infolge seines Alters nicht mehr so gut funktioniert, während das Langzeitgedächtnis noch ausgezeichnet arbeitet. Auch hier wird manchmal gerade wegen dieser „Diskrepanz“ schnell böser Wille unterstellt. „Wenn der will, erinnert er sich an alles, nur wenn er eben nicht will, will er eben nicht!“

„Auch noch mitschreiben lassen, wo kommen wir denn da hin? Dazu haben wir in der Praxis gar keine Zeit. Und wer nicht spurt, den kriegen wir schon!“ Ja, aber wie „kriegt“ man ihn denn? Entweder er muß seine Arbeitskollegen fragen, oder gar dieses oder jenes durch sie miterledigen lassen, oder es kommt eben zu einem zweiten oder dritten Gespräch und schließlich, wenn gar nichts mehr „hilft“ zum Krach. Dann doch lieber gleich mitschreiben lassen oder noch besser, auffordern, mitzuschreiben. Denn welcher Mitarbeiter traut sich schon, Notizen zu machen, allein schon aus der Furcht heraus, man könnte glauben „der kapiert es nicht“.

In jedem Gehirn befinden sich etwa 15 Milliarden Gehirnzellen. Jedes Gehirn ist anders strukturiert. Man kann die Menschen nicht über einen Kamm scheren. Daran sollte jeder, der Kritik übt, bei einer der heikelsten Führungsaufgaben, die es gibt, der Kritik, denken und sich auf individuelle Möglichkeiten einstellen.

4.4 Der Kloß im Hals

Daß Informationen, also auch Kritikinformationen zunächst ins Ultrakurzzeitgedächtnis gelangen, von dort über das Kurzzeitgedächtnis ins Langzeitgedächtnis überführt und „festgeschrieben“ werden, damit sie von dort jederzeit wieder abgerufen werden können, ist bekannt.

Sind dies aber die einzigen Informationen, die „aufgenommen“ und dann „weiterbehandelt“ werden oder wird noch anderes „mitverarbeitet“? Wenn ja, welche Informationen haben „Vorfahrt“, können sich überlagern, vielleicht sogar in der Weise, daß die eine Information die andere teilweise oder sogar ganz verdeckt?

Man sieht bei der Kritik oder besser bei einem Kritikgespräch zunächst einmal nur die Informationen, die die Kritik selbst beinhalten. Für den Kritisierenden sind diese Informationen „primär“, für sie haben viele Informationen sogar Ausschließlichkeitscharakter.

An der Kritik beteiligt sind aber mindestens zwei Personen, wenn auch in der Praxis sehr oft dem Kritisierten die „Nebenrolle“, vor allem die passive Rolle „zugeteilt“ wird. Wie sieht es nun beim, oder besser gesagt, im Kritisierten aus? Was strömt alles auf ihn ein, was nimmt er auf, was behält er, das er später, und das ist ja das Wichtigste überhaupt, abrufen kann? Wohlbemerkt abrufen kann, im

Unterschied zum abrufen wollen. Für den Kritisierten gibt es natürlich ebenfalls die vom Kritisierenden beabsichtigte Primärinformation, die direkten Kritikinformationen. Diese sind aber nur ein Teil der Gesamtinformation, die auf ihn einströmt, ja die ihn umgibt.

Diese Informationen „laufen" schon, bevor sich beide „Kritikpartner" gegenüberstehen oder -sitzen. Es ist die Art und Weise wie man gerufen wird, vielleicht weiß man gar nicht, um was es geht, muß man vor dem Gespräch warten oder nicht, ist es warm, heiß oder kalt, ist es laut oder leise, riecht es nicht gut oder unangenehm, ist man allein „vorgeladen" oder sind noch andere da, bei dem Gespräch dabei, läßt sich aus dem Auftreten der Sekretärin etwas „erahnen"? Alle diese „Sekundärinformationen" strömen auf den „Gebetenen", „Vorgeladenen" oder „Zitierten" ein, ohne daß überhaupt ein Wort gewechselt wurde. Und dann das „Hereingelassen-werden", die Begrüßung, wenn es eine solche überhaupt gibt, „darf" man sich setzen oder wohin wird man „plaziert", nicht zu vergessen, wann findet das Gespräch statt, früh am Morgen, gegen Mittag oder kurz vor Dienstschluß oder gar erst danach, mit „open end", weil man sich gar Zeit nehmen will?

Aus allen diesen vielen Einzelinformationen entsteht bei dem zu Kritisierenden eine Gesamtinformation, die bereits vor dem Beginn des Gesprächs so gewaltig sein kann, daß im Rahmen dieser Gesamtinformation die direkte Kritikinformation nur noch einen winzigen Teil einnimmt, vielleicht sogar erdrückt wird, möglicherweise völlig untergeht. Nun gibt es auch manchen Vorgesetzten, bei dem reine Kritikinformationen eine zwar wichtige, aber nicht beherrschende Rolle spielen. Sie haben nämlich Angst vor dem Kritikgespräch, das Ganze ist ihnen unangenehm. Je näher der Zeitpunkt kommt, um so unbehaglicher wird die Situation. Das sonst so behagliche Zimmer wird zum Gefängnis, das Fenser muß geöffnet oder schnell noch „davor" eine Zigarette geraucht werden. Auch bei vielen Vorgesetzten kommen eine Menge Sekundärassoziationen, die sich zu einer Gesamtinformation konzentrieren, zusammen.

Was passiert nun mit diesen ganzen Eindrücken, die zwar mit dem Gesamtkomplex Kritik zusammenhängen, aber mit den unmittelbaren Informationen des Kritikkomplexes direkt wohl nichts zu tun haben? Nun, auch diese Informationen werden aufgenommen. Das Schlimme dabei ist, daß je unangenehmer, je angsterzeugender, je abwehrverursachender diese Informationen sind, um so ungünstiger wirken sie sich auf die Lernmöglichkeit aus. Das kann so weit führen, daß der Inhalt der Kritik überhaupt nicht aufgenommen wird.

Denk- und Lernprozesse im Gehirn „laufen" hauptsächlich über chemische Reaktionen, „Transmitterstoffe" sorgen dafür, daß die „Schaltungen" des Gehirns funktionieren. Nun gibt es Transmitterstoffe, die für die Weiterleitung von Nervenreizen sorgen, es gibt aber auch solche, die hemmend wirken, so z. B. das Noradrenalin, das auch den Nachschub eines wichtigen weiterführenden Transmitterstoffes des Azetylcholins unterbinden kann. Noradrenalin, das Streßhormon als Lern- oder Denkverhinderer, als Denkblockierer! Noradrenalin auch als Sprechstörer, als Sprechblockierer! Der gefürchtete Kloß im Hals, der trockene Mund, das Ringen um Worte. Und wenn es ganz schlimm kommt, sowohl beim Kritisierenden als auch beim Kritisierten: die Worte gehen aus, das Gespräch versiegt, ehe es so richtig begonnen hat oder es explodiert, genau so wie es der Streßmechanismus programmiert: Kampf oder Flucht! Solche Gespräche, wenn es nicht beim

Monolog bleibt, enden schnell. Das große Problem: Wie kommt man auseinander? Und hinterher weiß keiner so recht, um was es in dem Kritikgespräch ging. Derjenige, dessen Verhalten kritisiert werden sollte, weiß nun nicht, was er in Zukunft anders machen soll. Er weiß zwar vielleicht, daß er etwas falsch gemacht hat, deswegen ist er ja auch „zitiert“ worden, dagegen weiß er nicht, wie es nun genau anders weitergehen soll. Vielleicht versucht er selbst ein Rezept zu basteln, vielleicht aber auch nicht. Irgendwie wird weitergewurstelt mit einem unguten Gefühl des Ungefähren und der Hoffnung, möglichst von Kontrollen verschont zu bleiben oder dem Bestreben, Kontrollen auszuweichen. Manche flüchten sich auch in die Krankheit. Kurzzeiterkrankungen nehmen zu.

Bei demjenigen, der kritisieren wollte, sieht es etwas anders aus. Sicher erinnert er sich noch an das, was er erreichen wollte. Der Schluß, „es“ auch erreicht zu haben, liegt bei etwas „Selbstüberzeugung“, die sich im Laufe der Zeit festigt, sehr nahe. Macht derjenige, der kritisiert werden sollte, dann wieder Fehler, heißt es: Dickfellig oder zu dumm!

4.5 Kritik: Sachlich und angemessen

Der Patient steht im Mittelpunkt jedes ärztlichen Denkens, mit der Verpflichtung, bestmöglich zu helfen. Meist steht der Arzt aber nicht allein vor dieser Aufgabe. Gemeinsam mit anderen Kollegen, mit Helferinnen, Krankenschwestern, Pflegern und Technikern arbeitet er oft in kleinen oder größeren Teams zusammen. Damit diese Teams im wahrsten Sinne des Wortes zusammenarbeiten, müssen sie geführt, d.h. ihr Verhalten muß so beeinflußt werden, daß das Ziel, dem Patienten zu helfen, erreicht wird.

Jeder Arzt wird so zur Führungskraft. Er muß dazu beitragen, daß die zwischenmenschlichen Beziehungen in seinem Team, und wenn dieses Team „nur“ aus ihm und einer Helferin besteht, so beschaffen sind, daß die bestmögliche Patientenversorgung gewährleistet ist, ohne daß größere Reibungsverluste auftreten. Zwischenmenschliche Beziehungen können vor allem aber gestört werden durch unangemessene und unsachliche Kritik. Ist die Kritik dagegen sachlich und angemessen und wird diese unter vier Augen geäußert, wird positiv reagiert, außerdem wird die Leistung deutlich verbessert.

In der Wirtschaft geht man davon aus, daß etwa zwei Drittel aller organisatorischen und technischen Verbesserungen auf Kritik beruhen und Leistungsverbesserungen weitgehend aufgrund kritischer Beurteilungen von Arbeitsergebnissen erzielt werden. Warum sollte es in der Arztpraxis oder in der Klinik anders sein?

Auf sachliche und angemessene Kritik unter vier Augen wird positiv reagiert. Auf die Frage: „Was empfinden Sie, wenn Ihr Verhalten unter vier Augen kritisiert wird?“ (Mehrfachnennungen waren möglich) antworteten von uns in Führungsseminaren befragte Ärzte aus freier Arztpraxis und Klinik (im Klammerzusatz Werte, die bei Führungsrkäften der deutschen Wirtschaft erhoben wurden):

86,5% (76,9) Einsicht
45,9% (45,4) Dankbarkeit
40,5% (28,7) Betroffenheit

13,5% (19,7)	Widerspruch
8,1% (11,4)	Ärger
10,8% (8,3)	Scham
2,7% (1,7)	Wut.

Die hohen Werte bei „Einsicht“ und „Dankbarkeit“ - die Ergebnisse bei den Mitarbeiterinnen und Mitarbeitern der von uns befragten Chefs bewegten sich etwa im gleichen Rahmen - zeigen deutlich die Erfolgschancen einer sachlichen und angemessenen Kritik unter vier Augen auf. Der Weg zur Stabilisierung und Verbesserung der zwischenmenschlichen Beziehungen, aber auch zur Leistungsverbesserung, erscheint gangbar, ja geradezu vorgezeichnet.

Leider wird dieser Weg in vielen Bereichen nicht so begangen, wie man ihn begehen müßte. Nur 40,6% der von uns befragten Ärzte - bei den Führungskräften der Wirtschaft waren es nur 24% - beantworteten die Frage: „Wie kritisiert (kritisierte) Ihr Vorgesetzter, wenn mal ein Fehler passiert (passierte)“? mit „immer sachlich und angemessen“. Nicht einmal die Hälfte der von uns befragten Ärzte fühlte sich immer sachlich und angemessen kritisiert. Dieses Kritikverhalten „prägt“. Die Gefahr, daß man selber - oft unbewußt - das praktiziert, was man am eigenen Körper erfahren hat, ist groß. Die alte Regel „Was Du nicht willst das man Dir tu', das füg' auch keinem andern zu“ wird weitgehend nicht befolgt, was auch die Befragungsergebnisse der von uns befragten Mitarbeiterinnen und Mitarbeiter zeigen. Daß ein solches Kritikverhalten nicht ohne Einfluß auf die Leistungsbereitschaft und damit die Leistung bleiben kann, liegt auf der Hand.

Jeder Arzt sollte sich bei seiner Aufgabe, dem Patienten zu helfen, auch seiner Führungsaufgabe den Mitarbeiterinnen, Mitarbeitern und Kollegen gegenüber bewußt sein, denn nur bei Erfüllung der Führungsaufgabe ist eine maximale Patientenversorgung gewährleistet. Nichts kann die Leistungsbereitschaft, die Initiative von Menschen so lähmen, wie unangemessene oder unsachliche Kritik, gerade in einer Zeit des steigenden Selbstwertgefühls.

Es ist geradezu erschreckend, wie das „Kritikproblem“ von Vorgesetzten, seien es Ärzte oder Führungskräfte der Wirtschaft auf die leichte Schulter genommen wird. Für Chefs, aus welchen Bereichen auch immer, stehen nach wie vor „Sachfragen“ im Mittelpunkt, die Mitarbeiterinnen und Mitarbeiter werden über diesen Sachfragen oft „vergessen“. Wenn schon Vorliebe für Sach- und Fachfragen, dann sollte man bei sachlicher und angemessener Kritik anfangen.

Jeder Arzt weiß doch aus vielen Patientengesprächen, welchen Einfluß ein unsachliches und unangemessenes Kritikverhalten auf die Psyche, auf die Gesundheit und damit auf die Leistungsfähigkeit und Leistungsbereitschaft haben kann. Warum sollte es bei den Mitarbeiterinnen und Mitarbeitern im eigenen Bereich anders sein?

Und noch etwas: Aus vielen Gesprächen bei unseren Führungsseminaren haben wir immer wieder entnommen, wie man sich als junger Arzt über unsachliche und unangemessene Kritik geärgert und sich dabei fest vorgenommen hat, es als „Chef“ anders zu machen. An diese Zeit sollte man sich ab und zu erinnern und die guten Vorsätze, die man einst gefaßt hat, in die Tat umsetzen. Die Folge: Ein gut zusammenarbeitendes Team und hervorragend versorgte Patienten. Kleine Ursachen haben oft große Wirkungen.

4.6 Ärger, Wut, Betroffenheit ...

Zwischenmenschliche Beziehungen beruhen in erster Linie auf gegenseitigem Vertrauen, darauf, daß man sich gegenseitig achtet. Fehlt es an dieser Achtung, werden diese Beziehungen empfindlich gestört. Ein solcher Störfaktor, kann z. B. darin liegen, daß jemand in Gegenwart von anderen kritisiert wird. Ganz gleich ob im Arbeitsbereich, im trauten Familienkreis, ob in der Schule oder im Sportverein, ganz gleich ob die Kritik von „oben", z. B. von einem Vorgesetzten oder ob sie von einem Kollegen oder von einem Mitarbeiter kommt: Das Selbstwertgefühl des „Kritisierten" wird erheblich beeinträchtigt, er „verliert sein Gesicht". Das kann nicht ohne Folgen auf die zwischenmenschlichen Beziehungen, auf die Leistungsbereitschaft und damit die Leistung bleiben.

„Sind Sie schon einmal in Gegenwart anderer kritisiert worden?" Diese Frage beantworteten 91,7% der von uns in Führungsseminaren befragten Ärzte aus freier Arztpraxis und Krankenhaus auf anonym zu beantwortenden Fragebogen mit „ja" und übertrafen mit diesem Prozentsatz das Befragungsergebnis von Führungskräften der Wirtschaft, von denen „nur" 75,3% diese Frage mit „ja" beantwortet hatten. Ein Ergebnis, über das man nachdenken sollte.

Der hohe Anteil derer, die schon einmal „Kritik vor versammelter Mannschaft" einstecken mußten, zeigt, daß diese Art des Kritisierens weit verbreitet ist. Viele Chefs glauben, daß die Wirkung einer solchen Kritik besonders stark ist. „Das wird er sich schon merken, den Anpfiff vergißt er nicht so schnell", ist ihre innere Rechtfertigung.

Und noch etwas wollen die in dieser Form Kritisierenden erreichen: Hier soll ein Exempel statuiert, jedem anderen gezeigt werden, daß es ihm genauso ergehen würde, wenn er etwas falsch macht. „Die werden sich schon davor hüten, sich vor anderen zu blamieren. Die abschreckende Wirkung ist die stärkste Wirkung. Kritik vor anderen ist die beste Methode, Fehler zu verhindern." So die feste Überzeugung vieler Vorgesetzter. Das Ganze ist kein Relikt überkommener Führungsmethoden, sondern lebendige Wirklichkeit, in vielen Führungsseminaren von Seminarteilnehmern berichtet, aber auch in Rollenspielen „live" praktiziert.

Hat eine Kritik vor anderen wirklich diese „einprägende" und „durchschlagende" Wirkung auf den Kritisierten und die „Mannschaft", die ihr viele Vorgesetzte zuschreiben? Ist eine solche Kritik gut geeignet, eine Änderung des Verhaltens beim Kritisierten und eine vorbeugende Wirkung bei anderen zu erzielen? Denn darum geht es doch bei der Kritik als bewußt eingesetztem Führungsmittel: Verhalten soll geändert, die Leistung verbessert und Fehler sollen in Zukunft vermieden werden.

„Was empfinden Sie bei einer solchen Kritik in Gegenwart anderer?" so lautete die nächste Frage. Als Gefühlsregungen gaben Ärzte „zu Protokoll" (in Klammer die Befragungsergebnisse bei weiblichen Angestellten):

27,0% (24,1)	Widerspruch
27,0% (13,0)	Einsicht
8,1% (1,9)	Dankbarkeit
18,9% (27,8)	Scham
51,4% (51,9)	Ärger

5,4% (22,2) Wut
51,4% (46,3) Betroffenheit.

Während von den befragten Ärzten niemand „Rachegefühle“ oder „Gleichgültigkeit“ als Reaktion auf Kritik in Gegenwart von Dritten angab, waren die entsprechenden Werte bei den weiblichen Angestellten 7,4% Rache und 1,9% Gleichgültigkeit. Frauen reagieren also bei Kritik in Gegenwart von Dritten besonders empfindsam, eine Tatsache, die man gerade im medizinischen Bereich, in dem ja viele Frauen tätig sind, beachten sollte.

Interessant und für das eigene Kritikverhalten ausschlaggebend ist der Vergleich mit den Empfindungen der Befragten bei einer „Kritik unter vier Augen“.

Der Prozentsatz „Einsicht“ von 86,5% (Ärzte) bei einer Kritik unter vier Augen sank auf 27% bei einer Kritik in Gegenwart von Dritten und bei „Dankbarkeit“ von 45,9% auf 8,1%. Bei „Ärger“ stieg er von 8,1% bei einer Kritik unter vier Augen auf 51,4%, bei einer Kritik in Gegenwart von Dritten und bei „Widerspruch“ von 13,5% auf 27%.

Beim „Betroffenen“ hat eine solche Kritik vor versammelter Mannschaft durchschlagende Wirkung. Emotionen werden aufgeputscht, die Einsicht, fundamentale Voraussetzung für eine Veränderung des Verhaltens in geradezu erschreckendem Umfang vermindert. Medizinisch-biologisch ist das Ganze leicht nachvollziehbar. Die Katecholamine - Adrenalin und Noradrenalin - beeinträchtigen die Denk-, Lern- und Merkfähigkeit. Der Kritisierte kann gar nicht, selbst wenn er wollte, aus der Kritik lernen. Er wird von seinem vegetativen Nervensystem ganz oder teilweise „abgeschaltet“.

Kritik in Gegenwart von Dritten scheint im übrigen ein deutsches Nationalübel zu sein. In der Anfang der 80er Jahre durchgeführten internationalen Vergleichsuntersuchung „Jobs in the 80’“ erreichten die befragten deutschen Arbeitnehmer geradezu Spitzenwerte.

Schon bei der Frage „Ist Ihre Arbeit schon einmal schlecht gemacht worden?“ antworteten 27 Prozent der deutschen Arbeitnehmer mit „ja“ im Gegensatz zu ihren amerikanischen (18 Prozent), japanischen (8 Prozent) und schwedischen Kollegen (4 Prozent).

Die Frage „Sind Sie schon einmal in Gegenwart anderer kritisiert worden?“ beantworteten 54 Prozent der deutschen, dagegen nur 21 Prozent der amerikanischen, 7 Prozent der schwedischen und 4 Prozent der japanischen Arbeitnehmer mit „ja“. Bei unseren eigenen Befragungen von Angestellten und Arbeitern lag die „Ja-Quote“ bei Kritik in Gegenwart von anderen bei 52,6 Prozent und war damit fast deckungsgleich mit dem Ergebnis der internationalen Untersuchung. Vergleicht man diese Ergebnisse mit den Befragungsergebnissen von Ärzten (91,7 Prozent) und Führungskräften der Wirtschaft (75,3 Prozent) kommt man zu dem Ergebnis: je höher die Position, um so dünner wird die Luft. Gerade hier sollte man einsichtiger bei der Befolgung von Führungsregeln verfahren, um mehr Einsicht bei der Kritik zu erzielen.

4.7 Motivationskiller: Kritik vor versammelter Mannschaft

Kritik in Gegenwart von Dritten beeinträchtigt am stärksten die Achtung, die Anerkennung, die der Kritisierte in seiner Gruppe genießt oder zu genießen glaubt. Entweder der Betroffene schweigt und frißt das Ganze in sich hinein, oder er glaubt, sich verteidigen zu müssen, um sich vor den anderen zu rechtfertigen, bei denen er ja sein Ansehen nicht verlieren will.

Dies führt u. U. zu einer viel stärkeren, vielleicht sogar übertriebenen Reaktion, als bei einer Kritik unter vier Augen. Die Folge: Derjenige, der kritisiert hat, „muß" jetzt vielleicht stärker reagieren, um sein Gesicht vor der Gruppe nicht zu verlieren. Das Ganze steigert sich und artet manchmal zu einem Zweikampf aus. Anstelle einer Verhaltensänderung, einer noch besseren kooperativen Zusammenarbeit auf Dauer, werden zunächst einmal Fronten aufgebaut, es werden Stellungen bezogen, die von keiner Seite so schnell geräumt werden können. Es geht dann schließlich gar nicht mehr um das der Kritik zugrunde liegende Verhalten, sondern um die neuentstandene Konfrontation.

Und es geht nicht nur um diese Konfrontation, diesen Konflikt. Es kann sich nämlich bei Kritik vor versammelter Mannschaft leicht eine Front zwischen dem Vorgesetzten und der gesamten Mannschaft bilden. Die Gefahr einer Solidarisierung ist sehr groß, und letztlich ist es dann manchmal so, daß gar nicht der Kritisierte „schuld" ist, sondern der Vorgesetzte. Und das gar nicht mal zu Unrecht. Denn er hat ja durch sein falsches Führungsverhalten aus einer vielleicht guten Sache eine schlechte Sache gemacht. Er hat das Arbeitsklima der gesamten Gruppe gefährdet.

Also nicht versuchen, einen Mitarbeiter vor anderen zum „Sündenbock" zu stempeln, nicht versuchen, „ein Exempel zu statuieren". Das Ziel der Kritik wird nur in seltenen Fällen erreicht werden. Im Gegenteil, es werden persönliche Haßgefühle erzeugt.

„Ist der Ruf erst ruiniert, bewegt man sich dann ungeniert!" Die Gefahr, daß nach diesem Satz „verfahren" wird, ist groß. Ein Mitarbeiter, der vor anderen heruntergeputzt wird, ein Mitarbeiter, der glaubt, er sei nun bei allen anderen „unten durch", ein Mitarbeiter, der vor anderen als Versager „abgestempelt" zu sein glaubt, wird kaum Veranlassung sehen, sein Verhalten zu ändern. Er wird mit der Zeit so, wie man ihn, wenn auch zu Unrecht, sieht.

„Würden Sie nach einer Kritik vor anderen Ihr kritisiertes Verhalten ändern oder wie würden Sie gegebenenfalls reagieren?" 70,3% der von uns befragten Ärzte beantworteten diese Frage mit „ja" gegenüber 47,2% der befragten Führungskräfte der Wirtschaft und 42,6% der weiblichen Angestellten.

Wenn auch der Unterschied von 70,3% zu einer „Ja-Quote" von 100% bei der Frage „Würden Sie nach einer sachlichen Kritik unter vier Augen Ihr Verhalten ändern?", ins Auge springt, ist doch der Unterschied im Verhalten der befragten Ärzte zu dem der übrigen Befragungsgruppen beträchtlich. Hat man sich etwa an die Kritik in Gegenwart anderer gewöhnt?

Vorsichtig sollte man - die Befragungsergebnisse zeigen das ganz deutlich - mit dem Schluß von sich auf andere sein. Wenn man selbst bereit ist, bei einer Kritik in Gegenwart von anderen sein Verhalten zu ändern, dann sollte man dies nicht ohne weiteres auch bei anderen annehmen.

„Na, so schlimm ist es nun auch wieder nicht", hört man in diesem Zusammenhang immer wieder, „so ein Anpfiff ist doch schnell vergessen!" Aber wie geht es Ihnen denn selbst? An welche Kritik erinnern Sie sich am besten? Wenn, dann wird es eine solche Kritik vor versammelter Mannschaft sein. Sie prägt sich im wahrsten Sinne des Wortes ins Gedächtnis ein. Und sie erzeugt sogar Rachegefühle, das Gefühl, es „heimzahlen" zu müssen. Die Gelegenheit kommt, und zwar dann, wenn der Kritisierende schon lange nicht mehr an die auslösende Ursache, die Kritik vor anderen, denkt. War das mit der Kritik vor anderen beabsichtigt?

Kritik vor anderen kann aber auch, vor allem bei unbeliebten Gruppenmitgliedern, zu verstärkten Spannungen innerhalb der Gruppe führen. Schadenfreude, Hänseleien können das Gruppenklima im negativen Sinne beeinflussen. Hier solidarisiert sich die Gruppe mit dem Vorgesetzten, um dem mißliebigen Kollegen eines auszuwischen.

Harte Kritik vor anderen kann aber auch bewirken, daß der so Kritisierte sich überhaupt nichts mehr zutraut. Im 100%igen Bestreben, nichts mehr falsch zu machen, wird er zum „Supererfüller". Die genaue Erfüllung von Anweisungen wird zur obersten Richtschnur des Handelns, eigene Gedanken werden nicht mehr riskiert, geschweige denn in die Tat umgesetzt. Denn wenn es schiefgeht, könnte man ja wieder kritisiert werden. Die Initiative von der ja letztlich auch jede Arztpraxis, jedes Krankenhaus leben, erstickt. Und das alles „nur" wegen eines Führungsfehlers, eines Fehlers, der von vielen Chefs nicht einmal als solcher erkannt wird.

In diesem Zusammenhang muß die Frage nach einer umfassenden, systematischen Aus- und Fortbildung in Führungsfragen gestellt werden. Führung kann man lernen, Führungsfehler, wie z. B. eben die Kritik vor versammelter Mannschaft, lassen sich vermeiden.

Solche Führungsfehler haben nicht nur Leistungsminderungen und Störungen der zwischenmenschlichen Beziehungen zur Folge. Kritik vor versammelter Mannschaft bedeutet Streß, und ständiger Streß macht krank! Zur Leistungsminderung kommt noch der Leistungsausfall.

Aber keine Regel ohne Ausnahme. Ist in einer Arbeitsgruppe das „Kritikklima" so gut, daß bei allen Gruppenmitgliedern eine sachgerechte Einstellung zu Fehlern besteht, dann kann man es wagen, einen Fehler, ein Fehlverhalten, das auch Auswirkungen auf die Gruppe hat, oder das auch einem anderen Gruppenmitglied unterlaufen könnte, gemeinsam mit der Gruppe zu besprechen. Aber Vorsicht ist geboten. Man muß immer mit dem menschlichen Prestigebewußtsein rechnen. Und das verträgt nun einmal nicht Einbußen, selbst nicht vor Kollegen oder guten Freunden.

Kritik ist sicher notwendig, um ein Fehlverhalten für die Zukunft weitgehend auszuschalten. Wenn sachlich kritisiert wird, dann nur unter vier Augen. Diese Regel in der Praxis zu befolgen, wird nicht immer einfach sein, denn leicht „rutscht" einem in der Hektik der Tagesarbeit schon einmal eine Bemerkung heraus, und andere hören es mit. Hier muß man versuchen, sich zu eiserner Selbstdisziplin zu erziehen.

4.8 „Hänseleien“

Kritik soll informieren, der Kritisierte soll wissen, wie er „dran“ ist, er soll lernen, sein Verhalten zu verändern.

Der Idealfall: Selbstkritik!

Selbsterkenntnis ist bekanntlich der beste Weg zur „Besserung“. Man merkt „es“ selbst, denkt vielleicht „Gott sei Dank hat es niemand gemerkt“, geht mit sich ins Gericht und ändert sein Verhalten. Bei manchem ist dies ein relativ einfacher, kurzer Prozeß. Im großen und ganzen macht man alles mit sich selbst aus, andere merken, wenn überhaupt, erst dann etwas, wenn sie feststellen: „Nanu, der hat sich aber geändert.“ Manche Mitarbeiterinnen und Mitarbeiter können sich aber in der „Selbstkritik“ regelrecht verbohren. Sie streben ständig nach Höchstleistung, geradezu nach Perfektionismus und verzweifeln manchmal an kleinsten Fehlern. Stellt man in seinem Bereich eine solche „Selbstzerfleischung“ fest, muß gehandelt werden. Hier müssen Gespräche - ein Gespräch reicht sicher nicht aus - geführt werden. Vielleicht liegt die Ursache in fehlendem Selbstvertrauen oder es sind Minderwertigkeitskomplexe vorhanden. Hier kann man, muß man helfen.

Das Selbstvertrauen kann erheblich beeinträchtigt, Minderwertigkeitsgefühle können erzeugt oder verstärkt werden durch Kritik im Kollegenkreis. Kritik auf „gleicher Ebene“ kann zum unerträglichen Druck werden, eine solche Kritik wirkt oft viel tiefer als Kritik von „oben“. Kritik auf gleicher Ebene versteckt sich oft unter dem schützenden Mantel von Hänseleien. Man „meint es gar nicht so“, nimmt das Ganze „nicht so tragisch“ und glaubt, „Spaß muß doch jeder vertragen“. Darüber, wie ein solcher Spaß bei demjenigen „ankommt“, der laufend „auf die Schippe genommen wird“, macht man sich kaum oder wenig Gedanken. Hier die Augen zu verschließen, auf das „freie Spiel der Kräfte“ zu vertrauen, sich damit zu beruhigen „der wird sich schon wehren“, hieße seine Führungsaufgabe, nämlich die Zusammenarbeit aller zu gewährleisten, nicht gerecht werden. Hier muß gehandelt, müssen die Ursachen erforscht, Gespräche geführt werden.

Manchmal liegt die Ursache dieses Gruppendrucks in der Persönlichkeit und im Verhalten des Chefs. Gerade dann, wenn man unter einem den gesellschaftlichen Verhältnissen nicht entsprechenden Führungsverhalten eines Chefs förmlich leidet, wird ein „Ausweichziel“ gesucht. Gegen den Chef kann man sich nicht wehren! Deswegen muß ein „Opfer“ her und entsprechend leiden, wobei diese Prozesse mehr oder minder unbewußt ablaufen und man sich nicht viel dabei denkt. Hier nichts zu tun, wäre genauso zu werten, wie unterlassene Kritik.

Man muß bei allen Kritikproblemen eines immer wieder im Auge behalten: Kritik ist nach landläufiger Auffassung im Denken der Menschen ein Problemfeld, das negativ besetzt ist. Mit Kritik wird zunächst von den meisten etwas Negatives verbunden. Mit Kritik wird aber auch und vor allem „Machtausübung“ verknüpft, denn grundsätzlich kann nur der kritisieren, der die Macht dazu hat. Gerade aber die Ausübung von Macht steht immer mehr im Mittelpunkt der „Kritik von unten“. Der Ausspruch von Metternich: „Macht gehört zu den wenigen Dingen, die niemals verziehen werden“, ist hochaktuell. Machtausübung wird „zu Hause“, in der Familie zwischen Eltern und Kindern, zwischen Ehegatten, Macht wird in der nationalen und internationalen Politik, auch im schulischen Bereich und in den Universitäten zumindest immer mehr in Frage gestellt. Warum sollte es im Arbeitsleben, warum sollte es in der Arztpraxis oder im Krankenhaus anders sein?

Um von vornherein kein Mißverständnis aufkommen zu lassen: Kritik ist eines der wichtigsten Führungsmittel, auf das keineswegs verzichtet werden darf. Genauso aber wie der Ton die Musik macht, kommt es bei der Kritik entscheidend auf das „Wie" an, die Art und Weise, wie Kritik geübt werden soll und kann. Der gesellschaftlichen Entwicklung muß unbedingt Rechnung getragen werden. Gerade der „Generationenkonflikt", seit Jahrtausenden ausgetragen, kommt auf keinem anderen Gebiet menschlichen Verhaltens so ausgeprägt zum Tragen, wie bei der Kritik von „oben nach unten". Das hat nichts damit zu tun, daß „man die heutige Jugend eben nur noch mit Samthandschuhen anfassen kann", oder damit, „daß man eben vorsichtig sein muß, sonst rennen die ja gleich zur Gewerkschaft oder zum Arbeitsgericht". Um was es hier geht, ist die einwandfreie Anwendung von Führungsregeln zur Erzielung einer größtmöglichen Leistungsbereitschaft und damit verbunden einer guten Gesamtleistung des Teams. Hier muß ein entscheidender Wandel vom reinen „Fachdenken" vieler Chefs zum „Führungsdenken" einsetzen.

Im übrigen sind nach dem Ergebnis unserer Untersuchungen junge Menschen gar nicht so besonders kritikempfindlich oder gar kritikempfindlicher als ihre älteren Arbeitskollegen oder Vorgesetzen. Das Vorurteil, daß gerade junge Menschen, wenn man an ihrem Verhalten Kritik übt „aus der Haut fahren", uneinsichtig sind oder mehr als Erwachsene zum Widerspruch neigen, ist nicht begründet.

67,8 Prozent der von uns befragten Ärzte hatten die Frage: „Glauben Sie, daß junge Menschen - Berufsanfänger von 17-21 Jahren - ‚kritikempfindlicher, als ihre älteren Arbeitskollegen und Führungskräfte sind, sich mehr als diese Kollegen über Kritik ärgern oder zum Widerspruch neigen?" mit „ja" beantwortet, gegenüber nur 59,5 Prozent der von uns befragten Führungskräfte der Wirtschaft. Die Ergebnisse unserer Befragungen bei Berufsanfängern bezüglich ihrer Reaktion auf sachliche Kritik unter vier Augen mahnen hier zur Vorsicht. Die Befragungsergebnisse bei den Reaktionen „Einsicht" und „Dankbarkeit" lagen deutlich über denen ihrer älteren Kollegen und Vorgesetzten, bei „Widerspruch" lagen sie deutlich unter den Ergebnissen der älteren Kollegen und Führungskräfte. Hier sollte man kein Vorurteil haben und sich aufgrund eigener „Kritikerfahrungen" sein eigenes Urteil bilden.

4.9 Angstklima

Unsachliche, unangemessene Kritik, Kritik in Gegenwart von Dritten „erzeugt", wie unsere Befragungsergebnisse ausweisen, Widerstand und Widerspruch, Ärger, Wut, Rachegefühle und Betroffenheit. Sie erzeugt aber auch das Gefühl der Ohnmacht, des „Ausgeliefertseins", der Angst.

Das bedeutet einmal Angst, Fehler einzugestehen, aber auch Angst vor Kontrollen, damit Fehler gar nicht erst aufgedeckt werden. Es entwickelt sich manchmal ein regelrechter „sportlicher Wettkampf" zwischen „unten" und „oben", wie man Kontrollen und damit einer möglichen Kritik entgeht. Wertvolle Kräfte, die zur Leistungssteigerung dringend benötigt würden, werden sinnlos vergeudet.

Das Verhältnis zwischen Chef und Mitarbeitern wird von Mißtrauen und Unsicherheit zunehmend beherrscht. Die Angst, selbst wegen eines kleinen Fehlers zur Rechenschaft gezogen zu werden, wächst. Diese Angst wird in den seltensten Fällen zugegeben, denn wer bekennt schließlich schon, daß er Angst vor der Kritik seines Vorgesetzten hat, sich sogar in seinem Weiterkommen gefährdet sieht oder um seinen Arbeitsplatz fürchtet.

Angstgefühle haben zur Folge, daß man „mit der Wahrheit nicht ganz herausrückt", daß vielleicht wichtige Tatsachen verschwiegen oder „halbwahr" wiedergegeben werden. Es wird „geschönt". Ab und zu kommt das natürlich heraus, mit der Folge, daß der Chef ein Exempel statuiert. Dann wird man noch vorsichtiger, eigene Initiative erstirbt mit dem Schlußpunkt: „Dienst nach Vorschrift". Der Chef muß sich um alles kümmern, mit der Folge, daß er total überlastet ist. Und wer ist an allem schuld? Als erstes kommt natürlich die schlechte Qualität der Mitarbeiterinnen und Mitarbeiter zur Sprache. Nur auf eines kommt man nicht: den Ausgangspunkt im eigenen Kritikverhalten, im eigenen Führungsstil zu suchen. Ein Nebeneffekt ist dabei oft zu beobachten: die Wirkung auf ganz junge Mitarbeiterinnen und Mitarbeiter. Sie lernen in einer größeren Praxis oder im Krankenhaus von den „Erfahreneren" wie man sich absichert, wie man sich verhalten muß, um nicht „aufzufallen". Sie werden über kurz oder lang ebenfalls zu Routiniers, die sich „bedeckt" halten, anstatt offen gegenüber ihren Chefs zu sein. Offenheit und Angst vertragen sich nicht.

Die Angst, offen zu sein, die eigene Meinung zu sagen, ist schon in der Schule weit verbreitet. Nach einer Untersuchung des Instituts für Jugendforschung im Auftrag des Jugendwerks der Deutschen Shell AG äußerten 47,2 Prozent der befragten Oberschüler und Gymnasiasten, daß es nicht günstig sei, in der Schule zu sagen, was man denkt, weil man dadurch Nachteile haben kann. Eine von uns durchgeführte Untersuchung bei Berufsanfängern brachte ähnliche Ergebnisse. Es waren dieselben Schülerinnen und Schüler, von denen 92,5 Prozent erklärt haben, in Gegenwart von Dritten kritisiert worden zu sein. Hier scheint sich eine unheilvolle Entwicklung anzubahnen.

Diese unheilvolle Entwicklung darf sich nicht im Berufsleben fortsetzen! Hier muß zunächst einmal die Angst weitgehend vermindert werden, die die jungen Berufsanfänger in das Arbeitsleben mitbringen. Hier muß Vertrauen durch Offenheit geschaffen werden, und das ist sicher nicht in einem einzigen Gespräch zu erreichen. Hieran sollte jeder Chef denken. Er steht jeden Tag unter der kritischen Beobachtung seiner Mitarbeiterinnen und Mitarbeiter. Und genauso wie sich seine ärztliche Kunst täglich und stündlich beweisen und bewähren muß, ist auch seine Führungskunst gefordert. Und genauso wie er für Kunstfehler im medizinischen Bereich einstehen muß, ist dies bei Kunstfehlern im Führungsbereich der Fall. Nur, medizinisches Fachwissen hat man sich aneignen können, wie steht es aber mit dem Führungswissen? Wann und wo „lernt" der Arzt wie man Mitarbeiterinnen und Mitarbeiter führt? Genauso wie man auf dem medizinischen Fachgebiet über ein solides Fachwissen verfügen muß, und sich nicht allein auf Intuition verlassen darf, genauso ist es auf dem Gebiet der Menschenführung. Gerade hier glaubt man aber mit Intuition alles schaffen zu können. Ein Gedanke, der jedem Arzt, dieses Beispiel auf sein medizinisches Fachgebiet übertragen, Schauer über den Rücken jagen würde.

Menschenführung, Teamarbeit muß man lernen, Führungsverhalten muß man trainieren.

Daß man hier etwas bewegen kann, zeigen viele Beispiele aus dem Gebiete des Führungsverhaltenstrainings in der Wirtschaft. Auch hier geht es um Teamarbeit, auch hier geht es um eine Gesamtleistung, um die Gewährleistung guter zwischenmenschlicher Beziehungen. Hier konnten nach intensivem Verhaltenstraining gerade auf dem Gebiet des Kritikverhaltens die erheblichen Führungsdefizite stark vermindert und dabei meßbar die Leistungen erheblich gesteigert werden. Wohlbemerkt, mit einem Seminar „Kritik" von vielleicht 2 oder 3 Tagen ist es hier nicht getan. Gefordert ist hier ein systematisches, zielbewußtes Führungstraining, bei dem „Kritik" nur ein, wenn auch ein wesentlicher Baustein ist.

Hier muß man sich endlich auch im medizinischen Bereich etwas Entscheidendes einfallen lassen. Vor allem sind hier die Universitäten gefordert. Die „Führungsausbildung" muß ihren festen Platz im Rahmen des Medizinstudiums bekommen. Fast jeder Mediziner hat Führungsaufgaben zu bewältigen, sei es in einer freien Arztpraxis, im Krankenhaus oder in der Forschung. Gerade auch im Forschungsbereich ist Teamarbeit, Führungsarbeit immer mehr gefordert. Was nützen Milliarden von DM, die in die Forschung gesteckt werden, wenn die Menschen nicht gelernt haben, miteinander umzugehen, sich gegenseitig in einem Klima der Offenheit zu akzeptieren, und dazu gehört nun einmal ein führungsmäßig einwandfreies Kritikverhalten. Der Teufel steckt auch hier wieder einmal im Detail.

4.10 Sind Chefs kritikempfindlich?

Gestern schien noch alles in bester Ordnung. Zwischen der neuen Helferin und ihrem Chef herrschte noch gutes Einvernehmen. Sie war noch nicht lange in der Praxis tätig, hatte sich schnell eingearbeitet und gute Leistungen gezeigt. „Aus Ihnen wird sicher einmal etwas werden", hatte erst kürzlich ihr Chef zu ihr gesagt, als sie einen guten Verbesserungsvorschlag, der auch verwirklicht werden konnte, gemacht hatte.

Plötzlich schien das alles ganz anders. Ihr Gruß wurde nur knapp erwidert, ja manchmal hatte man sogar den Eindruck, als ob ihr Chef geflissentlich an ihr vorbeischauen würde. Was war geschehen? Sie hatte sich ihrem Chef gegenüber kritisch über ein neues Abrechnungsverfahren, das dieser einführen wollte, geäußert. Und da hatte der Chef „den Rolladen heruntergelassen". Sie war von der Sonnenseite auf die Schattenseite geraten, war ins Fettnäpfchen getreten.

Kritik im Rahmen einer effizienten, also kooperativ-partnerschaftlichen Führung muß in beiden Richtungen, also sowohl von „oben nach unten" als auch von „unten nach oben" möglich sein. Ein Gedanke, an den sich mancher Chef erst gewöhnen muß.

In der Tat, in mancher Arztpraxis, in manchem Krankenhaus wird Kritik am Verhalten eines Chefs als „unmöglich" angesehen. 73 Prozent der von uns befragten Ärzte und 85,1 Prozent der weiblichen Angestellten halten es für wichtig, daß auch Mitarbeiter die Fehlleistungen ihrer Vorgesetzten ausdrücklich kritisieren sollten, aber nur 55,9 Prozent der Ärzte und 26 Prozent der weiblichen Angestellten gaben an, die Fehlleistungen ihrer Vorgesetzten diesen gegenüber schon einmal ausdrücklich kritisiert zu haben.

Worauf beruht diese offensichtliche Zurückhaltung, wenn man auf der einen Seite etwas für wichtig hält, es dann aber nicht tut? Hat man etwa Angst vor dem Vorgesetzten, vielleicht sogar Angst um die eigene Karriere oder den eigenen Arbeitsplatz?

„Glauben Sie, daß es Ihrer Karriere schaden würde, wenn Sie die Fehlleistungen Ihres Vorgesetzten diesem gegenüber ausdrücklich kritisieren würden?" Diese Frage wurde von mehr als einem Viertel (27,8 Prozent) der von uns befragten Ärzte und fast der Hälfte der weiblichen Angestelltn (44,1 Prozent) mit „ja" beantwortet.

Um das Ganze abzurunden, wurde eine weitere Frage gestellt: „Was glauben Sie, was Ihr Vorgesetzter bei einer solchen Kritik durch einen Mitarbeiter empfinden würde?" (Mehrfachnennungen waren möglich). Die befragten Ärzte - in Klammern die entsprechenden Werte bei den weiblichen Angestellten - vermuteten folgende Reaktionen bei ihren Vorgesetzten:

48,6 Prozent (23,5) Einsicht
8,1 Prozent (11,8) Dankbarkeit
37,8 Prozent (26,5) Widerspruch
2,7 Prozent (0) Scham
32,4 Prozent (8,8) Ärger
0 Prozent (8,8) Wut
2,7 Prozent (0) Rachegefühl
37,8 Prozent (35,3) Betroffenheit
0 Prozent (11,8) Gleichgültigkeit

Es waren dieselben Befragten, von denen 86,5 Prozent (Angestellte: 79,2) angegeben hatten, selbst auf eine Kritik unter vier Augen „einsichtig" und 45,9 Prozent (37,5 Prozent bei Angestellten) „dankbar" zu reagieren. Es ist eine Bilanz der Angst, die sich in diesen Zahlen widerspiegelt. Wie soll in einem solchen Klima eine fruchtbare Zusammenarbeit gedeihen, die ja gerade eine „angstfreie", offene Atmosphäre braucht, die von der konstruktiven Kritik aller lebt, wenn nicht einmal die Hälfte der befragten Ärzte und nicht einmal ein Viertel der weiblichen Angestellten als Reaktion der Chefs auf ihre Kritik „Einsicht" vermuten, das Mindeste, was man als Reaktion auf Kritik überhaupt erwarten kann. Was soll man dazu sagen, wenn 45,9 Prozent der befragen Ärzte und 37,5 Prozent der befragten weiblichen Angestellten erklärten, daß sie selbst für Kritik dankbar seien, aber nur 8,1 Prozent der Ärzte und 11,8 Prozent der weiblichen Angestellten diese Reaktion bei ihren Vorgesetzten vermuteten. Abgerundet wird das Bild bei den weiter vermuteten Reaktionen der Vorgesetzten, wie „Ärger", „Wut", „Rache" und „Widerspruch". Wer läßt sich schon gerne mit seinem Vorgesetzten auf ein Kritikgespräch ein, bei dem in den meisten Fällen klar sein dürfte, wer am längeren Hebel sitzt? Jeder Vorgesetzte sollte einmal über sein eigenes Führungs-Kritik-Verhalten und die entsprechenden Folgen nachdenken. Kritik darf nicht nur im Einbahnverkehr geübt werden. Genauso wie beim Informationsaustausch muß es auch einen Kritikaustausch, der ja letzten Endes auch ein Informationsaustausch ist, geben. Information ist der zum Leben dringend benötigte Sauerstoff für jede Organisation, sei es für ein Unternehmen der Wirtschaft, für eine Arztpraxis oder ein Krankenhaus!

Kennzeichnend für dieses informationsfeindliche Klima ist auch das Ergebnis bei der Frage: „Halten Sie es für wichtig, daß Mitarbeiter die Leistungen ihrer Vorgesetzten diesen gegenüber ausdrücklich anerkennen sollten?“

Nur 54,1 Prozent der befragten Ärzte und 51,5 Prozent der weiblichen Angestellten antworteten hier mit „ja“, während es 73 Prozent der Ärzte und 85,1 Prozent der weiblichen Angestellten für wichtig gehalten hatten, Fehlleistungen der Vorgesetzten ausdrücklich zu kritisieren. Warum dieser Unterschied? Kritisieren, ja, anerkennen, weniger! Kommt hier nicht eine deutliche Barriere zwischen Vorgesetzten und Mitarbeiterinnen zum Vorschein, eine Barriere, die auch bei der Zusammenarbeit hinderlich sein kann? Wohlbemerkt, hier geht es nicht um die Auflösung der Hierarchie, um Gleichmacherei, um Nivellierung um jeden Preis. Hier geht es um Kooperation, um Offenheit, letztlich um Leistung, Leistung um der Patienten willen.

4.11 Kritik „hintenherum“

Ziel jeder Kritik soll sein, eine Verhaltensänderung bei dem Kritisierten zu bewirken. Sie muß daher auch demjenigen gegenüber ausgesprochen werden, dessen Verhalten sich ändern soll. Kritik in Abwesenheit des Betroffenen führt nicht zu dem gewünschten Ergebnis. Äußerungen anderen gegenüber wie „Was der sich da wieder geleistet hat!“, „Der lernt es nie!“, „Wenn ich lauter solche unfähige Mitarbeiter hätte!“, „Der bringt uns noch alle in Mißkredit!“ haben oft nur den „Erfolg“, daß sich alle Mitarbeiter verunsichert fühlen.

„Wird der Chef auch so über mich reden, wenn ich mal nicht da bin?“ Solche oder ähnliche Gedanken spuken dann in den Köpfen herum und verderben das Arbeitsklima.

Und die Wirkung auf den „in Abwesenheit Kritisierten?“ Natürlich erfährt er die Äußerungen seiner Vorgesetzten. Die „guten Kollegen“ brennen oft geradezu darauf, ihm diese Äußerungen zu hinterbringen. Und wie so oft beim Weitererzählen wird hier und da noch etwas dazugetan, so daß die Äußerungen nicht „original“, sondern verfälscht, oft sogar verschärft wiedergegeben werden. Auf diesem Weg geht auch manches verloren, meistens das wenige Positive, das im Zusammenhang mit der Kritik geäußert wurde. Sehr oft wird so aus einer Mücke ein Elefant, wie beim Gerücht. Auch darüber sollte man nachdenken und dem Grundsatz folgen: „Was Du nicht willst, was man Dir tu', das füg' auch keinem anderen zu“. Ein aufklärendes Gespräch wird natürlich weder vom Vorgesetzten noch vom Betroffenen gesucht. Das Vertrauensverhältnis ist schwer gestört.

Rund ein Drittel der von uns befragten Ärzte und ein Viertel der weiblichen Angestellten wußten von einer solchen Kritik, die an ihrer Leistung oder ihrem Verhalten in ihrer Abwesenheit geübt worden war.

Eine solche Kritik schlägt tiefe Wunden und führt zu heftigen Reaktionen bei den Betroffenen. Diese Kritik wirkt um so tiefer, da man ja in dem Augenblick, in dem man von dieser Kritik erfährt, nicht reagieren, sich nicht äußern, nicht wehren kann. Die „Ärgerquote“ erreichte Spitzenwerte von 51,4 Prozent (Ärzte) und

53,2 Prozent (weibliche Angestellte) und überstieg damit die entsprechenden Werte bei einer Kritik in Gegenwart von Dritten. Ähnliches war bei der „Wut" festzustellen. Bei dieser Gefühlsreaktion stieg der Prozentsatz von 5,4 Prozent (Ärzte) bei der Kritik in Gegenwart von Dritten auf 16,2 Prozent bei Kritik in Abwesenheit, während er bei den weiblichen Angestellten die hohe Marke von 22 Prozent erreichte.

Hier wird Kritik eindeutig zur Waffe, ganz gleich, ob sie von unten nach oben oder von oben nach unten geäußert wird, einer Waffe, die kaum noch eine Lernfunktion erfüllen kann. Kritik, die über einen Abwesenden geäußert wird, ist letztlich ein Gradmesser für das in einer Gemeinschaft, sei es in einer Arztpraxis oder in einem Krankenhaus herrschende Kritik- und Führungsklima und hat sein Gegenstück in einem ungesunden Informationsklima, dem Nährboden für Gerüchte. Letztlich ist die Kritik an „Abwesenden" ein Ausdruck der Angst, die die offene Aussprache scheut, typisch für ein autoritäres Führungsverhalten.

Eng verwandt mit der Kritik gegenüber Abwesenden ist die „allgemeine Kritik", die entweder mündlich - „mir ist da neulich aufgefallen" - oder schriftlich in Form von „Anweisungen" der Allgemeinheit gegenüber ausgesprochen wird, obwohl die Mehrheit der positiv eingestellten und pflichtbewußten Mitarbeiter gar nicht gemeint ist, sondern einzelne Mitarbeiter, die sich laufend bestimmte Fehler „leisten", oft auf Kosten der angesprochenen Allgemeinheit. In einer kleineren Praxis mit nur einer oder wenigen Helferinnen verbietet sich dieses „Verfahren" fast schon von selbst. In größeren Praxen oder im Krankenhaus kommt derartiges, wie uns in Führungsseminaren von Ärzten berichtet wurde, schon öfters vor.

Manche Vorgesetzte scheuen sich zum Beispiel, einen Mitarbeiter, der laufend zu spät kommt, deswegen zur Rechenschaft zu ziehen und wählen den nach ihrer Meinung „bequemeren Weg" einer allgemeinen Anordnung, mit der das „pünktliche Erscheinen am Arbeitsplatz in Erinnerung gebracht wird". Mit derartigen allgemeinen Anweisungen wird ein Erfolg auf Dauer kaum erzielt. Das beweist allein schon die Tatsache, daß solche Anweisungen immer wieder in bestimmten Zeitabständen „neu" erlassen werden müssen. Denn die überwiegende Mehrzahl der Mitarbeiter kommt ohnehin pünktlich und die, die es angeht, verstecken sich weiterhin hinter der Mehrheit. Das Schlimme ist aber, daß durch derartige Anordnungen die gutwilligen Mitarbeiter unnötig „verprellt" werden, denn sie sind sich ja keiner Schuld bewußt.

Außerdem wissen diese Mitarbeiter meistens sehr genau, wer in Wirklichkeit mit derartigen Anordnungen gemeint ist. „Warum zieht der Chef diese Kollegen nicht zur Rechenschaft, warum spricht er sie nicht persönlich an? Ist er etwa zu feige?" Hier werden Führungsqualitäten angezweifelt und, was manchmal noch schlimmer ist, man schenkt derartigen Anordnungen, da sie einen ja ohnehin nicht betreffen, keine Aufmerksamkeit mehr. Und damit steht das Ansehen der Führung insgesamt auf dem Spiel.

Das Ziel einer Verbesserung der Zusammenarbeit durch positives Verhalten auf Dauer wird auch nicht erreicht durch die „stillschweigende Kritik". Manche Vorgesetzte scheuen sich, ihre Mitarbeiter direkt anzusprechen, lassen aber ihre Mitarbeiter irgendwie spüren, daß sie nicht mit ihren Leistungen zufrieden sind. Sie ziehen sich von ihnen zurück, sprechen mit ihnen weniger als mit anderen Kollegen des Teams, lassen sie links liegen. Auch hier wissen die Mitarbeiter nicht, woran sie sind. Das Fehlverhalten wird nicht erkannt, der Sachverhalt kann nicht geklärt werden. Die Folge: ständige Unsicherheit.

Kritik nicht zu lange aufschieben, Kritik muß „aktuell" sein. Zu lange aufgeschobene Kritik wiegt den zu Kritisierenden in Sicherheit. Er glaubt, daß sein Verhalten richtig ist oder zu Beanstandungen keinen Anlaß gibt. Die Folge: das Verhalten wird nicht geändert. Also sofort eingreifen. Und nicht laufend etwas durchgehen lassen, bis einem schließlich der Kragen platzt und dann zu heftig kritisiert wird. Der alte Grundsatz: „Wehret den Anfängen" gilt nach wie vor, vorausgesetzt, die Kritik ist auch dem Fehler angemessen.

4.12 Nicht die Person, sondern die Leistung kritisieren!

Wird etwas kritisiert, dann will man erreichen, daß das, was bisher falsch gemacht wurde, in Zukunft richtig gemacht wird. Kritik bezieht sich daher auf eine Fehlleistung, auf ein Verhalten. Dies wird in der Praxis leider nicht immer beachtet. Oft richtet sich die Kritik gegen die Person und wird so zum Tadel. Mit diesem persönlichen Tadel wird aber bezüglich eines richtigen Verhaltens in der Zukunft kaum etwas erreicht, jedenfalls nicht auf Dauer. Denn mit der Kritik soll dem Mitarbeiter gezeigt werden, woran er ist. Er soll darüber informiert werden, wie man über seine Leistungen denkt. Weiterhin soll mit der Kritik ein bisheriges Fehlverhalten geändert und wenn möglich sogar eine Leistungssteigerung erreicht werden. Mit Äußerungen des Tadels „Sie sind ja für diese Arbeit viel zu dumm" oder „So einen faulen Mitarbeiter wie Sie habe ich lange nicht mehr gehabt", werden die Lern- und Motivationsfunktion der Kritik nicht erfüllt, sondern höchstens die Sozialfunktion, in sehr negativer Weise. Die hierarchische Distanz wird erhöht und die persönlichen Beziehungen werden eingefroren.

Daß nicht die Person, sondern die Leistung kritisiert werden soll, ist leichter gesagt als getan. Ganz abgesehen davon, daß es schwierig ist, die Person des Kritisierten von seiner Leistung zu trennen, selbst wenn dies gelingt, wird auch sachliche Kritik oft persönlich aufgenommen. Der Kritisierte reagiert „sauer".

„Das muß er doch einsehen, er ist doch sonst ein ganz vernünftiger Mensch", so oft die etwas erstaunte Reaktion, wenn die Kritik offensichtlich nicht ankam. Nun, sonst ist er auch ganz vernünftig. Nur dann, wenn Kritik geübt wird, nicht mehr. Denn bei der Kritik spielen ja wieder einmal die biologisch-chemischen Reaktionen im menschlichen Körper eine Rolle, die Spannung, ja sogar Aggressivität auslösen und eine Grundstimmung schaffen, die zunächst eine sachliche Reaktion ausschließt oder zumindest erschwert. Der Kritisierte bezieht die Kritik an seiner Leistung, z. B. einer nicht so gelungenen Terminplanung, zunächst einmal unwillkürlich auf sich selbst, denn in der Zeit, in der er sich mit dieser Terminplanung beschäftigt hat, ist dieses Produkt ein Stück von ihm selbst geworden. Wird dieses Produkt nun der Kritik unterzogen, so fühlt er sich unwillkürlich selbst kritisiert.

Kritik wird aber nicht nur vom Kritisierten als unangenehm empfunden. Auch manche Vorgesetzte unterziehen sich ungern ihrer Führungsaufgabe, Kritik zu üben. Hier ist es oft ein Mangel an Zivilcourage nach unten, die diese Vorgesetzten zum „Übersehen" von Fehlern veranlaßt. Man befürchtet unangenehme Auseinandersetzungen, die das Klima verderben könnten.

Andere wiederum flüchten sich in die Resignation: „Es hat doch alles keinen Sinn, vergebliche Liebesmühe, der lernt es doch nie!" Solche oder ähnliche Äußerungen hört man von „kritikmüden" Chefs immer wieder. Sie lassen das Ganze einfach laufen oder sie greifen selbst ein und versuchen, durch persönlichen Einsatz die Fehler der anderen auszubügeln. Daß dies auf die Dauer nichts nützt und im übrigen zu einem ungesunden Arbeitsklima führt, liegt auf der Hand.

Kritik ist also häufig etwas Unangenehmes, sowohl für den Kritisierten als auch für den, der Kritik übt. Also am besten gar keine Kritik? Das wäre genauso falsch wie Kritik im Übermaß. Wenn Fehler gemacht werden, muß man versuchen, das Verhalten, das zu diesen Fehlern geführt hat, zu ändern. Kritik ist Arbeitserziehung. Aber nicht im Sinne von Strafe, sondern im Sinne einer Verhaltensänderung für die Zukunft. Das Ziel der Kritik ist die Sicherstellung einer langfristigen, produktiven und befriedigenden Zusammenarbeit. Dieser Zielsetzung sollte man sich immer wieder bewußt sein, wenn man Kritik übt. Voraussetzung, um dieses Ziel zu erreichen, ist die Schaffung eines guten Kritikklimas zwischen Vorgesetzten und Mitarbeitern. Die Mitarbeiter müssen wissen, daß mit der Kritik nur dieses Ziel einer noch besseren Zusammenarbeit zur Erreichung der gesteckten Ziele verfolgt wird und nicht, daß es Ziel der Kritik ist, ihnen nur am Zeuge zu flicken.

Dieses Ziel der Kritik deutlich herauszustellen, ist besonders wichtig bei jungen Mitarbeitern. Vor allem Berufsanfänger befinden sich in einem Alter, in dem sie besonders empfindlich gegenüber allem sind, was ihr Selbstwertgefühl beeinträchtigen könnte. Sie befinden sich in der Phase, die gekennzeichnet ist von dem Bestreben, sich vom Elternhaus zu lösen. Die Abwehr gegen alles Autoritäre führt oft zu Handlungen, die von den Erwachsenen nicht immer verstanden werden und auf den ersten Blick zu einer Kritik geradezu herausfordern. Hier sollte man mit Kritik besonders vorsichtig sein. Ein weiteres gilt es noch bei der Kritik am Verhalten von jungen Mitarbeitern zu bedenken: Vor allem häufige Kritik erzeugt vielfach Angst vor Liebesentzug. Schon beim Kind ist diese Angst ganz deutlich zu spüren, die Angst, die Liebe der Eltern zu verlieren, läßt manche Lüge erfinden. Das Bedürfnis nach Achtung, Anerkennung und Geborgenheit ist gerade bei jungen Menschen in der heutigen Zeit besonder ausgeprägt. Die Anerkennung, die man bei anderen genießt, kann durch Kritik in hohem Maße beeinträchtigt werden. Alles das führt dazu, daß grundsätzlich nicht erwartet werden kann, daß Kritik vom Kritisierten gern entgegengenommen wird. Aus diesem Grunde sollte man mit Kritik sparsam und in der Form vorsichtig umgehen. Kritik also nur da, wo unbedingt nötig.

4.13 Der Überraschungseffekt

Ärger, Angst, Scham, Wut, Betroffenheit, Rachegefühle - alles Empfindungen, die bei unsachlicher oder unangemessener Kritik, bei Kritik in Gegenwart von Dritten oder in Abwesenheit Streß hervorrufen. Durch die damit verbundenen negativen Hormonreaktionen wird ganz oder teilweise verhindert, daß der Kritisierte die Kritik als Information überhaupt aufnehmen und er somit sein Verhalten auch nicht ändern kann. Nur wenn diese erste „Hürde" der Informationsaufnahme - gesagt ist nicht gehört, gehört ist nicht verstanden - übersprungen ist, kann man zum nächsten Schritt übergehen. Will sich der Kritisierte ändern, ist er überzeugt, hat er nicht nur „verstanden“, sondern ist er auch damit „einverstanden“? Will er das im Kritikgespräch Vereinbarte auch „ausführen“?

Diese beiden Problemkreise, die Aufnahmefähigkeit und die Aufnahmewilligkeit müssen, was leider in der täglichen Praxis nicht geschieht, streng voneinander getrennt werden. Der „Aufnahmefähigkeit“ wird fast keine Aufmerksamkeit geschenkt. Warum auch? Wer kommt schon auf den Gedanken, daß durch sein Verhalten der andere so „blockiert“ werden könnte, daß er nicht hundertprozentig aufnehmen kann? Ja, mit dem Verstehenwollen ist das schon eine andere Sache. „Die können schon, wollen aber nicht“, dieses „Argument“ hört man leider immer wieder.

Sachliche angemessene Kritik unter vier Augen bietet die besten Voraussetzungen dafür, daß die Kritik überhaupt „ankommt“. Aber damit allein ist es noch nicht getan. Zwar ist dadurch die Grundvoraussetzung für den Erfolg geschaffen, aber selbst im ungestörten Zweiergespräch kann noch viel Porzellan zerschlagen werden, so zerschlagen, daß es nicht mehr gekittet werden kann.

Wie bei allen Gesprächen ist hier gute Vorbereitung der Schlüssel zum Erfolg. Vorbereitungen einmal in bezug auf die „Äußerlichkeiten“ - Ort, Zeitpunkt und voraussichtliche Dauer. Vorbereitungen aber auch auf den fachlichen Inhalt des Kritikgespräches.

Wo sollte das Gespräch stattfinden? Dort, wo man ungestört miteinander reden kann. Ist es möglich, diese Voraussetzungen am Arbeitsplatz des zu Kritisierenden zu schaffen, dann sollte sich der Vorgesetzte aus der „Höhle des Löwen“, in das „Revier“ des Mitarbeiters begeben und diesem dadurch das Gefühl der Sicherheit in seiner gewohnten Umgebung bieten. Man sollte immer daran denken, daß Kritik zunächst einmal mit dem „Touch“ des Unangenehmen behaftet ist, und das sollte man schon durch die äußeren Gegebenheiten soweit als möglich abmildern. Durch die gewohnte Umgebung wird die Sicherheit größer, die Angst geringer und damit auch die Hormonlage günstig beeinflußt. Außerdem wird dadurch, daß sich der Vorgesetzte zum Mitarbeiter begibt, der Eindruck des „Vorladens“, des „Herbeizitierens“ weitgehend vermieden.

Viele Vorgesetzte kommen gar nicht auf die Idee, von ihrem hohen Thron in die „Niederungen“ der Mitarbeiterebene hinabzusteigen. Einmal verträgt sich das nicht mit ihrem Selbstverständnis als Vorgesetzter, zum anderen wollen sie nicht auf die Vorteile des eigenen Reviers verzichten. In einem Seminar haben sie vielleicht gelernt, den Gesprächsteilnehmer, das Wort Partner scheidet beim Kritikgespräch für sie aus, so zu plazieren, daß er „lichtmäßig“ so sitzt, daß man ihn genau beobachten kann, man selbst aber „im Dunkeln“ bleibt. Sie wollen genau beobachten, aber nicht beobachtet werden. Außerdem wollen diese Vorgesetzten nicht auf ihr Statussymbol, den mehr oder minder mächtigen Schreibtisch, den sie hier als Hierarchiebarriere, als Schutzwand betrachten, verzichten. Bei Rollenspielen in Führungsseminaren erlebt man es immer wieder, daß Führungskräfte, die die Rolle des Vorgesetzten übernehmen, einen Schreibtisch verlangen und die für ein derartiges Gespräch für sie vorbereitete günstige Sitzposition des „Übereck-Sitzens“ ablehnen. Sie wollen von vornherein durch den rein äußerlichen Abstand auch den hierarchischen Abstand, ihre Machtposition unterstreichen.

Nicht nur der Schreibtisch wird verlangt. Kritikgespräche finden in nicht wenigen Fällen im Stehen statt, d.h. der Vorgesetzte bleibt sitzen, der zu Kritisierende muß stehen bleiben. Dies geschieht nicht nur in der Aufregung, die durch die Seminaratmosphäre, die Video-Aufzeichnung geschaffen wird, sondern ist auch heute noch betriebliche Realität. Das wird einmal selbst von Führungskräften der oberen Leitungsebenen geschildert, „kaum war ich drin, ging die Brüllerei schon los", das zeigen auch die Ergebnisse unserer Befragungen von Führungskräften, die gebeten worden waren, Ursachen dafür anzugeben, warum Gespräche aus der jüngsten Zeit „schiefgelaufen" waren. 6,5 Prozent der von uns in Seminaren Befragten gaben an: „Ich mußte stehen bleiben, er saß!" Kritikgespräche oder Befehlsempfang?

Gespräch im Zimmer des Mitarbeiters oder im Zimmer des Vorgesetzten: Wichtig ist, daß zum Gelingen eines Kritikgesprächs gehört, daß sich der zu Kritisierende auf dieses Gespräch vorbereiten kann. Argumente sollen ausgetauscht, der Sachverhalt muß erst einmal geklärt werden. Der Vorgesetzte hat doch nicht alleine die Wahrheit für sich gepachtet. Die Weisheit des Augustinus gilt auch und vor allem beim Kritikgespräch: „Keiner von uns sage, er habe die Wahrheit schon gefunden! Laßt sie uns vielmehr so suchen, als ob sie uns beiden unbekannt sei. Wenn keiner sich anmaßt, sie schon gefunden und erkannt zu haben, dann werden wir sie gewissenhaft und einträchtig gemeinsam suchen können." Das „Argument", daß man so den Vorteil der Überrumpelung, des „auf den Kopf Zusagens" aus der Hand gebe, verkennt den Sinn des Kritikgesprächs. Hier gilt es ja nicht, jemanden zu erwischen, zu überführen, sondern hier geht es darum, gemeinsam nach Wegen einer besseren Zusammenarbeit zu suchen.

Die tägliche Kommunikationspraxis sieht leider ganz anders aus: 47,9 Prozent der von uns befragten Angestellten und Ärzte, also fast die Hälfte, erklärten als Ursache für das Scheitern eines Gesprächs: „Ich war nicht richtig vorbereitet, wurde überrumpelt!" Management by surprise?

4.14 Der vorprogrammierte Konflikt

„Sage mir, wie Du kritisierst und ich sage Dir, wie Du führst!" Die Art und Weise wie das Kritikproblem in Praxis oder Klinik „angegangen" wird, ist letztlich ein Prüfstein für den Führungsstil. Hier zeigt sich, ob kooperativ-partnerschaftlich nicht nur gedacht, sondern in der täglichen Praxis auch geführt wird. Alle schönen und großen Worte über die „moderne Führung durch Kooperation" können durch ein „hoheitliches Kritikgespräch" ad absurdum geführt werden. Hier zeigt sich, ob man „siegen" oder „nur" gewinnen, nämlich den Partner für sich und seine Sache gewinnen will.

Viele Vorgesetzte glauben ein Kritikgespräch dadurch für sich „entscheiden" zu müssen, indem sie ihre Positionsmacht deutlich spüren lassen. Der Vorgesetzte ist „oben" der Mitarbeiter „unten". Der Vorgesetzte darf urteilen, anordnen. Er ist unangreifbar. Für diese Vorgesetzten ist der zu kritisierende Mitarbeiter kein selbständig handelnder und entscheidender Mitarbeiter, sondern der auf Anweisung handelnde Untergebene, letztlich der Befehlsempfänger.

26,4 Prozent der von uns befragten Ärzte und Angestellten machten diese Einstellung ihres „Gesprächsgegners" für das Scheitern von Gesprächen verantwortlich: „Der andere Gesprächspartner ließ deutlich seine Überlegenheit spüren, er hat mich von oben herab behandelt." Kennen diese Vorgesetzten denn nicht die Gefahren bei „Sieg" und „Niederlage"? Mit einer Behandlung „von oben herab" kann man doch nicht den anderen im wahrsten Sinne des Wortes gewinnen. Eher „gewinnt" man die Feindschaft des Mitarbeiters. Die Motivation zur Verhaltensänderung ist gering, dazu kommt noch der erhöhte Zeit- und Arbeitsaufwand bei der Kontrolle der Durchführung der „Entscheidung". Und nicht nur das. Die emotionale Belastung des Vorgesetzten ist nicht gering, wenn auch häufig unbewußt. Aber gerade diese Belastungen des vegetativen Nervensystems sind ja die gefährlichen. Es sind letztlich Pyrrhussiege, die ja bekanntlich teuer bezahlt werden, die auf dem „Kritikschlachtfeld" errungen, manchmal sogar erstritten werden.

Das „von oben herab Behandeln" beginnt oft schon mit den Äußerlichkeiten. Kritikgespräche bekommen schon dadurch einen „dienstlichen Charakter", einen „formellen Anstrich" indem man sich als Vorgesetzter zu solchen Gesprächen die Jacke anzieht, während man sonst mit seinen Mitarbeitern wesentlich „lockerer" zu Gesprächen zusammenkommt. Damit soll kein „Kleiderstreit" entfacht werden, etwa darüber, in welcher Kleidung man z. B. auch an heißen Tagen am Arbeitsplatz zu Gesprächen zusammenkommt, ob mit „Schlips und Kragen", langärmelig oder kurzärmelig usw. Hier geht es nur um die Abweichung vom sonst Üblichen. „Ach du meine Güte, der Chef hat die Jacke an, was habe ich denn jetzt schon wieder verbrochen?" Nur darum geht es hier und um nichts anderes. Der Vergleich mit der Robe des Richters liegt doch sehr nahe. „Jetzt wird es förmlich, jetzt wird geurteilt, verurteilt." Daß mit der „äußeren Förmlichkeit" fast auch zwangsläufig Gefühlskälte „produziert", eine „coole" Atmosphäre geschaffen wird, versteht sich von selbst. Die besten Voraussetzungen für eine negative Hormonlage sind geschaffen, der Konflikt ist vorprogrammiert.

Die „äußere Förmlichkeit" - je unangenehmer für den Mitarbeiter, um so größer die Kontaktbarriere - überträgt sich auf die Begrüßung. Man geht nicht auf den Mitarbeiter zu, „kommt ihm nicht entgegen", läßt ihn, nachdem dieser achtungsvoll an der Türr verharrt hat, den mehr oder minder langen Weg zu dem Platz zurücklegen, den man ihm zuweist. In sehr vielen Fällen kommt es nicht zum Körperkontakt, die Hand wird nicht gegeben, höchstens mit der Hand - eindeutig und bestimmt - dorthin gewiesen, wo man sich hinzusetzen hat. Auch hier soll nicht über das Für und Wider des „Händeschüttelns" gerichtet werden. Manche mögen es, manche nicht. Hygiene hin, Hygiene her, feuchtwarm oder trocken. Es geht hier nur darum: Sonst „ja", aber beim Kritikgespräch „nein". Oder: Bei der Begrüßung, also vor dem Kritikgespräch „nein" und beim Verabschieden „ja"! Diese Variante ist uns immer wieder berichtet worden. Nach Abschluß des Gesprächs, dann, wenn der Kritisierte alles „geschluckt" hatte, oder sollte man besser sagen, der „Sieg" errungen war, konnte man sich ja wieder vertragen, während man vor dem Gespräch ja noch nicht so genau wußte, wie es ausgehen würde, die Hand also nicht gereicht wurde. Mit dem „Händeschütteln"am Schluß geht dann in fast allen Fällen noch ein „ich hoffe, daß wir auch weiterhin gut zusammenarbeiten" einher, nach derartigen Sieg-Niederlage-Gesprächen oft der reinste Hohn. Hier wird eine Formel gebraucht, die zur hohlen Form erstarrt ist. Das Schlimme dabei ist, daß „dies einfach so läuft", der Widerspruch zwischen dem tatsächlichen Gesprächsablauf und dem „Abschiedsprotokoll" gar nicht mehr auffällt. Beide Gesprächsteilnehmer sind froh, daß „es" vorbei ist. Die „Abschiedsformel" hilft beim Auseinanderkommen.

Das Entsetzen bei beiden Gesprächsteilnehmern über die Schlußphase gerade bei Kritikgesprächen ist sehr groß, wenn man im Seminar die Video-Aufzeichnung noch einmal ansieht. „Das bin ich? Das gibt's doch gar nicht!" Hier ist wahrlich Selbsterkenntnis der erste Schritt auf dem langen Wege einer möglichen Änderung des eigenen Verhaltens. Der harte, unbarmherzige Spiegel der Video-Aufzeichnung bringt Dinge an den Tag, die „sonst" einfach nicht geglaubt werden. „Dann schauen wir es uns halt noch einmal in Ruhe an." Und dann sieht man nicht nur „das", sondern noch viel mehr. Warum stellen sich eigentlich Vorgesetzte so ungern der Video-Kamera? Warum sagen Chefs ihre Seminarteilnahme ab oder gehen gar nicht zu einem Seminar, wenn „Rollenspiele mit Video" auf dem Programm stehen! Lampenfieber allein kann es doch nicht sein.

4.15 Der Ton macht die Musik!

Es ist fast schon gesicherte Erkenntnis der Wissenschaft: Gespräche, wie lange sie auch dauern mögen, werden oft in den ersten 180 Sekunden „entschieden". Was am Anfang „versäumt" wird, ist kaum noch aufzuholen. Was hier „vorgeprägt" wird, ist sehr oft nicht mehr „wegzuräumen". Hier werden „Sympathie- oder Antipathiefelder" aufgebaut, der „erste Eindruck" setzt sich fest und wächst oft zum Vorurteil, von dem Albert Einstein schon gesagt hat, daß es „leichter sei, ein Atom zu zertrümmern als ein Vorurteil".

Dieses Vorurteil wird im wesentlichen bei der Begrüßung „geprägt", die Mimik, die Gestik spielen hier die entscheidende Rolle. Wissenschaftliche Untersuchungen zeigten z. B., daß Sympathie zu 55 Prozent durch die Mimik, zu 38 Prozent durch alles, was mit dem Ton zusammenhängt, insbesondere durch den Tonfall und nur zu 7 Prozent durch das gesprochene Wort, also durch das, was man sagt, geschaffen wird. Nicht umsonst heißt es ja „der Ton macht die Musik". Warum nicht auch und vor allem beim Kritikgespräch?

Ein Sympathiefeld aufbauen!??

„Mir ist es völlig egal, ob mich meine Untergebenen, pardon Mitarbeiter, sympathisch finden oder nicht. Sympathiefelder aufbauen, auch das noch. Was soll man denn noch alles machen!" So die Äußerungen vieler Vorgesetzter. Und dann kommt das berühmte Beispiel vom Zucker, der ja bekanntlich in eine bestimmte Körperstelle geblasen werden soll. Fazit: „Ob mich meine Mitarbeiter lieben, ist mir völlig egal, Hauptsache es wird gearbeitet!" Diejenigen, die so „argumentieren" übersehen eines: Es geht hier insbesondere beim Kritikgespräch um das reibungslose Funktionieren des Gehirns, das durch eine positive Hormonlage außerordentlich begünstigt, wenn nicht sogar gewährleistet wird. Und gerade dieses reibungslose Funktionieren der Gehirnschaltungen wird durch Sympathiefelder wesentlich erleichtert. Hier geht es letztlich um das kleine Einmaleins der Führung, das man genauso lernen muß, wie jedes andere „Fach" auch. Im Bankwesen gibt es ganz bestimmte fachliche Grundfragen, die man einfach lernen muß. Diese

Grundfragen gibt es im Versicherungswesen, im Maschinenbau, in der Hotellerie, in der Medizin, in der Mathematik, eben überall da, wo gearbeitet wird. Nur in der Führung von Menschen, einem der schwierigsten Gebiete überhaupt, soll es anders sein? Hier glaubt man sich „tummeln“ zu können ohne „lernen“ zu müssen. Aber auch hierfür gibt es ein „Argument“: Die Erfahrung ist der beste Lehrmeister! Nur, manche halten das für Erfahrung, was sie 20 Jahre lang falsch gemacht haben. Auch - wirksames - Kritisieren muß gelernt werden und dazu gehört, daß man am Anfang eines Kritikgesprächs ein Sympathiefeld aufbaut.

Zum Aufbau eines Sympathiefeldes gehört vor allem, daß man nicht sofort „zur Sache“ kommt oder in „die Vollen“ geht. Der Adrenalinspiegel muß erst einmal herunter, und wie weit dieser Prozeß gediehen ist, sieht man an der Körpersprache seines Gesprächspartners. So lange hier deutliche körperliche Anzeichen von Verspannung erkennbar sind, durch Arme oder Beine Abwehrbarrieren, Abschrankungen errichtet werden, die Angst durch Erröten, Erblassen, durch Schweißperlen deutlich im Gesicht „geschrieben“ steht, um nur einige wenige Beispiele für die Anzeichen eines hohen Adrenalinspiegels zu nennen, so lange hat es kaum Sinn „zur Sache“ zu kommen. Hier gibt es genug Bereiche, die angesprochen werden können. Hier gibt es genug Möglichkeiten, z.B. durch Anbieten eines Getränks die notwendige Auflockerung herbeizuführen, die negative Hormonlage „umzudrehen“. Das sofortige „zur Sache kommen“ ist eine der großen Hinderungsgründe für den Erfolg von Kritikgesprächen. Das Argument für das sofortige Eingehen auf das Thema: Zeitmangel! „Das Herumreden um den heißen Brei kostet doch nur unnötige Zeit und wenn wir alles haben, Zeit haben wir nicht.“ In vielen Rollenspielen wird hier „schlagend“ das Gegenteil bewiesen. Für Kritikgespräche mit einer ausreichend langen „Anwärmphase“ wird viel weniger Zeit benötigt, als für solche, bei denen man, um Zeit zu sparen, sofort „in die Vollen ging“, wobei bei den meisten dieser Gespräche oft nur „Scheinlösungen“ erzielt wurden und ein weiteres Gespräch nötig wurde.

Kritikgespräche ohne oder ohne ausreichende Anwärmphase verlaufen meist sehr zäh und laufen auch aus der Zeit. Der vorgesehene Zeitraum wird gesprengt, anderes drückt auf den Terminplan, mit der Folge, daß die „Entscheidung“ gesucht wird, obwohl nocht nicht alles geklärt wurde. 37,4 Prozent der von uns befragten Seminarteilnehmer in Führungsseminaren fühlten sich zu Entscheidungen gedrängt, obwohl noch nicht alles besprochen war“, und 34,1 Prozent der Befragten hatten den Eindruck, „daß der andere unter Zeitdruck war, alles von ihm abprallte, man das Gefühl hatte, mit einer Wand zu reden“. Alles in allem glaubten mehr als ein Drittel, daß Gespräche aus „Zeitgründen schief gelaufen waren.

Zeitgründe spielen auch bei einem anderen Phänomen eine Rolle, das bei Kritikgesprächen immer wieder zu beobachten ist. Es wird viel zu früh gewertet, man läßt den Gesprächspartner nicht ausreden, hält lange Monologe, die sich im Aufzählen und Begründen von Vorwürfen erschöpfen. Es kommt zu keinem Gespräch, zu keinem klärenden Austausch von Argumenten, was von 27,2 Prozent der von uns befragten Seminarteilnehmer für das Scheitern von Gesprächen, die in Wirklichkeit keine waren, verantwortlich gemacht wurde. Auch hier hilft wieder einmal die eigene praktische Selbsterfahrung vor der Video-Kamera mehr, als lange theoretische Erörterungen oder gar Vorträge. Gespräche aufzeichnen, noch einmal „durchlaufen" lassen, einmal die Zeit abstoppen, in der der Kritisierende Monologe gehalten hat und die Zeit dagegenstellen, die dem Kritisierten zur Verfügung stand, wenn der Vorgesetzte einmal „Luft holte". Zeitanteile von 90:10 oder 80:20 sind keine Seltenheit.

4.16 Der Griff in die Mottenkiste

Kritikgespräche führen, heißt ein klares Ziel vor Augen haben und dieses Ziel während des Gesprächs konsequent verfolgen. Am Schluß des Kritikgesprächs müssen beide Partner zu einer eindeutigen Zielvereinbarung kommen. Jeder muß wissen, woran er ist.

Ein Ziel vor Augen haben, heißt zunächst einmal, dieses Ziel zu definieren. So selbstverständlich und vor allem so einfach das klingt: Kaum ein Grundsatz wird im täglichen Arbeitsalltag so wenig beachtet, wie dieser, vielleicht gerade deswegen, weil er so selbstverständlich ist. Die Folge: Wenn man nicht genau weiß, wohin man will, braucht man sich nicht zu wundern, wenn man ganz wo anders ankommt. Am besten, man formuliert sich dieses Ziel vor dem Gespräch schriftlich und verfolgt im Laufe des Gesprächs immer wieder, ob man sich noch auf der Zielstraße bewegt, und kontrolliert am Schluß, ob man das Ziel erreicht hat. Selbstverständlich können sich im Laufe des Gesprächs völlig neue Perspektiven eröffnen, denn das Ganze ist ja gerade das gemeinsame Bemühen, zunächst einmal den Sachverhalt zu klären und dann aus dem geklärten Sachverhalt einvernehmlich die notwendigen Folgerungen zu ziehen. Erst die Diagnose und dann die Therapie! Diese in der Medizin selbstverständliche Vorgehensweise sollte man auch beim Kritikgespräch anwenden. Und wenn man bei der Diagnose gemeinsam zu neuen Feststellungen kommt, muß man sofort von einer etwa vorgefaßten Meinung, mit der man ins Gespräch gegangen ist, abrücken, anstatt aus Prestigegründen dem Grundsatz zu heiligen: „Wer einmal A gesagt hat, der muß auch B sagen." Da helfen auch „Verbindlichkeit in der Form", „Höflichkeit", „moderate Sprechweise" nichts: Das Gespräch scheitert. 31,3 Prozent der von uns befragten Ärzte und Angestellten gaben als Grund für ein erfolgloses Gespräch an: „Oberflächlich, sehr verbindlich, innerlich aber kristallhart, ging er keinen Zentimeter von seiner vorgefaßten Meinung ab." 11,4 Prozent der Befragten waren der Ansicht: „Mit schönen Worten abgespeist, habe ich erst nachher gemerkt, daß ich der Gelackmeierte war."

Daß in einem Gespräch überhaupt keine klare Linie zu erkennen war, kommt gar nicht so selten vor. Immerhin konnten sich 25,6 Prozent der von uns befragten Seminarteilnehmer an Gespräche erinnern, deren „Grundkonzept" wie folgt umschrieben wurde: „Es ging alles drunter und drüber, keine klare Linie, vom Hundertsten ins Tausendste. Alles angefangen, nichts fertig gemacht. Vertane Zeit."

Zur klaren Linie gehört insbesondere, daß sich der Kritisierende voll mit der Kritik identifiziert und nicht andere vorschiebt. „Mein Chef ist unzufrieden mit Ihnen ..." oder „Ihre Kollegen sind der Meinung ..." schaffen mehr Unklarheit als Klarheit. Ganz schlimm wird es, wenn es heißt: „Ich persönlich bin der Ansicht, aber Sie wissen ja ..." Wer andere vorschiebt, gibt seinen Führungsanspruch aus der Hand und riskiert, daß der Kritisierte sich an Personen orientiert, die nur vorgeschoben, vielleicht manchmal sogar „erfunden“ sind.

Ins „Flattern“ kommt man beim Kritikgespräch insbesondere dann, wenn man blufft, wenn man „es“ auf den Kopf zusagt. Was aber tun, wenn sich der andere nicht bluffen läßt? Welche „Linie“ soll dann verfolgt werden? Der „Bluff“ gehört in die Schreckenskammer antiquierter Gesprächs- und Führungstechniken.

Vom Hundertsten ins Tausendste kommt man auch leicht beim „Griff in die Mottenkiste“, dann, wenn man die Gelegenheit beim Schopf packt und im Wege der Generalabrechnung auf frühere „Fälle“ zurückgreift. Gegenstand des Kritikgesprächs ist immer nur das konkrete Verhalten, das durch die Kritik geändert werden soll und nicht etwas, was schon längst erledigt ist. Das Ziel dieses konkreten Kritikgesprächs ist der Versuch, konkretes Arbeitsverhalten, das eben Anlaß zu diesem Kritikgespräch war, zu ändern. Kritik sollte immer ein Versuch zu weiterer, besserer Zusammenarbeit sein. Anders sieht es aus, wenn der Wunsch nach einer Zusammenarbeit nicht mehr besteht, weil der Grundsatz „der richtige Mann oder die richtige Frau an den richtigen Platz“ nicht mehr in der Praxis verwirklicht werden kann. Wenn Kritik nichts mehr fruchtet, wenn „alle Liebesmüh“ nichts mehr nutzt. Aber dann handelt es sich ja auch nicht mehr um ein Kritikgespräch, sondern um ein Trennungsgespräch. Manchmal hat man den Eindruck, daß die Gesprächsziele total durcheinandergeworfen werden. Kritikgespräche werden wie Straf-, wie Trennungsgespräche geführt.

Am Schluß eines zielgerichteten Kritikgesprächs steht die Zielvereinbarung. Beide Gesprächsteilnehmer legen ein konkretes, erreichbares und auch lohnendes Ziel fest und vereinbaren, ab wann entsprechend verfahren werden soll. Also nicht darüber einig sein, daß das Trinken von Alkohol während der Arbeitszeit aufhören müsse, sondern: „Ab sofort kein Alkoholgenuß während der Arbeitszeit.“

„Konkrete Ziele“ bedeuten vor allem kontrollfähige Ziele. Es nützt erfahrungsgemäß nicht viel, wenn vereinbart wird, daß in Zukunft sorgfältiger gearbeitet werden muß oder, daß man auf Patientenwünsche besser eingehen soll.

Wichtig ist, daß am Schluß durch Frage und Antwort sichergestellt wird: „Gesagt“, „gehört“, „verstanden“, „einverstanden“ und „ausgeführt“. Und daß es nicht heißt: „Es kam zu keiner Entscheidung, alles ist irgendwie zerflossen, man hatte nichts Konkretes in den Händen, man wußte nicht, woran man am Schluß eigentlich war“, wie sich 32,9 Prozent der von uns befragten Seminarteilnehmer über gescheiterte Gespräche äußerten.

4.17 Kritiküberschüsse - Anerkennungsdefizite

Kritik als Führungsmittel darf nicht isoliert gesehen werden, sie ist vielmehr ein Teil der Gesamt-Führungskonzeption. Hier muß sie sich harmonisch einordnen. Es kommt insbesonders auch darauf an, in welchem Verhältnis Kritik zu anderen Führungsmitteln steht, vor allem auf die Ausgewogenheit zum Führungsmittel der Anerkennung. Hier ist ein Vergleich zur Medizin angebracht: Zu hohe Dosierungen sind schädlich! Kritik ist ein Stressor und zuviel Streß macht auf Dauer bekanntlich krank.

„Was überwiegt bei Ihrer täglichen Arbeit, Anerkennung oder Kritik?“ Mehr

Anerkennung im Berufsalltag zu erfahren, erklärten 62,8 Prozent der von uns befragten Ärzte, wobei die jetzt in eigener freier Praxis tätigen Ärzte gebeten worden waren, sich an ihre letzte Position zurückzuerinnern, in der sie unter einem Chef gearbeitet hatten. Wesentlich geringer lag der Anteil derjenigen, die erklärt hatten, mehr Anerkennung im Berufsleben zu erfahren bei den von uns befragten weiblichen Angestellten: 45,7 Prozent!

Die Anerkennung ist ein Grundbedürfnis des Menschen! Dieses Grundbedürfnis wird weitgehend nicht befriedigt! Nur bei etwa 60 Prozent der Ärzte und bei nicht einmal der Hälfte der weiblichen Angestellten überwiegt die Anerkennung ihrer Leistung im beruflichen Alltag. Hier sollte man sich an den „Lehrsatz" der Betriebswirtschaft erinnern: Verweigerte Anerkennung ist verweigerter Lohn. Wobei es sich in den meisten Fällen gar nicht um ein „Verweigern" handelt. Denn 91,9 Prozent der von uns befragten Ärzte waren der Ansicht, daß sie die Leistungen ihrer Mitarbeiter auch - wie auch immer - ausdrücklich anerkennen würden. Nur, diese „ausdrückliche Anerkennung" wird von den Mitarbeiterinnen und Mitarbeitern oft nicht als solche empfunden, die Anerkennung „kommt nicht an". Selbstbild und Fremdeinschätzung klaffen wieder einmal deutlich auseinander!

Gefährlicher wird es schon, wenn man die Begründung derjenigen hört, warum sie die Leistungen ihrer Mitarbeiterinnen und Mitarbeiter nicht ausdrücklich anerkennen: „Gute Leistungen sind selbstverständlich und werden bezahlt." Hierüber sollte man nachdenken. Der Mensch lebt nicht von Brot allein!

Hier klaffen Theorie und Praxis auseinander. Was nützt es, wenn immer wieder „Mitmenschlichkeit" am Arbeitsplatz gefordert wird? Was hilft es, wenn Aufkleber am PKW mit dem Satz „Hast Du Dein Kind heute schon gelobt?" angebracht werden. Es sind doch nicht nur die Kinder, die „gelobt" werden müssen. Erwachsene brauchen dieses „Lob", d.h. die Anerkennung ihrer Leistung, als „tägliches Brot" genauso. Hier geht es letzten Endes darum, sich das alles bewußt zu machen, Menschen bewußt zu führen. Wenn Humanisierung der Arbeit, dann hier. Das immer wieder gebrauchte Schlagwort „Motivation" muß mit Leben erfüllt, in die Praxis umgesetzt werden. Bei unseren Führungsseminaren mit Ärzten fanden wir keinen der Seminarteilnehmer, der nicht bedenkenlos dem Satz zugestimmt hätte, daß man seine Mitarbeiterinnen und Mitarbeiter „motivieren" müsse. Allerdings sah es dann in der täglichen „Anerkennungspraxis" sehr dünn aus, während man sich jedoch sehr stark auf die Kritik konzentrierte.

In jeder ärztlichen Praxis, in jedem Krankenhaus geht es um Leistung. Dabei werden die Leistungsanforderungen insbesondere durch moderne Techniken immer höher. Diesen Anforderungen kann man bestimmt nicht gerecht werden mit Anerkennungsdefiziten oder Kritiküberschüssen. Das Ganze wird so richtig klar, wenn man weiß, daß rund 78 Prozent der von uns befragten Ärzte und 70 Prozent der weiblichen Angestellten mit der Anerkennung ihrer Leistung ein Erfolgserlebnis verbanden und fast 38 Prozent der Ärzte und 30 Prozent der weiblichen Angestellten (Mehrfachnennungen waren möglich) für diejenigen, die die Anerkennung aussprechen, Sympathie empfinden. Erfolg zeugt bekanntlich Erfolg. Was für ein mögliches Erfolgspotential liegt hier brach?

Und welches Mißerfolgspotential wird hier förmlich aktiviert durch im Verhältnis zur Anerkennung zuviel Kritik? Denn 54,3 Prozent der weiblichen Angestellten und 31,4 Prozent der Ärzte hatten erklärt, daß sich bei ihnen im täglichen

Arbeitsalltag Kritik und Anerkennung die Waage halten würden. Über einen Kritiküberschuß berichteten 5,7 Prozent der Ärzte. Bei einer „Ausgewogenheit" von Anerkennung und Kritik muß man doch wohl von einem Mißverhältnis zwischen Anerkennung und Kritik sprechen. Hier stellt sich doch die Frage: Ist denn ein Arzt oder ein Mitarbeiter oder eine Mitarbeiterin, bei denen sich Anerkennung und Kritik die Waage halten überhaupt noch tragbar?

In jeder ärztlichen Praxis, in jedem Krankenhaus werden überwiegend positive Leistungen erbracht. Wäre dem nicht so, wären weder Praxis noch Krankenhaus lebensfähig. Nur anerkannt werden diese Leistungen nicht in ausreichendem Maße. Im Gegenteil, es wird im Verhältnis zur Anerkennung zu viel kritisiert. Der Führungsleitsatz: „Kritik so wenig wie möglich und so viel wie unbedingt nötig" wird geradezu ins Gegenteil umgekehrt. Anstatt, wie es in einem amerikanischen Bestseller heißt, zu versuchen, die Mitarbeiter zu „erwischen", wenn sie etwas gut machen, um dies dann auch anzuerkennen, wird viel Mühe darauf verwendet, sie zu „erwischen", wenn sie etwas falsch machen. Die Folge: Kritik im Übermaß, Kritik zur unrechten Zeit, Kritik in Abwesenheit und Kritik in Gegenwart von Dritten. Gerade am Beispiel des Führungsmittels der Kritik wird klar, welche Defizite in der Führungsaus- und Fortbildung bestehen. Auch Ärzte müssen Führung lernen.

5 Delegation in Arztpraxis und Klinik

5.1 Delegation als eisernes Muß

Der Arzt steht im Mittelpunkt sowohl „seiner“ ärztlichen Praxis als auch des Krankenhauses. Er ist der Entscheidungsträger, wenn es um die Feststellung, Heilung oder Linderung von Krankheiten oder Körperschäden durch ärztliche Hilfe geht. Mit den Hauptaufgaben der Diagnose, der Therapie und nicht zuletzt der medizinischen Forschung nimmt er die zentrale Stelle im Bereich des gesamten Gesundheitswesens ein. Ärzte sind, um es wirtschaftlich zu betrachten, der teuerste Faktor im „Personalbereich“. Sie unterliegen in hohem Maße auch dem Verschleiß.

Die Beanspruchung der Ärzte, ganz gleich, ob sie in ihrer eigenen Praxis oder in größeren Einheiten wie in der Gruppenpraxis oder im Krankenhaus tätig sind, hat sich erhöht. Nicht nur in den medizinischen Zentralbereichen der Diagnose und Therapie sind insbesondere durch das weitere rasante Vordringen der medizinischen Technik die Anforderungen an den Arzt gestiegen. Ein Bereich, dem von vielen überhaupt noch nicht die Bedeutung beigemessen wird, die ihm zukommt, wird immer wichtiger: der Führungsbereich. Ärzte sehen sich zunehmend mit Problemen konfrontiert, die aus der Zusammenarbeit mit anderen Menschen, Kollegen, Schwestern, Arzthelferinnen, Pflegern, aber auch Angestellten im Verwaltungs- oder technischen Bereich kommen. Jeder Arzt, ob er es wahrhaben will oder nicht, wird immer mehr zur Führungskraft. Er ist ärztlicher Helfer der Patienten und Führer derjenigen, die ihm bei dieser Aufgabe helfen, zugleich. Wobei er ja schon im Aufgabenbereich der ärztlichen Hilfe Führer im wahrsten Sinne des Wortes ist, denn als Arzt muß er ja in den meisten Fällen zielorientiert das Verhalten seiner Patienten beeinflussen. Führung ist aber zielorientierte Verhaltensbeeinflussung.

Und mit noch einem Bereich müssen sich Ärzte zunehmend beschäftigen, eng verzahnt mit dem Führungsbereich: der wirtschaftlichen Führung der eigenen Praxis und des Krankenhauses, hier gemeinsam mit dem Wirtschafts- und Verwaltungsbereich. Jeder Arzt wird zunehmend auch zum Unternehmer.

Führungs- und Managementaufgaben. Das alles kostet Zeit und wird in Zukunft noch mehr Zeit kosten. Denn überall da, welcher Arzt hat das nicht schon bei seinen Patienten festgestellt, wo Menschen zusammenarbeiten sollen, gibt es Konfliktstoff. Nun, Konflikte kann man lösen, am leichtesten, wie es vielen scheint, durch Machtausübung. Aber die Bereitschaft der Menschen, sich durch Macht beherrschen zu lassen, ist stark gesunken. Das ist im Bereich der Politik genauso wie im Bereich der Schule, im kirchlichen Bereich wächst der „Widerstand gegen Macht von oben" genauso wie im Arbeitsleben. Warum sollte es im medizinischen Bereich anders sein? Führen ist, weil das Prinzip von Anordnen und Ausführen durch „etwas anderes" ersetzt werden muß, bestimmt nicht einfacher geworden. Führen, und zwar effizientes Führen, ist aber auch zeitaufwendiger geworden. Und damit trifft diese Aufgabe den Arzt an seiner empfindlichsten Stelle. Denn Zeit steht nur in einem begrenzten Ausmaß zur Verfügung: 168 Stunden pro Woche. Über dieses Zeitkapital kann der Chefarzt in einem Krankenhaus genauso verfügen, wie der niedergelassene Arzt, der Stationsarzt in der Klinik verfügt über das gleiche Zeitkapital wie der Arzt in der Forschung. Wobei die 168 Stunden - 24 Stunden am Tag - ein rein theoretisches Zeitkapital darstellen. Eines ist jedenfalls sicher: Für die überwiegende Anzahl der Ärzte ist die 40-Stundenwoche reine Illusion, für viele ist der 12- bis 14-Stundentag eher die Regel als die Ausnahme. Und das alles unter sehr hoher Konzentration und dem Zwang, sich immer auf etwas Neues, auf einen anderen Menschen mit all seiner Individualität einzustellen. Jeder Arzt weiß, daß die laufende zeitliche Überbeanspruchung auf Dauer bei seinen Patienten einen außerordentlich großen Risikofaktor für deren Gesundheit darstellt. Bei seinen Patienten ist er auch mit guten, zutreffenden Ratschlägen schnell bei der Hand. Auch die Konsequenzen einer Nichtbefolgung der Therapie werden klar und manchmal sehr drastisch aufgezeigt. Auf die eigene Gesundheit aber angesprochen, ist die häufige Reaktion: resignierendes Heben und Senken der Schultern mit einem „Aber was soll man denn machen?"

Als erstes werden häufig der Freizeitbereich und vor allem das eigene Familienleben „angezapft". Das freie Wochenende, der längere zusammenhängende Urlaub bekommen Seltenheitswert. Und dann geht es in der eigenen Praxis oder im Klinikbereich immer hektischer zu. Termine werden unter Anspannung aller Kräfte gehalten. Schließlich bleibt auch die eigene Fortbildung immer mehr auf der Strecke. Wann soll man in Ruhe und vor allem konzentriert Fachbeiträge oder gar Bücher lesen, vom Besuch von Seminaren ganz zu schweigen. Über etwas wird kaum gesprochen, ein Problem wird geradezu verdrängt: die Wirkung dieser totalen Überbelastung auf die Patienten. Können sich da nicht Fehler in Diagnose und Therapie einschleichen? Dies alles hört sich wie eine Horrorgeschichte an und führt zwangsläufig zu dem Schluß, daß hier unverantwortlicher und unwirtschaftlicher Raubbau getrieben wird.

Alle Grundsätze eines vernünftigen, ökonomischen Handelns scheinen auf den Kopf gestellt.

Hier muß und vor allem hier kann Entscheidendes geschehen. Entscheidendes im Interesse der bestmöglichen Versorgung der Patienten, Entscheidendes im Interesse eines effizienten Einsatzes der Mitarbeiterinnen und Mitarbeiter und nicht zuletzt im Interesse der Erhaltung der Gesundheit und damit der Arbeitskraft des Arztes. Die Medizin, die in weiten Bereichen der Wirtschaft vielfach geholfen hat und auch im medizinischen Bereich helfen wird, heißt Delegation! Die Ärzte müssen, wo immer es nur geht, entlastet, Aufgaben, Befugnisse und Verantwortung auf Mitarbeiterinnen und Mitarbeiter, im Krankenhaus auch auf Ärzte der nächst niedrigeren Hierarchieebene übertragen werden. Die Delegation von Aufgaben, Befugnissen und Verantwortung stellt sich als Führungsmittel nicht mehr als Alternative dar, sondern wird zum eisernen Muß.

5.2 Frust und Aggression

Die Verlagerung von Aufgaben, Befugnissen und auch von Verantwortung in der ärztlichen Praxis und im Krankenhaus ist geradezu notwendig, um die Effizienz der Leistung am Patienten durch den Arzt und sein Team zu erhalten und noch zu steigern.

Gerade die letzten beiden Jahrzehnte haben es ganz deutlich gezeigt: Wir leben im Zeitalter des schnellen Wandels. Die Entwicklung auf allen Gebieten vollzieht sich derartig schnell, daß selbst Fachleute Mühe haben, mit ihr Schritt zu halten. Auf dem Gebiet der wissenschaftlichen Literatur zeigt sich das besonders deutlich. Man nimmt heute i. allg. an, daß sich diese Literatur in etwa 5 Jahren „umschlägt“. Vieles ist dann „überholt“, zumindest muß man „ältere Literatur“ mit Vorsicht genießen und immer wieder die Frage stellen: „Stimmt denn das alles noch?“

Die Spezialisierung wird immer stärker, selbst die Bereiche der Spezialisten werden immer unüberschaubarer. Gerade auf dem Gebiet der Medizin wird es immer schwieriger, sich den so notwendigen Gesamtüberblick zu erhalten. Soweit die Anforderungen des „Fachs“, denen man nur mit großen Anstrengungen durch Fortbildung entsprechen kann.

Nun kommen auf den Arzt, ganz gleich ob in der eigenen Praxis oder im Krankenhaus, noch einige wichtige Aufgaben hinzu, denen er sich verstärkt widmen muß. Um nur ein Beispiel neben der wichtigen Personalführungsaufgabe zu nennen: die elektronische Datenverarbeitung. Die EDV ist in der ärztlichen Praxis und im Krankenhaus unaufhaltsam im Vordringen. Hier müssen gerade die Ärzte sehr aktiv werden und dürfen sich nicht auf die Rolle des mehr oder minder passiven „Benutzers“ zurückdrängen lassen. Nicht das, was der Spezialist der elektronischen Datenverarbeitung dem Arzt, aus welchen Gründen auch immer, anbietet oder gar aufdrängt, ist unbesehen zu übernehmen, sondern nur das, was der Arzt wirklich braucht. Hier müssen Ärzte so früh wie möglich aktiv werden, müssen ihre Bedürfnisse klar machen, ihre Wünsche äußern. Dies wiederum setzt ein intensives Beschäftigen mit der einem Arzt doch so fremden Materie voraus, und das wiederum kostet Zeit. Das Überstundenproblem wird sowohl beim niedergelassenen Arzt als auch beim Arzt im Krankenhaus zum „Dauerbrenner“. Abgesehen davon, und welcher Mediziner weiß das nicht, daß in Überstunden, und zwar je öfter sie anfallen, weniger geleistet werden kann als in den „ersten acht Stunden am Tag“, dadurch, daß versucht wird auf so vielen Hochzeiten wie möglich zu tanzen, muß irgendein Gebiet zu kurz kommen. Die Folge: Es geht etwas schief. Ein Beispiel aus der Wirtschaft: Die Fehlerhäufigkeit steigt. Es steigt aber auch die Unfallrate am Arbeitsplatz. Warum sollte es im medizinischen Bereich bei einer Dauerbelastung durch Überstunden anders sein?

Ärzte, die zuviel selbst machen wollen, frustrieren, meist ohne es zu wollen, ihre Mitarbeiterinnen und Mitarbeiter und im Krankenhaus die „unter“ ihnen arbeitenden Ärzte. Sie alle werden mehr oder weniger in die Rolle von „Ausführenden“ gedrängt, eine Rolle, die mit ihrem Rollenverständnis im Beruf nicht oder nicht mehr übereinstimmt. Die sehr oft hochqualifizierten Mitarbeiterinnen und Mitarbeiter wollen einen eigenen abgegrenzten Arbeitsbereich, in dem sie selbständig arbeiten können, für den sie aber auch die Verantwortung übernehmen wollen.

Gerade dieses Bedürfnis nach Eigenständigkeit, nach Selbstverwirklichung im Beruf wird oft nicht zur Kenntnis genommen oder mit der Bemerkung abgetan: „Selbstverwirklichung? Das ist doch wieder nur einer von diesen Modebegriffen. Wie lange habe ich gebraucht, um mich selbst verwirklichen zu können?" Die Folge dieser Einstellung bei den Mitarbeitern: Frustration. Nun ist aber auch der Begriff „Frustration" in der letzten Zeit überstrapaziert, ja geradezu lächerlich gemacht worden mit der Folge, daß man den „Frust" zwar „zur Kenntnis nimmt", ihn aber als Modeerscheinung mehr oder minder abtut. Davor ist dringend zu warnen. Man sollte die Frustration im Arbeitsleben auf keinen Fall auf die leichte Schulter nehmen und sich an die Bedeutung des Begriffs erinnern: frustra = vergeblich. Wer etwas erwartet und es nicht bekommt, resigniert oder reagiert aggressiv.

Aggression aber gegen wen oder gegen was? Gegen den „Verursacher", d.h. gegen den Vorgesetzten, kann sich die Aggression in den wenigsten Fällen richten, denn das ist außerordentlich gefährlich und kann letzten Endes zum Verlust des Arbeitsplatzes führen. Also richtet sich die Aggression gegen ein anderes Ziel, vielleicht sogar gegen den Patienten. Ob Resignation oder Aggression, Frustration bewirkt bestimmt keine Leistungssteigerung. Im Gegenteil: Es wird nur noch das getan, was unbedingt getan werden muß, und das bedeutet Rückschritt. Man soll sich hier keinerlei Illusion hingeben. Die „innere Kündigung" greift um sich und scherzhaft gibt es schon einen neuen terminus technicus: die Robinsonmethode. Montags Arbeitsposition einnehmen und warten auf Freitag!

Die wirtschaftlichen Folgen bleiben nicht aus. Die Patienten erwarten von „ihrem" Arzt, daß er Zeit für sie hat. Sie erwarten in der Arztpraxis einen geregelten, ruhigen Gang und vor allem keine Hektik. Sie merken sofort, wenn sich ihr Doktor verzettelt, wenn er alles alleine macht, wenn er förmlich von Untersuchungskabine zu Untersuchungskabine springt, wenn sie den Eindruck haben, daß „kein Mensch in der Praxis Zeit für sie hat". Irgendwann bleiben die Patienten weg, die Praxis „trocknet" aus.

Was bleibt, ist die Überforderung auf der einen und die Unterforderung auf der anderen Seite. Unterforderung bei der Arbeit wirkt sich nun keineswegs so aus, daß die Arbeit als angenehm empfunden wird, weil man eben nicht genug zu tun hat oder nur mit mehr oder minder einfachen Arbeiten beschäftigt ist. Genau das Gegenteil ist der Fall. Unterforderung bei der Arbeit, Monotonie, Langeweile können einen Menschen auf die Dauer krank machen. Unterforderung ist eine psychische Belastung, und solche Belastungen sind Ursache oder Mitursache einer großen Anzahl von Krankheiten.

Und noch etwas wird durch Unterforderung bei der Arbeit begünstigt: Der Griff nach der Flasche! Auch im medizinischen Bereich wird der ständig steigende Alkoholkonsum zum Problem.

In England hat man sich Gedanken gemacht, wie man Hausärzte durch sinnvollen Einsatz von Krankenschwestern entlasten könnte. Arztpraxen sollten Sprechzimmer angegliedert werden, in denen Krankenschwestern kleinere Gesundheitsstörungen wie Erkältungshusten und grippale Infekte behandeln sollten. Dieser Vorschlag, der englischen Regierung vom Royal College of Nursing unterbreitet, soll dazu dienen, Ärzte zu entlasten, damit diese sich voll auf schwierige Fälle konzentrieren könnten, insbesondere soll Zeit bei psychologischen und emotionalen Problemen der Patienten gewonnen werden. Auch für Gespräche mit Patienten, z. B. über das Einstellen des Rauchens, könnten die Schwestern zur Verfügung stehen. Ein nachdenkenswerter Vorschlag.

5.3 „So mach' Dir's leichter und laß' sie mit Dir tragen"

Delegation von Aufgaben, Befugnissen und Verantwortung ist keine Erfindung oder Errungenschaft der modernen Gesellschaft. Überlastung von „Führern" hat es schon immer gegeben und an guten Ratschlägen, wie man dieses Problem lösen könnte, nicht gefehlt.

Geradezu klassisch sind die Ratschläge, die Moses von seinem Schwiegervater Jethro erhielt (Altes Testament, zweites Buch Moses). „Was tust Du mit dem Volk? Warum mußt Du ganz allein da sitzen, und alles Volk steht um Dich her vom Morgen bis zum Abend. Es ist nicht gut, wie Du das tust. Du machst Dich zu müde, dazu auch das Volk, das mit Dir ist. Das Geschäft ist Dir zu schwer, Du kannst es alleine nicht ausrichten ... Sieh Dich aber unter dem ganzen Volk um nach redlichen Leuten, die Gott fürchten, wahrhaftig sind und dem ungerechten Gewinn fremd. Die setze über sie als Oberste über tausend, über hundert, über fünfzig und über zehn, daß sie das Volk allzeit richten. Nur wenn es eine größere Sache ist, sollen sie diese vor Dich bringen, alle geringen Sachen aber sollen sie selber richten. So mach' Dir's leichter und laß' sie mit Dir tragen."

So mach' Dir's leichter und laß' sie mit Dir tragen - diesen Satz aus dem Alten Testament sollte mancher Vorgesetzte im Büro an einer Stelle anbringen, auf die er immer wieder sehen muß. Diese geradezu klassische Organisationsanweisung enthält in prägnanter Form eine der wichtigsten Führungsregeln überhaupt, nämlich dieses „laß sie mit Dir tragen". Es ist die Grundregel eines kooperativen Führungsstils mit dem wesentlichen Merkmal der Delegation.

Nun, die Bibel ist ein Buch, das seit 2000 Jahren gelesen und weitergegeben wird - zunächst mit handgeschriebenen Texten, nach der Erfindung des Buchdrucks als eines der weitverbreitetsten Bücher auf der ganzen Welt. 2000 Jahre Bibel - 2000 Jahre Menschenführung! Und immer noch ist es in vielen Bereichen schwierig, ja fast unmöglich, dieses „laß sie mit Dir tragen" in die Praxis umzusetzen. Und das, obwohl gerade in der Bundesrepublik durch das Betriebsverfassungsgesetz und das Mitbestimmungsgesetz der Weg dazu sehr weit beschritten wurde und die gesellschaftliche, politische, technische und bildungsmäßige Entwicklung dies geradezu fordert.

Durch die Bildungsexpansion der letzten Jahre stehen heute der Wirtschaft und der öffentlichen Verwaltung und natürlich insbesondere dem Gesundheitsbereich eine große Anzahl von qualifizierten Mitarbeiterinnen und Mitarbeitern zur Verfügung, die allein schon von ihrer Qualifikation her mehr Aufgaben, Befugnisse und Verantwortung erwarten.

52,9 Prozent der von uns in Führungsseminaren befragten Ärzte und 64,3 Prozent der weiblichen Angestellten beantworteten die Frage: „Sollte Ihr Delegationsbereich erweitert werden?" mit „ja".

Diese Zahlen spiegeln die gesellschaftliche und bildungsmäßige Entwicklung der letzten Jahre deutlich wider. „Fähigkeit bringt das Bedürfnis mit sich, diese

Fähigkeit auch zu gebrauchen." Dieses Wort eines Nobel-Preisträgers der Biologie findet in diesen Zahlen seinen deutlichen Niederschlag. Hier wird freiwillig Leitung angeboten. Diese „ausgestreckte Hand" der Mitarbeiterinnen und Mitarbeiter gilt es zu ergreifen, und zwar so bald wie möglich, sonst wird diese Hand - ohne daß es viele Chefs überhaupt merken - zurückgezogen. Jeder Arzt, ob in der Arztpraxis oder im Krankenhaus muß entlastet werden, damit er sich seinen Aufgaben mit voller Kraft, der erforderlichen Ruhe und Konzentration widmen kann und er auch noch für andere Aufgaben zur Verfügung steht.

Für andere Aufgaben?

Hier ist vor allem eine verstärkte Mitwirkung von Ärzten in Einrichtungen des öffentlichen Lebens erforderlich. Der gesamte Gesundheitsbereich ist kein Staat im Staate, und vor allem Ärzte sollten sich nicht auf ihre rein beruflichen Aufgaben beschränken. Dies schon allein aus dem Grunde, um gerade im öffentlichen Leben Verständnis für die Probleme aus dem ärztlichen Wirkungskreis zu wecken. Man sollte nicht auf der einen Seite lauthals das immer mehr schwindende Vertrauen gegenüber der Ärzteschaft, ja sogar eine hie und da bemerkbare „Ärztefeindlichkeit" beklagen, sich aber auf der anderen Seite, wenn es darum geht, die Probleme des medizinischen Bereichs im öffentlichen Leben bekanntzumachen, passiv verhalten. Dieses Feld alleine den Verbänden und Standesvertretungen zu überlassen, erscheint als eine zu einfache und auch nicht effiziente Lösung. Ein Verband kann nicht Mitglied des Deutschen Bundestages - wieviel Ärzte sind im Bundestag? - oder eines Landtages sein! Um nicht mißverstanden zu werden: Bei aller Anerkennung der Leistung von Verbänden oder Standesvertretungen. Hier geht es um den fachkundigen, unmittelbaren Einfluß in den Entscheidungsgremien, um nicht mehr, aber auch um nicht weniger. Ärzte müssen heraus aus dem „Elfenbeinturm" des rein medizinischen Handelns. Dies ist leichter, viel leichter gesagt als getan. Wie kann man von einem überbelasteten Arzt, für den es praktisch keinen 8-Stundentag gibt und der auch an Wochenenden und Feiertagen eingespannt ist, erwarten, daß er seine ohnehin schon knappe Freizeit für diese Zwecke opfert? Die Entlastung des Arztes durch Umverteilung von Aufgaben, Befugnissen und Verantwortung ist insofern eine gesellschaftspolitische Aufgabe von hohem Stellenwert.

Eines kann durch die Umverteilung von Aufgaben sicher erreicht werden: Der Arzt kann sich in größerem Umfang als bisher seinen Mitarbeiter-Führungsaufgaben widmen. Es kann nicht oft genug betont werden: Jeder Arzt ist auch in hohem Maße Führungskraft, und die Bedeutung der Führungsaufgaben wird in der Praxis des niedergelassenen Arztes, im Krankenhaus, in der Forschung und Lehre immer mehr zunehmen.

In der Wirtschaft hat man dies längst erkannt. Fachwissen und Fachkönnen werden als selbstverständlich angesehen, was zunehmend im Anforderungsprofil einer Führungskraft gefordert wird, sind „außerfachliche" Qualifikationen, Führungsfähigkeit, die auch entsprechend eingesetzt werden kann. Im Universitätsbereich wird das vor allem deutlich. Wer nicht führen, andere Menschen zielorientiert beeinflussen kann, wird „überfahren". Wobei unter „Führung" heute auf keinen Fall mehr „Machtausübung" verstanden werden kann.

Der „gute Vorgesetzte", d.h. auch ein Vorgesetzter, der zur Delegation von Aufgaben, Befugnissen und Verantwortung bereit ist, hat in der Rangfolge der Kriterien, die bei der Berufsausübung wichtig sind, einen hohen Stellenwert. Bei den weiblichen Angestellten nahm er hinter der „interessanten Tätigkeit" und der „angenehmen Zusammenarbeit mit den Kollegen" die dritte Rangfolge noch vor der „leistungsgerechten Bezahlung" ein. Einen ähnlich hohen Rang maßen die Ärzte dem „guten Vorgesetzten" zu. Auch hier rangierte er vor der leistungsgerechten Bezahlung. Diesen hohen Ansprüchen gilt es gerecht zu werden.

5.4 Es wird noch zu oft „durchregiert"

Die Delegation von Aufgaben, Befugnissen und Verantwortung nimmt in der Fachliteratur, soweit sie sich mit dem „Management im Krankenhaus" oder der Führung der Arztpraxis beschäftigt, einen wichtigen Platz ein. Überall wird ganz klar gefordert: „Legen Sie die Aufgaben und Zuständigkeiten Ihrer Mitarbeiterinnen eindeutig fest", und „übertragen Sie jeder Mitarbeiterin ein eigenes, abgegrenztes Arbeitsgebiet" (G.F. Gross, Praxis-Ideenbuch für die Arztpraxis, Ecomed-Verlag, Landsberg/Lech). „Durch die Übertragung von Verantwortung und größerer Selbständigkeit empfängt der Organisationsteilnehmer stärkere Anreize aus der Organisation, die ihn veranlassen sollen, seine Beiträge zur Realisierung des Organisationsziels zu erhöhen" (Frömming, Management im Krankenhaus aus verhaltenswissenschaftlicher Sicht, Nomos-Verlagsgesellschaft, Baden-Baden). Die Delegation von Aufgaben, Befugnissen und Verantwortung soll vor allem den Arzt entlasten und ist für Mitarbeiterinnen und Mitarbeiter ein Motivationsfaktor ersten Ranges.

Die Lösung erscheint von der Theorie her gesehen einfach. Klare Aufgabengebiete schaffen, Zuständigkeiten regeln. Jeder hat seine Aufgabe, für deren Bewältigung er auch verantwortlich ist. Also ist Delegation kein Problem. In Anlehnung an Theodor Heuß könnte man sagen: „Nun delegiert mal schön." Das wird in der Praxis auch immer wieder versucht. Doch sehr oft, leider zu oft, muß man schon nach kurzer Zeit feststellen, daß man die Rechnung ohne den Wirt gemacht hat. Denn einmal darf man das Problem der Delegation von Aufgaben, Befugnissen und Verantwortung nicht isoliert sehen. Die Delegation ist nur ein Baustein im Gesamtkomplex der Führung. Zum anderen setzt die Delegation Menschen voraus, die auf der einen Seite bereit und fähig sind zu delegieren und auf der anderen Seite wiederum willens und in der Lage sind, selbständig Aufgaben zu übernehmen und auch für ihre Arbeit die Verantwortung zu tragen.

Die selbständige, eigenverantwortliche Bewältigung von Aufgaben setzt Vorgesetzte, Mitarbeiterinnen und Mitarbeiter voraus, die objektiv gesehen dazu auch in der Lage sind. Wer sich schon einmal mit dem Spezialgebiet der Mitarbeiterbeurteilung beschäftig hat - jeder Arzt muß seine Mitarbeiterinnen und Mitarbeiter beurteilen, ganz gleich, ob er eine Beurteilung „schreibt" oder nicht -, weiß, daß das menschliche Potential, aus welchen Gründen auch immer, begrenzt ist. Selbst wenn man die Gauß'sche Normalverteilung nur in abgemilderter Form akzeptiert, muß man in ehrlicher Selbsterkenntnis eingestehen, daß es zumindest nicht einfach ist, auf Anhieb genügend Mitarbeiterinnen und Mitarbeiter zu finden, auf die man ohne weiteres Aufgaben, Befugnisse und Verantwortung übertragen kann.

Denn so einleuchtend und fortschrittlich es klingen mag, daß durch Delegation die Verantwortungsbereitschaft, die Initiative und Kreativität von Mitarbeiterinnen und Mitarbeitern geweckt und die Zusammenarbeit gefördert werden: Eigenverantwortliches, selbständiges Arbeiten im eigenen Delegationsbereich setzt bei den Mitarbeitern immer voraus, daß diese auch dazu fähig sind oder dazu befähigt werden. Die Delegation von Aufgaben, Befugnissen und Verantwortung ist eng mit einer dementsprechenden Personalauswahl, Personalbeurteilung, Aus- und Fortbildung, sowie Förderung verknüpft. Delegation ohne eine systematische und gezielte Arbeit auf diesen Gebieten muß früher oder später scheitern. Nur die Vorgesetzten, die das berücksichtigen, haben überhaupt die Chance, das Delegationsprinzip erfolgreich einzuführen. Ohne eine den Anforderungsprofilen einer eigenverantwortlichen, selbständigen Tätigkeit entsprechende Personalauswahl, ohne eine auf kooperativen Führungsstil abgestellte Schulung von Mitarbeiterinnen und Mitarbeitern, ohne eine langdauernde Persönlichkeitsentwicklung, ohne eine den Anforderungen des Delegationsprinzips entsprechende Beurteilung von Mitarbeiterinnen und Mitarbeitern ist eine Führung in der ärztlichen Praxis oder im Krankenhaus, die auf Delegation aufgebaut ist, früher oder später zum Scheitern verurteilt.

Und noch etwas ist wichtig: Delegation von Aufgaben, Befugnissen und Verantwortung erfordert auf seiten des Vorgesetzten eine erhöhte Verpflichtung zur Koordination. „Bleibt die Koordination dezentralisierter Entscheidungen aus, besteht die Gefahr, daß die Individualziele der Entscheidungsträger die Entscheidungsprozesse dominieren“ (Krankenhaus-Management). Die linke Hand muß wissen, was die rechte tut.

So selbstverständlich es klingen mag: Delegation ist nur erfolgreich, wenn die Vorgesetzten voll hinter diesem Prinzip stehen. Nicht umsonst wird gefordert: „Nehmen Sie die übertragene Selbständigkeit ernst, mischen Sie sich nicht laufend ein“ (Praxis-Ideenbuch). Hier muß jeder Chef eiserne Selbstkontrolle üben, denn damit kann man wohl kaum rechnen, daß sich Mitarbeiterinnen oder Mitarbeiter über Eingriffe in „ihr Reich“ beim Chef beklagen. Die Angst vor Auseinandersetzungen ist hier viel zu groß. Die Versuchung, in Delegationsbereiche einzugreifen, scheint in der Praxis und im Krankenhaus nicht gering verbreitet zu sein. In unseren Führungsseminaren wurde immer wieder davon berichtet, daß es mit der Übertragung von Aufgaben, Befugnissen und Verantwortung „unten“ oder „in der Mitte“ ganz gut klappen würde, daß man, sich „ganz oben“ aber kaum an das Prinzip, das ja von oben auch eingeführt worden sei, halten würde. „Anweisungen seien immer nur für die anderen da“, so wird geklagt. „Oben wird noch genau so regiert wie früher, aber mit einer Ausnahme: Unangenehmes wird gern nach unten abgegeben oder für Fehler wird immer die nächst niedrigere Ebene verantwortlich gemacht.“

„Läßt Sie Ihr Vorgesetzter in Ihrem Delegationsbereich ungestört handeln?“ Für ein klares und uneingeschränktes Ja konnten sich nur 59,5 Prozent der von uns befragten Ärzte entscheiden. Zwar lagen sie mit dieser Quote noch 9 Prozent über der Ja-Entscheidung der von uns befragten Führungskräfte der Wirtschaft. Dennoch muß man auch hier auf eine Verbesserung des Anteils hinwirken. Dies um so mehr, als die Gefahr besteht, wenn einem selbst dauernd hineinregiert wird, daß man dies ebenso bei seinen Mitarbeiterinnen und Mitarbeitern tut. Daß diese

Gefahr gar nicht so von der Hand zu weisen ist, zeigt das Befragungsergebnis bei den weiblichen Angestellten, von denen sich nur 42,2 Prozent für ein uneingeschränktes Ja entscheiden konnten.

Diese Ergebnisse zeigen eines deutlich auf: Delegation von Aufgaben, Befugnissen und Verantwortung darf nicht nur auf dem Papier stehen oder als Programm verkündet werden. Es muß auch mit Leben erfüllt werden. Es gibt viele Vorgesetzte, die glauben, gerade bei der Durchführung des Delegationsprinzips bis an die Grenze des Möglichen gegangen zu sein, während ihre Mitarbeiter in dieser Beziehung ganz anderer Meinung sind. Auch hier kommt wieder einmal der Unterschied zwischen Selbsteinschätzung und Fremdbild zum Tragen. Das Schlimme dabei ist, daß hinter dem laufenden Durchgriff nach unten oft gar kein böser Wille steht, sondern es „halt immer wieder, und zwar in bester Absicht passiert". Auch darüber sollte man selbstkritisch nachdenken und vor allem mit seinen Mitarbeiterinnen und Mitarbeitern darüber reden.

5.5 Delegation ist oft nur reine Theorie

Die Delegation von Aufgaben, Befugnissen und Verantwortung ist ein Baustein der Gesamt-Führungskonzeption, aber eben nur ein Baustein. Das Delegationsprinzip muß in der Praxis scheitern, wenn nicht in der Einzelpraxis oder im gesamten Krankenhausbereich kooperativ geführt wird, und zwar von der obersten Spitze bis zur Mitarbeiterin oder zum Mitarbeiter.

In der Einzelpraxis bereitet das Praktizieren eines einheitlichen Führungsstils kaum Schwierigkeiten. Hier gibt es nur einen „Entscheidungsträger" an der Spitze, und wenn hier kooperativ geführt wird, besteht gute Aussicht, daß sich auch die Mitarbeiterinnen und Mitarbeiter kooperativ verhalten.

Schwieriger wird es schon in größeren Organisationseinheiten, z. B. in einem Krankenhaus. Hier gibt es ja nicht nur die großen Bereiche Medizin, Pflege und Verwaltung, die einmal miteinander kooperieren, zum anderen aber auch innerhalb ihres Bereiches kooperativ geführt werden sollen. Eine wie es scheint fast unlösbare Aufgabe. Stellt man sich dann noch die einzelnen Bereiche vor, wie z. B. innere Medizin, Chirurgie oder Urologie, um nur einige zu nennen, und denkt daran zu versuchen, hier ein einheitliches Führungsverhalten „einzuführen", dann sieht selbst der glühendste Idealist Probleme. Warum eigentlich? Kooperatives Führungsverhalten ist in hohem Maße effizient und bietet sich im medizinischen Bereich geradezu an.

Aber auch im Bereich der Wirtschaft gibt es hier große Probleme. In seiner Untersuchung „Führungssysteme und Unternehmensorganisation" (Giradet-Verlag, Essen) stellt Professor Voßbein fest, daß 92,3 Prozent der von ihm befragten Unternehmen die Delegation von Aufgaben, Befugnissen und Verantwortung in ihren Führungsmodellen als Organisationsmerkmal verankert haben. 40 Prozent aller Modelle machen das Delegationsprinzip zu ihrem Hauptbestandteil. In derselben Untersuchung wird aber auch festgestellt, daß in Unternehmen, die einen verbindlichen Führungsstil eingeführt haben, dieser nur von 44,7 Prozent aller Führungskräfte eingehalten wird.

Nach einer anderen großen Untersuchung im Bereich der Wirtschaft bezeichneten 35 Prozent der befragten Führungskräfte als eines ihrer größten Probleme, daß in ihren Organisationen keine klaren Kompetenzabgrenzungen vorhanden seien, und 20 Prozent, daß in ihren eigenen Kompetenzbereich laufend eingegriffen werde.

Interessant war auch ein Soll-Ist-Vergleich der Eigenschaften und Fähigkeiten von Vorgesetzten. 59 Prozent der Befragten hielten bei Vorgesetzten die „Delegation von Verantwortung" für sehr wichtig, aber nur 21 Prozent als tatsächlich vorhanden. Führungsmodelle, Organisationssysteme sind nur so gut, wie sie in der täglichen Praxis auch von der obersten Spitze bis zu den Mitarbeitern vorgelebt und tatsächlich angewendet werden. Geschieht das nicht, sind sie nicht mehr wert, als das Papier, auf dem sie geschrieben stehen.

Führungsstil und Organisationsanweisung gehören also zusammen. Daß ein „management by delegation" oder wie immer man ein Führungsmodell nennen mag, das die Delegation von Aufgaben, Befugnissen und Verantwortung zum Inhalt hat, nur funktionieren kann, wenn kooperativ geführt wird, folgt schon daraus, daß sich nur innerhalb eines solchen Führungsstils eine selbständige, eigenverantwortliche Tätigkeit entfalten kann. Kreativität und Innovationen, die ja gerade durch die Delegation gefördert werden sollen, werden bei Praktizierung eines mehr oder minder stark ausgeprägten autoritären Führungsstils langsam aber sicher zerstört. Ein kooperativer Führungsstil setzt aber ein gut entwickeltes Kommunikations- und Informationssystem voraus. Delegation von Aufgaben, Befugnissen und Verantwortung schlägt in seiner Wirkung genau ins Gegenteil um, wenn hier Defizite zu verzeichnen sind. Und Defizite gibt es hier in der täglichen Praxis genug. So beantworteten die Frage „Informiert Sie Ihr Vorgesetzter ausreichend?" nur 43,2 Prozent der von uns in Führungsseminaren befragten Ärzte und nur 32,6 Prozent der weiblichen Angestellten mit einem uneingeschränkten „ja". Ein erstaunlich niedriger Prozentsatz. Wie soll selbständig oder eigenverantwortlich gearbeitet werden, wenn die notwendige Information nicht gegeben wird? Gerade die Aufgaben im medizinischen Bereich erfordern eine systematische und intensive Kommunikation zwischen allen Mitgliedern des Teams, zum Wohle der Patienten.

In diesem Zusammenhang muß auch eine große Gefahr gesehen werden, die die Delegation von Aufgaben, Befugnissen und Verantwortung mit sich bringt: Selbständigkeit bringt manchmal die Gefahr von Verselbständigung mit sich. Man rückt auseinander, es entstehen Königreiche innerhalb des Königreichs. Diese Königreiche, sprich Delegationsbereiche werden immer mehr abgegrenzt, manchmal sogar abgeschottet. Man läßt „die anderen" nicht mehr über den Zaun schauen.

Das Gegenstück: Immer häufiger wird die „Zuständigkeit geprüft", die Gefahr, daß man der „Bierphilosophie" verfällt - „das ist nicht mein Bier" - liegt oft sehr nahe. Auch hier ist in der Einzelpraxis die Gefahr, daß die zentrifugalen Kräfte zu stark werden könnten, viel kleiner als z. B. im Krankenhaus. Delegation trägt sehr oft den Keim der mangelnden Zusammenarbeit in sich.

Dieser Gefahr kann durch intensive Kommunikation entgegengewirkt werden. „Was ist Ihnen bei der Ausübung Ihres Berufes besonders wichtig?" Unter neun vorgegebenen Kriterien, „gut gestalteter Arbeitsplatz", „eine angenehme Zusammenarbeit mit den Kollegen", „ein guter Vorgesetzter", „interessante Tätigkeit",

„Arbeitssicherheit und Gesundheitsschutz", „gute Sozialeinrichtungen", „günstige Regelung der Arbeitszeit", „leistungsgerechte Bezahlung" und „gute berufliche Entwicklungsmöglichkeiten" nahm die „angenehme Zusammenarbeit" einen Spitzenplatz ein. Die weiblichen Angestellten setzten dieses Kriterium nach der „interessanten Tätigkeit" auf Platz zwei ihrer Wunschliste. Die Ärzte plazierten dieses Kriterium auf die dritte Rangstelle nach der „interessanten Tätigkeit" und den „guten beruflichen Entwicklungsmöglichkeiten".

Kooperation und damit Kommunikation werden also gewünscht, man muß nur führungsmäßig die Voraussetzungen schaffen, damit der Informationsfluß nach allen Seiten fließen kann. Information von unten nach oben und von oben nach unten sowie die Querinformationen sind unerläßliche Voraussetzungen für das Funktionieren des Delegationsprinzips in der Praxis.

5.6 Delegation - Ein menschliches und organisatorisches Problem

Die Delegation von Aufgaben, Befugnissen und Verantwortung erscheint vielen Vorgesetzten zunächst nur ein organisatorisches Problem zu sein, wobei die Betonung auf „zunächst" liegt. Beachtet man nämlich die menschliche Komponente im Rahmen des Delegationsprinzips nicht, muß auf die Dauer das beste und ausgeklügeltste organisatorische System scheitern. Ein Phänomen, mit dem sich größere Organisationen, z. B. Krankenhäuser, immer wieder beschäftigen müssen. Da wird von erfahrenen externen Organisationsteams ein „Delegationsanzug" maßgeschneidert. Dieser Anzug sieht auch in der ersten Zeit hervorragend aus. Kaum hat aber das Organisationsteam das Krankenhaus verlassen, dann „paßt" er schon nicht mehr. Eine Lehre sollte man, ganz gleich, ob es sich um eine kleine Einheit, wie z. B. eine Einzelpraxis handelt, oder aber um ein großes Krankenhaus ziehen: Delegation muß wachsen, langsam wachsen und darf nicht im Schnellverfahren „aufgedrückt" werden.

Am Anfang stehen immer die Fragen: Was kann delegiert, an wen kann delegiert und wie weit kann delegiert werden? Auch kommt man in der Delegationsfrage schon ein ganzes Stück weiter, wenn man sich überhaupt einmal über den Begriff der Delegation klar wird.

Unter Delegation versteht man die Übertragung von Aufgaben mit genau abgegrenzten Kompetenzen und Verantwortlichkeiten zur selbständigen Erledigung. Dabei erhebt sich die grundsätzliche Frage: Soll von „oben nach unten" delegiert, d. h. sollen von oben nach unten Aufgaben, Befugnisse und Verantwortung verlagert werden, oder von „unten nach oben", d. h. soll nur das, was „unten" nicht erledigt werden kann, nach „oben" abgegeben werden?

Es ist fast schon Tradition geworden, daß von oben nach unten delegiert wird. Insbesondere dann, wenn das Delegationsprinzip neu eingeführt werden soll, geht man immer wieder diesen Weg. Anstatt einmal grundsätzlich die Frage zu stellen: „Was kann alles unten gemacht, und was muß unbedingt weiter oben erledigt werden", wird einfach hier und da oben etwas abgeschnitten. Oft liegt diese Übung auch darin begründet, daß mit der Übertragung von Aufgaben, Befugnissen und Verantwortung die Ab- oder Aufgabe von Macht verknüpft wird, nach dem Grundsatz: „Was einem anderen zuwächst, muß ich aufgeben." Wer viele Aufgaben zu erfüllen hat, selbst wenn er sich dabei kaputt macht, ist wichtig und wer wichtig ist, genießt Ansehen. Dabei wird von denjenigen, die glauben, Macht aufgeben, Ansehen verlieren zu müssen, eines übersehen: An die Stelle dessen, was verlagert wird, tritt ja kein Vakuum. Im Gegenteil: Wichtigere andere Aufgaben treten an die Stelle der übertragenen oder es wird Zeitkapital gewonnen, damit man sich endlich mit aller Kraft den Aufgaben widmen kann, die man bisher zwangsläufig aus Zeitmangel vernachlässigen mußte. Also kein Machtverlust, sondern Gewinn von höherwertigen Aufgaben, Gewinn von Ansehen.

Für den Gesamterfolg einer Arztpraxis oder eines Krankenhauses ist es viel wirksamer, von unten nach oben zu delegieren, d.h. die organisatorische Zuständigkeit von unten nach oben auszurichten. Man macht ohne Rücksicht auf das bestehende Organisationsschema eine Bestandsaufnahme und prüft, was kann alles von Mitarbeiterinnen und Mitarbeitern bewältigt werden und was ist unbedingt den Ärzten vorbehalten. Nur die Aufgaben, die von den Mitarbeiterinnen und Mitarbeitern nicht bewältigt werden können und dürfen, werden auf die nächste Ebene verlagert. Geht man auf diese Weise vor, dann unterliegt man auch nicht so leicht der Gefahr bei einer Delegation von oben nach unten, daß zu wenig nach unten verlagert, abgegeben wird, mit der Folge, daß der Flaschenhals oben zwar etwas bauchiger wird, aber zu eng bleibt. Eine spürbare Entlastung tritt dann meistens nicht ein.

An wen soll nun delegiert werden? Soll man Delegationsbereiche konkret auf bestimmte Personen „zuschneiden" oder soll man den richtigen Mann oder die richtige Frau dem von vornherein eingerichteten Aufgabenbereich zuordnen? Delegation „ad rem" oder „ad personam"? Welcher Auffassung ist nun im medizinischen Bereich der Vorzug zu geben? Zunächst spricht aus rein organisatorischen Gründen sehr viel dafür, erst das Delegationsschema festzulegen und dann die geeigneten Mitarbeiterinnen und Mitarbeiter für die betreffenden Aufgabenbereiche auszuwählen. Hier zeigt sich ganz besonders, daß die Delegation kein reines Organisationsproblem, wie es im übrigen von vielen gesehen wird, darstellt. Es muß als Führungsmittel in engem Zusammenhang mit der Personalauswahl und Personalentwicklung gesehen werden. Ohne eine enge Verzahnung dieser Führungsmittel muß die Anwendung des Delegationsprinzips früher oder später scheitern. Delegation darf nie als Selbstzweck angesehen werden. Der Vorteil einer „Delegation ad rem" liegt in der Kontinuität. Beim Wechsel von Mitarbeiterinnen und Mitarbeitern muß nicht immer wieder geprüft werden, ob die Delegationsbereiche neu „geschnitten" werden müssen. Allerdings zwingt die sachbezogene Delegation auch dazu, besonders bei der Personalauswahl streng nach vorgegebenen Stellenbeschreibung und dem Anforderungsprofil so lange zu suchen, bis die richtige Frau oder der richtige Mann, die die Anforderungen erfüllen, gefunden ist.

Nun, nach der reinen Lehre wird man nicht immer vorgehen können. Über allem steht ja, und das darf nie außer acht gelassen werden, die Sorge um die Gesundheit, das Leben des Patienten. Gerade im medizinischen Bereich wird die Qualifikation der Mitarbeiterinnen und Mitarbeiter sehr genau zu prüfen sein, denn es steht zu viel auf dem Spiel. Bei der Einarbeitung, beim Hineinwachsen in einen neuen Aufgabenbereich wird man genau aufpassen müssen. Insbesondere muß die Kontrolle in Form einer intensiven Zusammenarbeit am Anfang der

Übernahme eines neuen Aufgabenbereichs sorgfältig ausgeübt werden, sorgfältiger, als bei „eingefahrenen“ Mitarbeiterinnen und Mitarbeitern. Je intensiver diese Zusammenarbeit, um so schneller wird man sich davon überzeugen können, ob eine volle Übernahme des Aufgabenbereichs verantwortet werden kann oder nicht. Die „Probezeit“ hat gerade auf diesem Gebiet erhöhte Bedeutung. Und was dann, wenn die „Probe“ negativ ausfällt? Hier wird man keine Konzessionen machen können und nach einem Aufgabenbereich mit entsprechender Bezahlung Ausschau halten müssen, der den Fähigkeiten und Kenntnissen der Mitarbeiterin oder des Mitarbeiters entspricht oder gar die Trennung ins Auge fassen müssen, wenn ein solcher Aufgabenbereich nicht zur Verfügung steht. So hart das klingen mag: Das Wohl der Patienten läßt hier keine andere Wahl.

Aber auch die gebotene gleiche, gerechte Behandlung aller Mitarbeiterinnen und Mitarbeiter setzt hier eindeutige Maßstäbe. Bei den Eigenschaften, die an einem Vorgesetzten besonders geschätzt werden, setzten die weiblichen Angestellten und die Ärzte unter sechs vorgegebenen Kriterien die „gerechte Behandlung“ an die zweite Stelle der Beliebtheitsskala nach der „Anerkennung der Leistung“. Auf Rang drei folgte dann bei den Ärzten die guten Fachkenntnisse, die die weiblichen Angestellten auf Rang fünf plazierten. Auf die dritte Rangstelle setzten die weiblichen Angestellten „wenn er mit Ihnen spricht, wie die Arbeit am besten gemacht werden kann“ und Rang vier nahm die Eigenschaft „wenn er sich für Sie einsetzt“ ein. Dem hohen Rang, den die „gerechte Behandlung“ bei den schätzenswerten Eigenschaften eines Vorgesetzten einnimmt, sollte man auch bei der Delegation von Aufgaben, Befugnissen und Verantwortung Rechnung tragen.

5.7 Selbstverwirklichung - Nur ein Modebegriff?

In der Wirtschaft hört man immer wieder den „Lehrsatz der Delegation“: Führungskräfte müssen von Routinearbeiten entlastet werden, damit sie sich ihren Führungsaufgaben voll und ganz widmen können. Also scheint das Problem ganz einfach zu lösen zu sein: Alle Routineaufgaben in Arztpraxis und Klinik auf Arzthelferinnen, Schwestern und Pfleger übertragen, dann sind die Ärzte wesentlich entlastet.

Ist damit aber das „Delegationsproblem“ wirklich gelöst? Nun, ganz sicher sollten Ärzte weitgehend von Routineaufgaben entlastet werden. Für derartige Aufgaben ist die Arbeitszeit des Arztes einfach zu knapp bemessen, seine Arbeitskraft zu teuer. Andererseits ist aber bei der Aufgabenverteilung darauf zu achten, daß nicht nur Routine „unten“ angesiedelt wird. Dies würde über kurz oder lang zur Frustration der Arzthelferinnen und Schwestern und Pfleger führen. Gerade im Helferinnen- und Schwestern-Pflege-Bereich gibt es immer mehr hochqualifizierte Kräfte mit langjähriger Spezialausbildung. Diese Mitarbeiterinnen und Mitarbeiter bewegen sich immer mehr auf den medizinischen, den Ärzten vorbehaltenen Bereich zu. Zwar kann eine Krankenschwester nicht die Arztfunktion wahrnehmen, aber nicht umsonst heißt es: „Was heute der Doktor macht, ist morgen Schwesternaufgabe.“ In diesem Zusammenhang muß man sich immer wieder an den von dem Nobelpreisträger für Biologie Szent Gyorgyi geprägten Satz erinnern: „Fähigkeit bringt das Bedürfnis mit sich, diese Fähigkeit zu gebrauchen.“

Letzten Endes entspricht dieser Satz des Biologen dem Bestreben nach Selbstverwirklichung. Leider ist aber gerade in der letzten Zeit dieser Begriff immer mehr zum Modebegriff geworden, zu einem „Schlagwort". Für den Arzt ist „Selbstverwirklichung" geradezu etwas Selbstverständliches. Sie folgt mehr oder minder direkt aus seinem Beruf, seiner „Berufung" im wahrsten Sinne des Wortes. Ist der Arzt aber auch bereit, seinen Mitarbeiterinnen und Mitarbeitern diese Selbstverwirklichung zuzugestehen, und zwar nicht nur in der Theorie, sondern auch in der täglichen Praxis?

Vor allem im Krankenhaus geht man vielfach noch von der Erwartung aus, daß die Tätigkeit, und damit die Berufsauffassung der Krankenschwester weitgehend von der samariterischen Hilfsbereitschaft bestimmt sei, anknüpfend an die „typisch weiblichen", pflegerischen Instinkte. Dazu kommen noch die religiösen Ideale der Ordensschwestern mit ihrer Opferbereitschaft, hinter der Eigeninteressen weit zurücktraten. Daß diese Ideale nach wie vor bei der Schwesternschaft vorhanden sind, soll keineswegs geleugnet werden. In zunehmendem Maße, bedingt vor allem auch durch immer höher werdende Qualifikationsanforderungen, wächst aber auch bei diesem Personenkreis das Bedürfnis nach Selbstverwirklichung, das man auch als Bestreben nach „selber etwas eigenverantwortlich tun" auffassen kann. Dieses Bedürfnis nach Selbstverwirklichung sollte man sehr ernst nehmen. Es ist keineswegs auf die „weltlichen Schwestern" beschränkt oder die medizinisch-technischen und pharmazeutischen Assistentinnen oder Assistenten, sondern ist auch immer stärker im Bereich der Ordensschwestern festzustellen, die ja auch immer mehr mit ihren Kolleginnen zusammenkommen und sich austauschen. Hier nur auf die Opferbereitschaft „setzen" zu wollen, oder an die Hilfsbereitschaft zu appellieren, wäre nicht nur töricht, sondern führt, langfristig gesehen, unweigerlich zur Frustration. Hier sollte der Arzt immer wieder versuchen, sich in die Tätigkeit, das Aufgabenfeld und vor allem in die Bedürfniswelt seiner Mitarbeiterinnen und Mitarbeiter hineinzuversetzen. Hier müssen Ausgleiche geschaffen, Erfolgserlebnisse ermöglicht werden, und zwar bewußt und zielorientiert. Wenn delegiert wird, dann muß dies sinnvoll sein und der Qualifikation der Mitarbeiterin oder des Mitarbeiters, auf die delegiert wird, Rechnung tragen. Dabei muß stets bedacht werden, daß nicht nur die Aufgaben, sondern auch die dazugehörigen Befugnisse und die entsprechende Verantwortung übertragen werden.

Ein sehr neuralgisches Gebiet im Rahmen der Delegation ist die Stellvertretung. Sie kann nur dann voll wirksam werden, d.h. denjenigen, der vertreten wird, voll entlasten, wenn der Stellvertreter oder die Stellvertreterin voll in die Aufgaben der Vertretenen integriert sind. Dies ist gerade im medizinischen Bereich besonders wichtig. Kann beispielsweise im Bereich der Wirtschaft manches verschoben, aufgeschoben werden, bis der Vertretene wieder „da" ist, muß hier sehr oft schnell gehandelt werden. Ob der „Urlaubsvertreter" des niedergelassenen Arztes oder der Vertreter des Chefarztes in einem Krankenhaus: Beide müssen voll informiert sein, um handlungsfähig sein zu können. Das Gleiche gilt aber auch im Schwestern- oder Pflegebereich im Krankenhaus.

Sind mehrere Arzthelferinnen in der Praxis des niedergelassenen Arztes tätig, sollte ständig darauf geachtet werden, daß sie sich - Qualifikation vorausgesetzt - jederzeit vertreten können. Hilfreich ist es, daß ein schriftlicher Aufgabenkatalog vorhanden ist, auf den die Vertreterin jederzeit zurückgreifen kann. Kleinigkeiten werden oft übersehen oder vergessen! Gibt es bei weitgehender Arbeitsteilung in einzelnen Bereichen etwas Neues, sollte immer wieder für Informationsaustausch gesorgt werden. Auch ist es sinnvoll, der Stellvertreterin oder dem Stellvertreter auch während der Anwesenheit desjenigen, der später vertreten werden soll, Aufgaben aus dessen Arbeitsbereich zur selbständigen Erledigung zu übertragen, damit sie auf dem laufenden bleiben. Voraussetzung für eine wirksame Stellvertretung ist aber auch, die Stellvertreterin oder den Stellvertreter in all die Schulungs- und Fortbildungsprogramme einzubeziehen, die für den Stelleninhaber vorgesehen sind.

Nur wenn all diese Voraussetzungen gegeben sind, ist auch eine wirksame Stellvertretung während der Abwesenheit garantiert. Stellvertretung so betrachtet, kann zu einer wirksamen Entlastung des Stelleninhabers führen. Sie ist auf diese Weise die beste Lebensversicherung für die Kontinuität in einer Arztpraxis oder Klinik. Tut man das alles nicht, so kommt man zu einer Stellvertretung, die eher belastet als entlastet. Während der Abwesenheit des Stelleninhabers werden nur Routineaufgaben erledigt, Wichtiges wird vor sich hergeschoben, Entscheidungen werden verzögert, bis der Vertretene wieder da ist.

5.8 Management lernen!

„Der beste Schutz gegen die Managerkrankheit ist eine gute Sekretärin!" So der legendäre Professor Sauerbruch, der es ja gerade als Mediziner wissen mußte. Von dieser Führungsweisheit sollte man Gebrauch machen, wobei man in den „Schutzwall gegen die Managerkrankheit" auch die Arzthelferinnen mit einbeziehen sollte. Und auf keinen Fall sollte man hier die Ehefrauen der vielen niedergelassenen Ärzte vergessen, die oft „ganz nebenbei" in die Rolle von Sekretärin und Helferin schlüpfen. Ihre Hilfe wird oft aber als ganz selbstverständlich angesehen, ihre Fähigkeiten und Kenntnisse werden einfach „vorausgesetzt". Es klappt alles ganz vorzüglich, so vorzüglich, daß die große Gefahr besteht, daß man alle diese guten Leistungen erst so richtig zu schätzen weiß, wenn man sie vermißt. Die Ehefrau wird krank, die Arzthelferin oder Sekretärin scheiden, aus welchen Gründen auch immer, aus.

Nun ist guter Rat teuer. Teuer, wenn man allein schon an die Insertionskosten denkt, die sogar oft mehrmals anfallen. Trotz der vielen Arbeitslosen: Das Angebot an fachlich gut qualifizierten und von der Persönlichkeitsstruktur geeigneten Arzthelferinnen oder Sekretärinnen ist sehr begrenzt und wird noch begrenzter werden. Der Fluktuation kann man aber vorbeugen.

Das beste Mittel gegen einen Arbeitsplatzwechsel ist die Schaffung eines Arbeitsbereichs, der vom Arbeitsinhalt und von der Aufgabenzuweisung her ein möglichst selbständiges Tätigwerden ermöglicht. Gerade Frauen sind im Arbeitsleben oft unterfordert, im Vergleich zu ihrer Ausbildung, ihrer Qualifikation werden sie einfach „unter Wert" beschäftigt.

„Fühlen Sie sich bei Ihrer Arbeit überfordert, ausgelastet oder könnten Sie mehr leisten?" Diese Frage beantworteten nur 1,1 Prozent der von uns in Seminaren befragten weiblichen Angestellten mit „überfordert", 64,1 Prozent fühlten sich

„ausgelastet“ und 34,8 Prozent gaben an, mehr leisten zu können. Diese Unterforderungsquote von mehr als einem Drittel ist sehr hoch und sollte nachdenklich stimmen. Hier liegt ein großes Potential brach, das freiwillig angeboten wird. Durch welche Rationalisierungsmaßnahmen ließen sich solche Reserven „frei machen“? Zum anderen ist das „Fluktuationspotential“ nicht zu unterschätzen. 40,9 Prozent der weiblichen Angestellten nannten als möglichen Fluktuationsgrund „Art der Tätigkeit“ und speziell 27,3 Prozent „Selbständigkeit, Entscheidungsfreiheit“. Daß natürlich die Delegation von Aufgaben, Befugnissen und Verantwortung mit entsprechenden Aus- und Fortbildungsmaßnahmen verbunden sein muß, sei nur der Vollständigkeit halber erwähnt, wobei auch hier wiederum auf die in vielen Arztpraxen mithelfenden Ehefrauen hingewiesen werden soll, die bei Fortbildungsmaßnahmen gerne „vergessen“ werden. Fähigkeit muß durch Fortbildung gefördert und durch Delegation erhalten und verstärkt werden.

Das gleiche gilt bei den Ärzten im Krankenhaus. Hier wird immer noch von Oberärzten und Stationsärzten über mangelnde Delegationsbereitschaft ihrer Chefs geklagt. 52,9 Prozent der von uns befragten Ärzte wünschten eine Erweiterung ihres Delegationsbereiches, und nur 59,5 Prozent beantworteten die Frage „Läßt Sie Ihr Vorgesetzter in Ihrem Delegationsbereich ungestört handeln und entscheiden“ mit einem uneingeschränkten „Ja“.

Die in Diskussionen mit Chefärzten immer wieder zu beobachtende Vorsicht bei der Delegation von Aufgaben, Befugnissen und Verantwortung ist zunächst einmal verständlich. Im Hintergrund aller Überlegungen in dieser Hinsicht steht doch letztlich der Patient. Die Gesundheit, ja das Leben eines Menschen stehen auf dem Spiel. Im Gegensatz zu Entscheidungen im Bereich der Wirtschaft, wo man manches „reparieren“, „ausbügeln“ kann, sind im medizinischen Bereich „Rettungsmöglichkeiten“ begrenzt, und manches ist überhaupt nicht zu retten. Die Vorsicht bei der Delegation ist sehr oft im hohen Verantwortungsgefühl der Chefärzte begründet, und man sollte sich hier vor Pauschalurteilen hüten. Sicher gibt es auch hier noch die Chefs, die glauben, alles, aber auch alles in der Hand behalten zu müssen. Aber ist damit den Patienten, und um die geht es ja letzten Endes, geholfen? Können sich Chefärzte z. B. in einer Klinik mit 200 Betten infolge ihrer großen Kontrollspanne – Oberärzte, Stationsärzte – noch ausreichend mit den Patienten befassen? Muß nicht auf die Dauer die Konzentrationsfähigkeit bei der Vielgestaltigkeit der Probleme gerade auch aus den nichtmedizinischen Bereichen leiden? Gerade im Interesse der Patienten muß man hier sorgfältig abwägen, wobei z. B. Prestigeerwägungen oder Honorarfragen keine Rolle spielen dürften.

Die Befürchtung, die man manchmal hört: „Wenn ich noch mehr delegiere, dann habe ich ja überhaupt nichts mehr zu tun, dann kann ich ja gleich in den Ruhestand gehen“, ist sicher unbegründet. Durch die Delegation wird mehr Zeit gewonnen, und zwar für Aufgaben, denen man sich bisher nicht im erforderlichen Umfang hat widmen können. „Alle Ärzte, die Leitungsfunktionen im Krankenhaus anstreben, sollten Einblicke in Verwaltungsabläufe gewinnen und Management lernen, und zwar bevor sie in diese Position einrücken“, so Wolf Mutschler auf der Jahrestagung der Deutschen Gesellschaft für Unfallheilkunde 1986.

Nun, wenn man sich vorher nicht vertraut machen konnte, muß man es nachher tun. Und vor allem müssen die Voraussetzungen für das „Lernen von Management“ geschaffen werden. Wann und wo kann der Mediziner Management lernen? An diese Frage scheint bisher kaum jemand ernsthaft herangegangen zu sein. „Management lernen“ heißt Management zielbewußt lernen, systematisch lernen. Das Problem nur beim Namen zu nennen, nützt wenig. Man muß etwas tun. Mit Forderungen alleine ist es nicht getan. Und was für Ärzte in Leitungsfunktionen im Krankenhaus gilt, muß auch für den niedergelassenen Arzt gelten. Management, und d.h. vor allem auch Führung, kann man nicht einfach so nebenbei „betreiben“, es muß gründlich studiert werden.

5.9 Die Stellenbeschreibung ist kein Allheilmittel

Zu den planerischen Aufgaben der Führung einer Arztpraxis oder eines Krankenhauses gehört es, so frühzeitig wie möglich Delegationsbereiche zu schaffen, innerhalb derer selbständig und eigenverantwortlich Aufgaben erfüllt werden.

Dort, wo das Delegationsprinzip noch nicht eingeführt ist, insbesondere noch keine schriftliche Regelung getroffen worden ist, sollte der „Umstellungsvorgang“ so gründlich wie möglich vorbereitet und die Umstellung dann Schritt für Schritt durchgeführt werden. Die alten Volksweisheiten „Eile mit Weile“ und „blinder Eifer schadet nur“ gelten auch hier.

Das gilt einmal für die Planung der formellen Organisationsstruktur selbst. Auch hier muß das Rad nicht zum zweiten Mal erfunden werden. Was sich in der Praxis bei anderen bewährt hat, kann man ruhig „übernehmen“. Hier sollte man sich umhören, sich über mögliche Fehler informieren, und hier sollte man sich auch mit der entsprechenden Literatur vertraut machen.

Hat man sich „sachkundig“ gemacht, gegebenenfalls auch Unterlagen, wie z.B. Stellenbeschreibungen besorgt, sollte man die Mitarbeiterinnen und Mitarbeiter frühzeitig in alle Überlegungen miteinbeziehen. Für viele Ärzte, wie wir bei Diskussionen bei unseren Führungsseminaren immer wieder erfahren haben, zunächst etwas Ungewohntes. Die frühzeitige Mitbeteiligung gerade bei der Einführung von Veränderungen ist aber ein Hauptmerkmal eines kooperativen Führungsverhaltens. Gerade da, wo bisher noch weitgehend autoritär geführt, „durchregiert“ wurde, ist die weitgehendste Mitbeteiligung der von der Veränderung im wahrsten Sinne des Wortes oft „betroffenen“ Mitarbeiter dringend erforderlich. Auch sollte man sich nicht der Illusion hingeben, die Übertragung von Aufgaben, Befugnissen und vor allem von Verantwortung käme den Wünschen aller Mitarbeiterinnen und Mitarbeiter entgegen. Sicher ist es oft so, daß die Übertragung von Aufgaben, die Schaffung eigener Wirkungskreise sogar begeistert aufgenommen wird, sobald man aber in die Details einsteigt, weicht die Begeisterung einer kühlen und auch distanzierten Betrachtungsweise. Wo bisher noch nicht das Delegationsprinzip eingeführt war, ist die Übertragung von Aufgaben, Befugnissen und Verantwortung zunächst einmal etwas Neues, bringt Veränderungen mit sich. Gegenüber Veränderungen ist aber der Mensch sehr oft mißtrauisch, er verläßt ungern eingefahrene Geleise. Welcher Arzt hat dies nicht schon von manchen seiner Patienten erfahren müssen und festgestellt, daß die psychischen Belastungen, die Veränderungen im Arbeitsleben mit sich bringen, sich auf den Gesundheitszustand ausgewirkt haben. Hier sollte man versuchen, sich in die Psyche der von der Veränderung betroffenen Mitarbeiterinnen und Mitarbeiter hineinzuversetzen und entsprechend behutsam vorgehen. Das Mißtrauen gegenüber Veränderungen im eigenen Arbeitsbereich ist besonders ausgeprägt, wenn Mitarbeiterinnen und Mitarbeiter bisher noch nicht selbständig und eigenverantwortlich ihre Aufgaben erfüllen konnten. Sie wittern „Unrat", glauben, das Ganze geschähe nur, um höhere Leistungen aus ihnen herauszuholen, sie fühlen sich manipuliert. Außerdem gibt es bestimmt einige, denen das bisherige System gut gefallen hat. Sie arbeiteten auf Anweisung und trugen auch keine Verantwortung, das Ganze war nicht unbequem. Bei der Einführung des Delegationsprinzips sollte man alle diese Hürden bedenken. Natürlich fördert das Delegationsprinzip die Initiative, macht eine Tätigkeit sinnvoll, befriedigt auch das Bedürfnis nach Anerkennung und gibt schließlich das von den Menschen angestrebte Erfolgserlebnis bei der Arbeit. Auf der anderen Seite fällt es manchem sicher nicht leicht, das auch alles einzusehen und sich auf eine selbständige, eigenverantwortliche Tätigkeit umzustellen. Jemand, der bisher im „Schutz von Anweisungen" gearbeitet hat, wird nun dem frischen Wind der Verantwortung ausgesetzt. Alles das sollte man sorgfältig bedenken und bei der Umstellung lieber eine „Politik der kleinen Schritte" betreiben, als Neuerungen im „Hau-ruck-Verfahren" einzuführen. Planung und Umstellung nur mit den davon betroffenen Mitarbeitern und niemals im Wege des Alleinganges, und damit gegen sie. Der Widerstand richtet sich dann nicht einmal so gegen die Änderung an sich, sondern gegen die Art und Weise, wie diese „verkauft" wird.

Tragende organisatorische Grundlage der Delegation ist die Stellenbeschreibung. Sie enthält einen schriftlich niedergelegten Katalog der Aufgaben und Befugnisse und den Verantwortungsbereich des Stelleninhabers. Für jeden Arbeitsbereich in der Praxis, z. B. Anmeldung, Sekretariat, Abrechnung, Material, Röntgen, Labor, Behandlungszimmer, sollte eine klare Aufgabenstellung vorgegeben sein. Festgelegt sein sollte jeweils das Ziel der Stelle, die Abgrenzung der Verantwortung mit den erforderlichen Entscheidungsspielräumen. Für jeden Arbeitsbereich sollte die Stellvertretung geregelt sein, so daß bei Abwesenheit jedem klar sein muß, wer die Aufgabe des oder der Fehlenden übernehmen muß.

Wichtig ist, daß man überhaupt einmal daran geht, solche Stellenbeschreibungen zu erstellen, und zwar gemeinsam mit den Mitarbeitern, die die betreffende Stelle ausfüllen. Die Erstellung von solchen Stellenbeschreibungen braucht Zeit, Geduld und Einfühlungsvermögen. Hier sind gegebenenfalls „Machtkämpfe" unter den Beteiligten zu erwarten. Denn die Stellenbeschreibung ist auch und vor allem eine wichtige Grundlage der Gehaltsfindung. Und beim Geld hört bekanntlich der Spaß auf.

Man sollte sich allerdings von der Einführung von Stellenbeschreibungen keine Wunder versprechen. Zwar soll durch die Stellenbeschreibung genau und verbindlich festgelegt werden, welche Aufgaben vom Stelleninhaber zu erfüllen sind, welche Befugnisse er hat, für was er verantwortlich ist. Zwar erhofft man sich, daß gerade durch die Stellenbeschreibung Klarheit im organisatorischen Gefüge und im Arbeitsablauf geschaffen wird, daß sie Handlungsfreiheit gegenüber Vorgesetzten und Kollegen verschafft, daß sie weiterhin eine Basis für die Dienstaufsicht und die Selbstkontrolle sowie die Mitarbeiterbeurteilung und die Gehaltsfindung abgibt. Zwar erhofft man sich weiter eine erhöhte Transparenz der Organisation, die Vermeidung von Doppelarbeit und letztlich ein gutes Betriebsklima. Die Praxis sieht aber leider oft ganz anders aus!

Die Stellenbeschreibung ist eine, aber auch nur *eine* wesentliche Voraussetzung dafür, daß das Delegationsprinzip in der Praxis auch funktioniert. Sie ist auch eine wichtige Voraussetzung für die Personalwerbung, Personalauslese, Personalbeurteilung und die Kontrolle. Sie kann aber in der Praxis völlig wirkungslos sein, wenn sie nicht durch einen entsprechenden Führungsstil „abgesichert" wird. Wenn Vorgesetzte immer wieder das Delegationsprinzip durchbrechen, durchregieren, oder im Gegensatz dazu die Kontrolle völlig schleifen lassen, hilft die beste formelle Organisationsform nichts. Und wer legt sich schon auf die Dauer mit seinem Vorgesetzten an? Die Angst ist hier weiter verbreitet als man annimmt. Wer setzt schon seine Karriere aufs Spiel? „Laß ihn doch regieren, wenn er will" - die Grenzen zur Resignation und damit zur inneren Kündigung sind hier flüssig. Delegation klappt nur bei ausgezeichneter Selbstdisziplin.

5.10 Spezialistenzäune, Königreiche, zentrifugale Kräfte

Delegation ist nur ein Baustein der Führung und darf auf keinen Fall isoliert betrachtet werden. Die Delegation von Aufgaben, Befugnissen und Verantwortung findet einmal ihr Gegenstück in der Kontrolle, zum anderen in der Koordination und vor allem in der Kooperation.

Kontrolle ist ein wichtiger Baustein im Mosaikbild der Führung. Derjenige, der Aufgaben, Befugnisse und Verantwortung delegiert hat, muß sich immer wieder von der ordnungsgemäßen Erfüllung der übertragenen Aufgaben überzeugen, eine gerade im medizinischen Bereich unverzichtbare Führungsaufgabe, denn es geht ja letzlich um die Gesundheit, ja das Leben der dem Arzt anvertrauten Patienten. Gerade die Kontrollaufgabe wird aber immer wieder vernachlässigt, weil man davon ausgeht, daß, wenn einmal delegiert sei, in Delegationsbereiche nicht mehr eingegriffen werden dürfe. Kontrolle hat mit einem Eingriff in den Delegationsbereich nichts zu tun. Es wird ja nicht in diesen Bereich „hineinregiert", sondern nur geprüft, ob die übertragenen Aufgaben ordnungsgemäß erfüllt werden.

Der schlimmste Feind für eine wirkungsvolle Anwendung des Delegationsprinzips ist die mangelnde Koordination und damit verbunden die nicht funktionierende Kooperation. Selbständigkeit birgt sehr oft die Gefahr einer Verselbständigung in sich. Dieser Gefahr kann wirkungsvoll nur durch Koordination begegnet werden. Gerade die immer stärker werdende Spezialisierung verstärkt die zentrifugalen Kräfte, die Gefahr der kleinen „Königreiche innerhalb eines Königreiches" muß erkannt, den „Spezialistenzäunen" muß entgegengewirkt werden. Ein wirksames Gegenmittel: Besprechungen, bei denen immer wieder die gemeinsamen Ziele herausgestellt, die anderen Teammitglieder über Neuerungen aus deren Spezialgebieten informiert und gemeinsame Entwicklungen vorangetrieben werden.

Besprechungen planen, führen und leiten, Ziele setzen oder vereinbaren, ein Team koordinieren, miteinander kooperieren. Das ist alles leichter gesagt als getan. Jeder Chef, auf diese Problematik angesprochen, wird mit dem Brustton der Überzeugung von sich behaupten: „Das kann ich alles!" Kann er es aber wirklich? Nach unseren Erfahrungen in Führungsseminaren mit Ärzten besteht gerade auf den Gebieten der Kommunikation, Koordination und Kooperation bei diesem Personenkreis ein großer Nachholbedarf.

Hier ist Handeln dringend geboten. Hilfe kann hier einmal schon im Universitätsbereich geleistet werden. Schon der angehende Arzt muß mit den Grundregeln der Führung, insbesondere der Kommunikation, vertraut gemacht werden. „Gesprächsführung" gehört mit zur Grundausbildung vor allem auch eines Mediziners. Auch hier muß der Standpunkt „Gespräche führen, nichts ist einfacher als das", dringend revidiert werden. Im übrigen „braucht" man die Grundkenntnisse der Gesprächsführung nicht „nur" für die Erfüllung der Führungsaufgabe in der Klinik oder der Einzelpraxis. Gesprächsführung ist unverzichtbarer Teil der Diagnose und der Therapie. Zum einen muß die Anamnese sorgfältig erhoben, zum anderen aber auch müssen die Patienten von der Therapie „überzeugt", sie zur Mitarbeit „gewonnen" werden. Die früher noch vorhandene „Gläubigkeit" ist weitgehend im Schwinden. Auch Patienten wollen kooperativ geführt werden. Leider ist das Verständnis bei den in Frage kommenden Institutionen, vor allem Universitäten, in dieser Beziehung kaum vorhanden. Da wird darauf verwiesen, daß von den Studenten nur das „belegt" oder „angenommen" würde, was zur Ablegung des Examens unbedingt notwendig wäre, da wird die Prüfungsordnung ins Feld geführt und vieles andere mehr. Es besteht wenig Bereitschaft, sich mit diesen „sachfremden" Fragen der Führung überhaupt ernsthaft zu beschäftigen und man „verweist" auf andere Institutionen wie Ärztekammern, Verbände oder medizinische Gesellschaften, für die das ja einmal ein „ganz interessantes Vortragsthema" wäre. Eines ist aber wohl klar: Die Beschäftigung mit Führungsfragen - und dazu gehört auch das Spezialproblem der Delegation - muß so früh wie möglich beginnen, denn „später" bleibt, bedingt durch die starke Überlastung in der Praxis, dafür kaum noch Zeit. „Was Hänschen nicht lernt, lernt Hans nimmermehr!" Gilt diese alte Volksweisheit nicht auch hier?

Der Arzt und seine Helferinnen in der Arztpraxis, der Chefarzt, Oberärzte und Stationsärzte, Schwestern und Pfleger, sowie die technischen Mitarbeiterinnen und Mitarbeiter müssen sich als ein Team verstehen. Dann führt das Delegationsprinzip zur Kooperation, dann ist Delegation wirtschaftlich effizient und gibt den Menschen Sinnerfüllung in ihrer Arbeit, ermöglicht ihnen die Entfaltung ihrer Persönlichkeit.

Der Arzt, seine Mitarbeiterinnen und Mitarbeiter als Team. Das bedeutet letztlich, daß sie alle eine gemeinsame Aufgabe zu erfüllen haben. An die Stelle des einzelkämpferischen „Ich" tritt das „Teamwork", das „Wir". Wenn man diese Einstellung nicht mit der Delegation von Aufgaben, Befugnissen und Verantwortung verbindet, dann wird das Ganze früher oder später zur „Scheindelegation", zum Alibi, das letztlich nur noch in einer leeren Organisationsstruktur und nichtbefolgten Führungsanweisungen besteht. Sie wird zum Lippenbekenntnis. Delegation wird nur „verkündet", weil man „in" sein will.

Nichts ist beständiger als der Wechsel. Dieses Sprichwort gilt auch hier, obwohl es zunächst einmal so aussieht, als ob die Einrichtung von festen Delegationsbereichen mit diesem Wechsel im Widerspruch stünde. So wie sich aber die Aufgabenstellung und die Gewichtung von Aufgaben ändern, so müssen sich dem auch die Organisationsnormen anpassen. Delegation bedeutet auch Veränderung, sie ist nichts Starres, für die Zukunft Festgeschriebenes.

Daß es mit der einmaligen Einrichtung von Delegationsbereichen nicht getan ist, wird jeder, der sich einmal mit den damit zusammenhängenden Problemen beschäftigt hat, bald feststellen. Sicher wird es selten auf den ersten Anhieb gelingen, alle Aufgaben eines Arbeitsbereichs überhaupt zu erfassen. Ergänzungen werden, besonders in der ersten Zeit, nach Erstellung der Stellenbeschreibung, notwendig sein. Zum anderen ergeben sich schon zwangsläufig durch technische Neuerungen Fortschreibungen der Stellenbeschreibungen. Neue Geräte werden angeschafft, die bestimmten Arbeitsbereichen „zugeordnet" werden müssen. Genauso wie die Praxis lebt und sich damit auch ständig verändert, muß es die dieses Leben begleitende Stellenbeschreibung tun. In den Terminkalender muß also eine feste „Wiedervorlage": Stellenbeschreibung überprüfen und auf den neuesten Stand bringen. Ganz sicher eine gute Gelegenheit für ein ausführliches Gespräch mit den Mitarbeiterinnen und Mitarbeitern, bei dem ganz sicher auch dieser oder jener Verbesserungsvorschlag für die Gestaltung der täglichen Arbeit herauskommen wird.

6 Fluktuation in Arztpraxis und Klinik

6.1 Fluktuation kann sehr teuer sein

„Tragen Sie sich mit der Absicht, Ihren Arbeitgeber zu wechseln?“ 50 Prozent der von uns in Führungsseminaren befragten Ärzte und 39,3 Prozent der weiblichen Angestellten beantworteten diese Frage mit „ja“ oder „manchmal“, der Rest mit einem klaren „Nein“, trägt sich also nicht mit Fluktuationsgedanken. Der Unterschied in den Ergebnissen der befragten Gruppen ist verständlich. Der Aufstieg von Ärzten, z. B. in Oberarzt- oder Chefarztpositionen, ist oft nur über den Wechsel des Arbeitsplatzes und des Arbeitgebers möglich. Dieser Wechsel des beruflichen Aufstiegs wegen ist natürlich und wird auch begrüßt. „Frisches Blut“ bringt neue Ideen, wirkt der Erstarrung und Verkrustung entgegen und trägt oft sowohl zur Leistungssteigerung des einzelnen als auch des gesamten Teams bei.

Durch die Fluktuation entstehen Kosten, die auch gerne in Kauf genommen werden, wenn die Fluktuation im „normalen Rahmen“ bleibt. Übersteigt der Arbeitsplatzwechsel jedoch das Übliche, dann kann dies sowohl für die Praxis des niedergelassenen Arztes als auch für ein Krankenhaus gefährlich werden und dies nicht nur der durch die Fluktuation verursachten Kosten wegen. Die Patientenversorgung ist je nach Umfang der Fluktuation mehr oder minder schweren Belastungen ausgesetzt. Gerade diese Auswirkungen werden im Gesundheitsbereich gerne „übersehen“ oder gar geleugnet.

Fluktuation wird von manchen Praxisinhabern oder Ärzten in leitender Funktion im Krankenhaus einfach hingenommen. Die Ursachen des Arbeitsplatzwechsels interessieren kaum. Auf den Gedanken, daß vielleicht das eigene Verhalten Mitarbeiterinnen und Mitarbeitern gegenüber Ursache des Arbeitsplatzwechsels sein könnte, kommt man nicht. Selbst, wenn ein „Verdacht“ in dieser Hinsicht bestehen sollte, wird dieser sofort energisch und weit von sich gewiesen. In vielen Bereichen herrscht ein, wie man es in den USA bezeichnet, „managerial vacuum“, d. h. die Tendenz, sich vom „Personal“ abzugrenzen, verbunden mit einem geringen Grad an Information über die Wünsche und Bedürfnisse der Mitarbeiterinnen und Mitarbeiter.

Hinzu kommt, daß sich, abgesehen vom niedergelassenen Arzt in seiner Einzelpraxis, kaum jemand für die Fluktuationskosten so recht verantwortlich fühlt. Im Krankenhaus sind die Ärzte kostenmäßig nicht so eng mit dem „Personalgeschehen“ verbunden. Man sollte sich gerade auch hier einmal klar machen, daß in der Wirtschaft allgemein als Richtgröße für die Kosten eines Arbeitsplatzwechsels eines Angestellten ein Jahresgehalt angenommen wird, bei Führungskräften können diese Kosten bis zu zweieinhalb Jahresgehälter betragen. Welche „Kostenstelle" wird letztlich mit den Fluktuationskosten „belastet"? Eines ist sicher: Im Gesamtergebnis schlagen sich diese Kosten bestimmt nieder und nicht nur da. Auch im „Leistungsergebnis" der Patientenversorgung wird Fluktuation, die über das Normale herausgeht, spürbar. Hier ist jeder Arzt in Führungspositionen aufgerufen, etwas zu unternehmen. Eindämmung der Fluktuation ist eine der wichtigsten Führungsaufgaben und ein wesentlicher Beitrag zur Kostendämpfung im Gesundheitswesen.

Welche Kosten können im einzelnen beim Arbeitsplatzwechsel entstehen?

Bei der Suche einer neuen Mitarbeiterin oder eines Mitarbeiters fallen zunächst einmal die Anwerbungskosten an. Bei der Vorbereitung der Werbung muß die Arbeitsplatzbeschreibung und damit ein Anforderungsprofil erarbeitet werden. Je besser, treffender das Anforderungsprofil, um so „sicherer" die Auswahl. Je mehr an Arbeit bei der Vorbereitung aufgewendet wird, um so kleiner ist der Kreis der in Frage kommenden Bewerber. Je ungenauer das Anforderungsprofil, um so größer ist die Gefahr neuer Fluktuation. Ist man sich über das Anforderungsprofil im klaren, kann - mit entsprechendem Kostenaufwand - geworben werden.

Als nächstes entstehen die Auswahlkosten. Sowohl in der Personalabteilung als auch in dem Bereich, in dem die Bewerberin oder der Bewerber tätig werden soll, müssen die eingegangenen schriftlichen Bewerbungen gesichtet und muß eine Vorauswahl für die persönliche Vorstellung getroffen werden. Dies alles kostet Zeit, und Zeit ist bekanntlich Geld.

Zu den Auswahlkosten gehören dann die Reisespesen des Bewerbers, die Kosten für evtl. Einstellungstests, Kosten für die Beteiligung des Betriebsrats und Kosten der ärztlichen Untersuchung. „Gerechnet" müssen auch die Kosten werden, die durch die Besprechungen mit dem künftigen Fachvorgesetzten und evtl. anderen Fachkräften entstehen. Dieser Zeit- und damit Kostenaufwand darf nicht unterschätzt werden. Je weniger Sorgfalt und Mühe in dieser Phase aufgewendet werden, um so größer ist die Gefahr, daß die Bewerber den Anforderungen nicht entsprechen oder aber auch deren Erwartungen nicht erfüllt werden. Nach vorzeitiger Beendigung der Probezeit beginnt das ganze Spiel wieder von vorn.

Zu den Kosten der Fluktuation zählen auch die Einarbeitungskosten. Der oder die Neue müssen „eingeführt", eingearbeitet werden. In dieser Phase entsteht auch ein höherer Kontrollaufwand. Die Arbeitsleistung der oder des Neuen ist in der Einarbeitungszeit oft geringer als die der eingearbeiteten Kräfte.

Bei den Fluktuationskosten ist aber nicht nur die „Anlaufphase" des Neuen, sondern auch die „Auslaufphase" des Ausscheidenden zu berücksichtigen. Erfahrungsgemäß fällt die Leistung in der „Lösungsphase" ab, wenn auch die Kosten dieser Minderleistung i. allg. niedriger geschätzt werden, als die Kosten der Minderleistung während der Anlaufphase. Zu den Abwicklungskosten zählen schließlich auch noch die Kosten, die bei den Abschiedsgesprächen, insbesondere dem Abgangsinterview entstehen, ferner noch die Verwaltungskosten, z. B. der Zeugniserstellung, Löschung von Daten usw.

Schließlich nehmen die Ausscheidenden noch etwas mit: am Arbeitsplatz erworbenes „know how", alles das, was nach langjähriger Erfahrung am Arbeitsplatz und durch Schulung, Weiterbildung, erworben wurde. Besonders „teuer" ist in dieser Beziehung die Kenntnis des Patientenstandes, der Eigenschaften, der

„Probleme“ der Patienten, aber auch das Wissen, wie man den einzelnen zu „nehmen“ hat. Aber auch das Wissen um die Regeln im Zusammenspiel des Teams ist im wahrsten Sinne des Wortes teuer.

Fluktuation bringt Unruhe mit sich, manchmal, und das soll ausdrücklich betont werden, heilsame Unruhe. Ist die Fluktuationsrate aber zu hoch, dann wird die Unruhe zu groß, die Kraft, die auf die „Beruhigung“ verwendet werden muß, geht anderswo verloren. Zur Unruhe innerhalb des Teams kommt die Unruhe „außerhalb“. Wer hat es als Patient schon gern, wenn er in der Praxis immer wieder mit „neuen Gesichtern“ konfrontiert wird, Gesichter und damit Persönlichkeiten, an die er sich erst wieder gewöhnen muß? Zu hohe Fluktuation gerade im Gesundheitsbereich, bei dem ja das gegenseitige Vertrauen eine große Rolle spielt, kann zum Existenzproblem werden. Kontinuität im Bestand des Teams zahlt sich im wahrsten Sinne des Wortes aus. Wichtig ist, daß jeder Arzt auch an diese Wirkung der Fluktuation nach außen denkt. Sich hier auch in die Lage des Patienten zu versetzen, hilft viel.

6.2 Das Abgangsinterview

„Was könnte für Sie der Grund sein, den Arbeitgeber zu wechseln?“ Bei der Beantwortung dieser Frage auf anonym auszufüllenden Fragebogen (Mehrfachnennungen waren möglich) zeigten sich deutliche Unterschiede zwischen den Ärzten und den weiblichen Angestellten.

Bei den Ärzten rangierte der Fluktuationsgrund „Selbständigkeit, Entscheidungsfreiheit“ eindeutig an der Spitze. 71,9 Prozent der befragten Ärzte gaben an, aus diesem Grund einen Wechsel des Arbeitsgebers in Betracht zu ziehen. Weitere wichtige Gründe für einen Arbeitsplatzwechsel waren „Art der Tätigkeit“ (21,9 Prozent), „Führungsstil“ (18,8 Prozent), „Bezahlung“ (18,8 Prozent), „Aufstiegschancen“ (15,6 Prozent) und „Vorgesetzter“ (13,6 Prozent).

Ganz anders sah die Rangfolge der Fluktuationsgründe bei den weiblichen Angestellten aus. Die Bezahlung stand mit 50 Prozent an der Spitze der möglichen Fluktuationsursachen, gefolgt von den Aufstiegschancen (45,5 Prozent), der Art der Tätigkeit (40,9 Prozent), der Selbständigkeit und Entscheidungsfreiheit (27,3 Prozent), dem Vorgesetzten (18,2 Prozent) und dem Führungsstil (13,6 Prozent).

Bei der Rangfolge der Fluktuationsgründe fällt bei den Ärzten zunächst einmal auf, daß die Bezahlung erst an dritter Stelle, gleichrangig mit dem Führungsstil, genannt wird. Über das weitverbreitete Vorurteil des „geldgierigen Arztes“, genährt durch zunehmende Berichte in der Presse über Betrügereien von Ärzten, sollte man nachdenken. Führungsverhalten insgesamt hat eine überragende Bedeutung, denn „Selbständigkeit und Entscheidungsfreiheit“, „Führungsstil“ und „Vorgesetzter“ sind unter diesem Gesichtspunkt zu betrachten. Letztere machen fast ein Drittel der Fluktuationsursachen aus, und auch bei „Selbständigkeit und Entscheidungsfreiheit“ spielt das Führungsverhalten der Vorgesetzten mit eine Rolle, wenn auch hier der wesentliche Aspekt des höheren Einkommens beim Wechsel von der Angestelltenposition in die Position des „freien“ niedergelassenen Arztes nicht verkannt werden soll.

Betrachtet man die Rangfolge der möglichen Fluktuationsursachen bei den weiblichen Angestellten, kommt man ebenfalls zu einer wesentlichen Bedeutung des Führungsverhaltens des Vorgesetzten beim Wechsel des Arbeitgebers. „Führungsstil" und „Vorgesetzter" erreichen hier ebenfalls mehr als 30 Prozent, hinzu kommen „Selbständigkeit und Entscheidungsfreiheit" mit 27,3 Prozent, wobei bei den Angestellten bei diesem Fluktuationsgrund ein höherer „Führungsanteil" enthalten sein dürfte als bei den Ärzten, da ja bei den weiblichen Angestellten kaum ein Wechsel in die Selbständigkeit in Frage kommt.

Bei den Kündigungen durch den Arbeitgeber waren nach einer Untersuchung des Max-Planck-Instituts in Hamburg, bei der 1978 612 Unternehmen aller Größenordnungen und Wirtschaftszweige befragt worden waren, zwei Drittel aller Kündigungen personen- oder verhaltensbedingt. Als Kündigungsgründe nannten die Arbeitgeber - Mehrfachnennungen waren möglich - im einzelnen: Unentschuldigtes Fernbleiben (34,8 Prozent), schlechte Leistung, Schädigung des Betriebes (31,7 Prozent), häufige krankheitsbedingte Fehlzeiten (19,9 Prozent), fehlende Eignung (18,6 Prozent), dauernde Unpünktlichkeit (16,5 Prozent), Alkoholmißbrauch (15,2 Prozent), abnehmende Leistungsfähigkeit (14,9 Prozent), Arbeitsverweigerung (12,7 Prozent), lang anhaltende Krankheit (10,6 Prozent), Straftat bzw. Verdacht einer Straftat (7,5 Prozent), sonstige Gründe (23,3 Prozent).

Die Ursachen für die Fluktuation sind, wie die Untersuchungen zeigen, vielgestaltig. Will man eine zu starke Fluktuation eindämmen - allein die erheblichen Kostenfolgen zwingen dazu -, muß der Hebel bei den Ursachen angesetzt werden. Fluktuation als „gottgegeben" anzusehen, wie das weithin leider geschieht, treibt die allerorts beklagten Lohn- und Arbeitskosten unangemessen in die Höhe und beeinträchtigt die Gesamtleistung. Auch die immer wieder zitierte „Führungsweisheit", „Reisende soll man nicht aufhalten", führt nicht weiter. Genau so wie beim Fehlzeitenproblem ist bei der Eindämmung einer überdurchschnittlichen Fluktuation aktives Führungsverhalten gefordert. Die Ursachen müssen erforscht werden.

Die Schwierigkeit der Ursachenerforschung wächst mit der Größe der Organisation. In der Praxis des niedergelassenen Arztes ist die Fluktuation wegen der niedrigen Personalstärke überschaubar. Dennoch müssen auch hier die wahren Fluktuationsursachen durch Gespräche mit den Mitarbeitern erforscht werden.

Im Krankenhaus beginnt die Ursachenerforschung mit der Führung einer Fluktuationsstatistik, die nicht nur für den Bereich der gesamten Klinik, sondern auch für die einzelnen Bereiche aufgestellt werden muß. Aus dieser Fluktuationsstatistik sollte ersichtlich sein: das Geschlecht, das Lebensalter, der Familienstand, die Art der Stellung (Arbeiter, Angestellte, Führungskräfte), der Bildungs- und Ausbildungsstand, die Zugehörigkeit zum Krankenhaus (Dauer), die Höhe des Einkommens und gegebenenfalls die Nationalität. Allein schon aus der Häufung der Fluktuation bei bestimmten Gruppen lassen sich wertvolle Erkenntnisse bei der Eindämmung der Fluktuation gewinnen. Stellt sich z. B. heraus, daß die Fluktuation beim Pflegepersonal überdurchschnittlich hoch ist, die Fluktuation sich bei allen anderen Gruppen aber im normalen Rahmen bewegt, muß die Ursachenforschung bei dieser Gruppe einsetzen. Liegt es an der Bezahlung, an der Arbeitsstrukturierung, am Führungsverhalten der Vorgesetzten oder sind die Gründe anderswo zu suchen?

Die Fluktuationsstatistik muß nicht nur über das „Wieviel", sondern auch über das „Warum“ Aufschluß geben. Es muß versucht werden, die wahren Gründe des Ausscheidenden zu erforschen.

Sich nur auf die Angaben des Fluktuierenden zu verlassen, hieße die Augen vor der Realität verschließen und damit die Statistik verfälschen. Es ist eine alte Führungserfahrung: Die „offiziell“ angegebenen Kündigungsgründe sind oft nur vorgeschoben. Sie entsprechen nicht den wahren, ausschlaggebenden Gründen für den Arbeitsplatz- oder Arbeitgeberwechsel. Einmal scheut man sich, diese Gründe zu offenbaren, zum anderen gibt es aber auch eine Reihe von Mitarbeitern, die nicht in der Lage sind, von sich aus diese Gründe zu präzisieren. Besitz- oder Familienbindungen, Wohnungsprobleme sind, wenn überhaupt nach Gründen gefragt wird, einfach zu formulieren. Oder noch „problemloser“: Woanders bekommt man eben mehr Geld.

Wer soll das Abgangsinterview führen? Im Krankenhaus sollte das Abgangsinterview von einer erfahrenen, wenn möglich psychologisch geschulten Führungskraft geführt werden. Oft wird es aber der unmittelbare Vorgesetzte sein, der diese Aufgabe, so wie beim niedergelassenen Arzt, erfüllen muß. Hier muß manchmal der Chef über die Hürde des eigenen Ichs springen, denn, wie die Ergebnisse unserer Befragungen zeigen, liegen die wahren Fluktuationsursachen häufig gerade im Führungsverhalten des Vorgesetzten begründet. Welcher Vorgesetzte sieht aber schon die Gründe für das Ausscheiden eines Mitarbeiters oder einer Mitarbeiterin in seinem eigenen Verhalten? Und, wenn er sie sieht, sieht er diese Gründe auch ein? Es ist erstaunlich, wie wenig vom Führungsmittel des Abgangsinterviews Gebrauch gemacht wird. Der Wechsel ist ja ohnehin beschlossen. Also warum noch eine „sinnlose“ Befragung? Nun, so sinnlos ist das Abgangsinterview auch wieder nicht. Wenn man - vielleicht - auch am Wechsel nichts mehr ändern kann: Die Erkenntnisse aus diesen Befragungen sind die besten Ansatzpunkte für die Eindämmung weiterer Fluktuation.

Noch besser wäre es allerdings, sich vorher zu informieren. Das kontinuierliche Personalgespräch ist das beste Mittel, unnötige Fluktuation zu verhindern.

An der Kommunikation zwischen Führungskräften und Mitarbeitern scheint es aber weithin zu mangeln. „Wir haben dazu einfach keine Zeit.“ Dieses „Argument“ wird immer wieder ins Feld geführt. Und: „Zeit ist Geld“. Fluktuation kostet aber auch sehr viel Geld und wirkt sich auf die Versorgung der Patienten aus. Auch daran sollte man immer denken, wenn es um das „Zeitproblem“ geht.

6.3 Der Traum von der „guten alten Zeit“

Will man die Fluktuation wirksam eindämmen, muß man die Ursachen für den Wechsel des Arbeitgebers erforschen. Nur dann, wenn man das Übel bei der Wurzel packt, versprechen Maßnahmen Aussicht auf Erfolg.

Warum entschließt sich jemand, seinen bisherigen Arbeitgeber zu wechseln, seinen Beruf aufzugeben oder vielleicht sogar aus dem Arbeitsleben ganz auszuscheiden?

Hier wird der Entschluß zu einer entscheidenden Veränderung, der die gesamten Lebensumstände beeinflußt, gefaßt, der sicher nicht leicht fällt, und in den meisten Fällen auch nicht von heute auf morgen verwirklicht wird. Im allgemeinen laufen derartige Prozesse sehr langsam ab. Vom ernsten Nachdenken, einen Wechsel ins Auge zu fassen, bis zum Umsetzen dieser Gedanken in die Tat, ist meist ein weiter Weg. Ein Weg übrigens, der für den Arbeitgeber, der verlassen wird, von der Leistungsbereitschaft und damit der Leistung her gesehen, in vielen Fällen nicht sehr positiv verläuft. Je weiter der Entschluß reift, den Arbeitgeber zu wechseln, je mehr man sich innerlich von seinem Arbeitsbereich löst, Abstand gewinnt, um so mehr löst man sich von der Arbeitsaufgabe, die man noch zu erfüllen hat. Läßt die Identifikation mit dem Arbeitgeber nach, schwindet das Engagement mit der Arbeitsaufgabe, und zwar qualitativ wie quantitativ. Das kostet letzten Endes Geld und wirkt sich auf die Versorgung der Patienten entsprechend aus.

In diesen Zusammenhang müssen auch gerade bei allgemeinem Arbeitsplatzmangel die Fälle in die Betrachtung einbezogen werden, in denen es zum entscheidenden „Schritt" gar nicht kommt. Man hat sich innerlich von seinem Arbeitgeber bereits gelöst, ist vielleicht sogar schon auf Konfrontationskurs, „bleibt" aber, um den sicheren Arbeitsplatz nicht zu verlieren, weil ein anderer Arbeitsplatz kaum oder überhaupt nicht zu bekommen ist. Man hat zwar „innerlich gekündigt", läuft gerade so mit, die Fehlzeitenrate steigt langsam aber sicher, die Motivation sinkt und damit die Leistung. Die Auswirkungen dieses Verhaltens oder des „Nichtverhaltens" gerade dieser Gruppe auf die Gesamtleistung der Arztpraxis oder eines Krankenhauses sind vielleicht noch viel größer als die Kostenfolgen der Fluktuation selbst. Eine Tatsache, die von vielen Ärzten nicht oder nicht ausreichend erkannt oder gewürdigt wird.

Die Ursachen für einen Wechsel, aber auch für ein „Abschalten" oder für ein Verhalten, das zu einer Kündigung durch den Arbeitgeber führt, sind so vielgestaltig, wie das Leben selbst. Wenn es überhaupt einen „gemeinsamen Nenner" gibt, auf den sich eine Vielzahl dieser verschiedenen Ursachen zurückführen läßt, dann ist es das Auseinanderklaffen von Erwartungen, die mit der Arbeit allgemein oder dem konkreten Arbeitsplatz verknüpft waren und der Nichterfüllung dieser Erwartungen. Der Mensch ist mit der Realität, die er vorfindet, nicht zufrieden, sei es, daß er sich als Berufsanfänger mit der Arbeit an sich nicht „befreunden" kann, sei es, daß er mit der Höhe des Gehalts nicht zufrieden ist, daß er die Arbeitsumgebung - Lärm, Beleuchtung, Klima usw. - belastend findet oder mit dem Führungsverhalten in der Organisation nicht einverstanden ist, um nur einige wenige Beispiele aus der großen Palette der Ursachen für Unzufriedenheit zu nennen. Entweder der Mensch paßt sich den Bedingungen, die er vorfindet, an oder es kommt immer wieder zu Konflikten, die entweder dadurch „gelöst" werden, daß der Mensch sich der Arbeit zeitweise entzieht, die Fehlzeitenrate steigt, daß er den Arbeitsplatz wechselt oder ganz aus dem Arbeitsleben „aussteigt". Auch Unfälle können ihre Ursache in der Fehlanpassung des Menschen an die Arbeit haben. In der „Grauzone" zwischen Fehlzeiten, Fluktuation und Arbeitsunfällen bewegt sich die Gruppe der langsam aber sicher „Resignierenden" oder „Frustrierten", die zwar anwesend, aber doch nicht ganz „da" sind.

Schließlich gibt es noch eine Gruppe, die sich mit den „Realitäten" nicht „abfinden" wollen. Bei dieser Gruppe handelt es sich zum großen Teil, was ihren Beruf und die Ausübung des Berufs anbetrifft, um hochmotivierte Mitarbeiter und Führungskräfte, die versuchen, Einfluß auf die „Realität" zu nehmen, den Konflikt nicht scheuen und dann, wenn ihr Einfluß nicht ausreicht, wechseln. Was manche Praxischefs und leitende Ärzte im Krankenhaus nicht wahrhaben wollen: Die gesellschaftlichen Verhältnisse haben sich gerade im letzten Jahrzehnt besonders rasch gewandelt, die Einstellung der „Gesellschaft" gegenüber der Arbeit, der Arbeitswelt ist eine andere als noch vor 10 oder 20 Jahren. „Die Arbeit ist für den Menschen da und nicht der Mensch für die Arbeit." Dieser Grundgedanke rückt immer mehr in das Bewußtsein der Menschen. Die Bildungsexpansion, das erhöhte Freiheitsbewußtsein, das verstärkte Selbstbewußtsein, die immer umfassendere Information durch die Medien und die damit verbundene erhöhte Sensibilisierung gegenüber Fehlverhalten der Führung führen zwangsläufig dazu, daß die Menschen heute ganz andere Ansprüche an die Arbeit im allgemeinen und den konkreten Arbeitsplatz im besonderen stellen. Diese Entwicklung wird von manchen Führungskräften beklagt, es wird von den „guten alten Zeiten" gesprochen und auch darüber diskutiert, wie man dieses oder jenes „zurückschrauben" könne. Ob „das Rad der Geschichte" zurückgedreht werden kann, muß bezweifelt werden. Der bessere Weg scheint darin zu liegen, daß man sich mit den Realitäten auseinandersetzt, anstatt die Entwicklung lauthals zu beklagen. Es muß nach Möglichkeiten gesucht werden, die Arbeit zu „humanisieren". Humanisierung der Arbeit darf nicht zu einem immer mehr abgenutzten Schlagwort werden, sondern muß in viel größerem Umfang praktiziert werden. Man muß sich auch einmal die Grundfrage stellen, was Humanisierung der Arbeit überhaupt bedeutet. „Humanisierung" wird immer mehr auf die Ausübung der Arbeit selbst, auf den „Arbeitsplatz" bezogen. Und auch da wird der Begriff der Humanisierung immer wieder eingeengt. Von der Ausübung der Arbeit, z.B. Fließbandarbeiten, geht man immer mehr ab und konzentriert sich auf die Arbeitsumgebung, auf den Lärm, die Temperatur, den Staub, Dampf oder die Geruchsbelästigungen. Dies ist aber nur eine Seite der „Humanisierungsmedaille". Humanisierung der Arbeit beginnt beim Führungsstil!

Bevor man sich aber mit dem Problem der Humanisierung der Arbeit auseinandersetzt, muß man sich über die Erwartungen der Menschen an die Arbeitswelt informieren. Hier gibt es eine Menge von Studien und Forschungsberichten, z.B. der Ministerien des Bundes und der Länder, aber auch privater Institutionen, die ausgezeichnetes Material bieten. Auch Meinungs- oder Betriebsumfragen gehören hierzu. Diskutiert man in Führungsseminaren über derartige Probleme, muß man sich immer wieder die Frage stellen, wer denn eigentlich diese Studien liest. Sie sind gerade bei denjenigen, die in der Praxis ihren Nutzen daraus ziehen sollten, weitgehend unbekannt. Am Geld kann es nicht liegen, denn viele dieser Berichte werden kostenlos zur Verfügung gestellt. Liegt es etwa am mangelnden Interesse, wird diesen Problemen keine Priorität eingeräumt? Wie steht es um die Priorität des Fluktuationsproblems?

6.4 Familie, Freunde, Freizeit

Das Lebensideal der Deutschen war früher der Beruf. 1986 ist der Beruf auf die fünfte Position der Wertskala gefallen, mit einer Ausnahme: Nur noch die 40- bis 49jährigen schätzen ihren Beruf höher als Familie, Freunde, Freizeit und Bildung ein, die nach einer Repräsentativbefragung des Freizeit-Forschungsinstituts der

British American Tobacco in Hamburg heute an der Spitze der Werteskala der Bundesbürger rangieren.

Auch bei den 14- bis 19jährigen zeigte sich eine Abweichung vom „Durchschnitt" der Bevölkerung. Bei dieser Gruppe der 2000 Befragten aus dem gesamten Bundesgebiet rangierte der Beruf nach der Freizeit und den Freunden noch vor der Familie auf Rang drei der Werteskala.

Der Trend, der sich hier abzeichnet, wird auf eindrucksvolle Weise durch Langzeituntersuchungen bestätigt. Vom Allensbacher Meinungsforschungsinstitut war folgende Alternative gegenübergestellt worden:

1. Ich betrachte mein Leben als eine Aufgabe, für die ich da bin und für die ich alle Kräfte einsetze. Ich möchte in meinem Leben etwas leisten, auch wenn das oft schwer und mühsam ist.
2. Ich möchte mein Leben genießen und mich nicht mehr abmühen als nötig. Man lebt schließlich nur einmal, und die Hauptsache ist doch, daß man etwas von seinem Leben hat.

Für „Leben als Aufgabe" entschieden sich 1956 noch 59 Prozent der Bevölkerung, 1982 waren es nur noch 43 Prozent, während der Prozentsatz bei „Leben genießen" von 28 Prozent auf 36 Prozent anstieg.

Bei den unter 30jährigen war die Entwicklung noch ausgeprägter. Der Prozentsatz derjenigen, die sich für „Leben als Aufgabe" entschieden, stürzte von 52 Prozent im Jahre 1956 auf nur noch 33 Prozent im Jahre 1982, während der Anteil derjenigen, die sich für „Leben genießen" entschied, von 33 Prozent im Jahre 1956 auf 45 Prozent im Jahre 1982 anstieg.

Bei der „Arbeitsfreude" zeichnete sich eine ähnliche Entwicklung ab. Auch hier waren in den Allensbach-Untersuchungen zwei Alternativen untersucht worden:

Welche Stunden sind Ihnen ganz allgemein am liebsten? Die Stunden während der Arbeit oder die Stunden, während Sie nicht arbeiten, oder mögen Sie beide gern?

Für: „Ich habe beide gern, die Stunden während ich arbeite und während ich nicht arbeite, oder die Arbeitsstunden lieber" entschieden sich 1962 noch 67 Prozent der Selbständigen und Angehörigen der freien Berufe sowie der Angestellten und Beamten, 1983 waren es nur noch 57 Prozent. Bei den Arbeitern fiel der Prozentsatz von 54 Prozent im Jahr 1962 auf 37 Prozent im Jahr 1983.

Eines wird man aus dieser Entwicklung herauslesen können: Die Einstellung gegenüber der Arbeitswelt ist kritischer geworden. Dieser kritischeren Einstellung, dieser höheren Sensibilisierung muß unbedingt Rechnung getragen werden. Das hat mit Nachgeben gegenüber einem übersteigerten Anspruchsdenken - Ausnahmen bestätigen auch hier die Regel - nichts zu tun. Die Qualitätsanforderungen der Menschen sind höher geworden, ganz gleich, ob Ansprüche an die Qualität von Produkten oder Dienstleistungen gestellt werden. Warum sollte es bei der Qualität der Arbeit, der Arbeitswelt anders sein, ganz gleich, ob es sich um die Qualität der Arbeitsumgebung oder der Führung handelt.

„Würden Sie denselben Beruf noch einmal wählen, wenn Sie die Möglichkeit dazu hätten?"

Die von uns in Führungsseminaren befragten Ärzte beantworteten diese Frage ausnahmslos mit „ja“, bei den weiblichen Angestellten waren es fast 70 Prozent. Über diesen deutlichen Unterschied sollte man nachdenken und entsprechende Maßnahmen zur Erhöhung der Berufszufriedenheit ergreifen.

Will man die Ursachen der Fluktuation erforschen, um damit Ansatzpunkte zu ihrer Eindämmung zu gewinnen, muß die gesellschaftliche Entwicklung unbedingt in alle Erwägungen einbezogen werden, was leider in weiten Bereichen nicht geschieht. Die Einstellung der arbeitenden Menschen zur Arbeit ist heute kritischer als früher. Diese Einstellung ist in einem langen, komplizierten Lernprozeß gewachsen. Erziehung im Elternhaus, Meinungsbildung in der Schule, der Universität, aber auch in der Ausbildung und nicht zuletzt die Beeinflussung durch die Medien, wie Rundfunk, Fernsehen und Presse sind wesentliche Faktoren bei der Formung einer immer kritischeren Betrachtungsweise, oft gemeinsam mit „Gleichaltrigen“ in der Gruppe.

Die Einstellung zur Arbeit, zum Arbeitsleben allgemein wird sehr stark „von außen“ beeinflußt. „Also“, so die die Ansicht vieler Führungskräfte, „können wir auch nichts tun“. Über dieses Problem sollte man intensiv nachdenken. Denn hier gibt es eine Menge von Möglichkeiten, aktiv meinungsbildend tätig zu werden. Kontakte mit Schulen und Universitäten, Darstellung von Problemen des Arbeitslebens in den Medien, ein reger Informationsaustausch mit Politikern sind nur einige Möglichkeiten, die noch viel mehr als bisher genutzt werden sollten. Dieses Feld sollte nicht nur den Verbänden „überlassen“ werden, „weil diese dafür da sind“. Hier ist jeder einzelne Praxisinhaber, jeder leitende Arzt im Krankenhaus, jede Führungskraft im öffentlichen Gesundheitswesen oder in der medizinischen Forschung aufgerufen, seinen eigenen, individuellen Beitrag zu leisten. Die Arbeitswelt ist kein Staat im Staate. Je mehr Informationen gegeben werden, je mehr die Kommunikation gesucht wird, um so mehr wird es möglich sein, den Nährboden für Fehlanpassungen mit der Folge von Fluktuation, Fehlzeiten, Steigerung der „Aussteigermentalität“ auszudünnen.

Wichtig erscheint vor allem das Gespräch mit der jüngeren Generation. Man muß miteinander reden. Hier fehlt es offenbar etwas an der Informationsfreudigkeit auf seiten der Arbeitgeber. Interessante Aufschlüsse kann man hier aus einer Untersuchung des Instituts für Jugendforschung, die auch für den Gesundheitsbereich gelten dürfte, gewinnen. Nur 11 Prozent der in der Studie „Die Einstellung der jungen Generation zur Arbeitswelt und Wirtschaftsordnung 1979“ befragten 14- bis 29jährigen war der Meinung „Unternehmer sind sozial eingestellt“ und 20 Prozent „Unternehmer sorgen für gute Zusammenarbeit ihrer Mitarbeiter“. 87 Prozent entschieden sich für die Aussage „Die Unternehmer sind in der Mehrheit gewinnorientiert“, 76 Prozent „Die Unternehmer sind energisch“ und 62 Prozent „Die Unternehmer sind autoritär“. Jeweils mehr als 50 Prozent entschieden sich bei den Unternehmereigenschaften für „machtgierig“, „rücksichtslos“, „egoistisch“, aber auch „politisch interessiert“, „pflichtbewußt“, „entscheidungsfreudig“ und „fleißig“.

Gesprächsstoff gibt es also genug! Wer beginnt mit dem Gespräch?

6.5 Management by Fairness

„Glauben Sie, daß Sie Ihrer Leistung entsprechend bezahlt werden?"

68,2 Prozent der von uns befragten weiblichen Angestellten und 70,6 Prozent der Ärzte beantworteten diese Frage mit „ja". „Was könnte für Sie der Grund sein, den Arbeitgeber zu wechseln?" Bei dieser Frage gaben 18,8 Prozent der Ärzte und 50 Prozent der weiblichen Angestellten an: „Bezahlung".

Einen weiteren Grund für einen möglichen Wechsel (Mehrfachnennungen waren möglich) des Arbeitsplatzes sahen 15,6 Prozent der Ärzte und 45,5 Prozent der weiblichen Angestellten in den nach ihrer Ansicht mangelnden Aufstiegschancen in ihrem Arbeitsbereich. Mit den Möglichkeiten, bei ihrem jetzigen Arbeitgeber beruflich aufzusteigen waren 33,3 Prozent der Ärzte, aber nur 16,5 Prozent der weiblichen Angestellten zufrieden.

Die Höhe der Entlohnung und eng damit zusammenhängend die Aussicht auf Aufstieg spielen eine wichtige Rolle bei der Fluktuation. Dies ist in zahlreichen Untersuchungen nachgewiesen.

Entscheidend bei der „Gehaltsprüfung" ist für den „Gehaltsempfänger" sehr oft der Vergleich. Es wird versucht, mit dem Gehaltsniveau bei gleicher Leistung mit anderen Arztpraxen oder Kliniken zu vergleichen, wobei der Vergleich in Ballungsgebieten relativ einfach möglich ist. Es wird in der eigenen Organisation verglichen, und dabei werden dann die Arbeits- und Leistungsanforderungen untersucht. Es wird weiter überlegt, ob Gehaltsabstufungen überhaupt fachlich begründet sind, wobei bei Führungskräften zunehmend danach gefragt wird, ob die „Konfliktträchtigkeit" der Führungsaufgabe entsprechend bewertet wird.

Das Verhältnis zwischen Anreiz (Lohn, Beförderung) und Beitrag (individuelle Leistung) bestimmt das Ausmaß an Zufriedenheit und damit die Entscheidung, zu bleiben oder nach Alternativen zu suchen.

Unzufriedenheit mit der Entlohnung und nicht erfüllten Aufstiegserwartungen sind in der Vergangenheit und auch zum größten Teil heute noch eine der Hauptgründe, den Arbeitgeber zu wechseln. Aus der traditionellen Rolle des Mannes als Ernährer der Familie ist dies sicher zu verstehen. Eine große Anzahl der weiblichen Arbeitnehmer sah in der Vergangenheit und z. T. auch heute noch in der Arbeitstätigkeit ein vorübergehendes Stadium. Gehalts- und Aufstiegsfragen standen in der Vergangenheit nicht so im Mittelpunkt wie bei den männlichen Arbeitnehmern. Hier scheint sich, bedingt vor allem durch das höhere Bildungsniveau der Frauen, verbunden mit einem zwar langsamen, aber stetigen Vordringen in bisher hauptsächlich den Männern vorbehaltenen Leitungsebenen ein Wandel anzubahnen. Dieser gesellschaftlich bedingten Entwicklung muß unbedingt Rechnung getragen werden.

In manchen Arztpraxen, aber auch Kliniken, wird auch heute noch in Gehaltsfragen eine gewisse „Geheimpolitik" betrieben, während im öffentlichen Dienst die Gehaltsstruktur transparent ist. Jeder weiß, was man bei einer bestimmten Eingruppierung in den BAT oder MTB verdient. Hält man die Gehaltsstruktur geheim, oder besser gesagt, versucht man die „Vergleichbarkeit" der Gehälter oder Löhne zu erschweren, schafft man zusätzlich Probleme. Einmal zeigt eine alte Erfahrung, daß man „es" früher oder später doch herausbekommt. Die Geheimniskrämerei erzeugt zusätzlichen Ärger, der die Fluktuationsneigung eher noch verstärken kann. Schon alleine der „Verdacht, daß hier etwas nicht stimmt“, kann zur Verschärfung des Problems führen. Sicher gibt es hier, bestimmt durch die Intimsphäre, Grenzen, die nicht überschritten werden dürfen. Wenn aber ein Kollege den anderen anspricht, der Angesprochene bereit ist, mit dem Kollegen darüber zu sprechen, aber nicht darf, weil es ihm von „oben“ verboten wurde, dann ist der Konflikt vorprogrammiert und aus einem motivierten Mitarbeiter oder einer motivierten Mitarbeiterin wird vielleicht das Gegenteil. Über diese Problematik sollte man einmal nachdenken. Hier liegt vielleicht schon ein guter Ansatzpunkt zur Eindämmung hoher Fluktuation.

Zufriedenheit über die Höhe des Gehalts oder des Lohnes hängt sehr stark zusammen mit den Aufstiegsmöglichkeiten innerhalb des eigenen Arbeitsbereichs. Die beste Möglichkeit, überdurchschnittlicher Fluktuation entgegenzuwirken, ist die Information über die Erwartungen der Mitarbeiterinnen und Mitarbeiter. An diesem kontinuierlichen Personalgespräch, an einer gezielten Personalplanung und einer entsprechend gesteuerten Personalentwicklung scheint es vielfach zu fehlen. Hier lebt man von der Hand in den Mund. Wird eine Stelle, aus welchen Gründen auch immer, frei, dann wird gehandelt, oft erst begonnen zu handeln, indem überlegt und gesucht wird. Ganz sicher kann es auch bei der Stellenbesetzung hier und da Überraschungen geben. Grundsätzlich sollte man aber versuchen, langfristig zu planen. Diese langfristige Planung sollte aber nicht im stillen Kämmerlein durch ein Geheimgremium vorgenommen und dann dieser Plan im Panzerschrank eingeschlossen werden, damit er „bei Bedarf“ herausgeholt werden kann. Eine wirksame, die Arbeitszufriedenheit erhöhende Planung setzt voraus, daß man mit den „Betroffenen“ spricht, offen spricht. Sicher wird bei diesen Gesprächen auch manch übersteigerte Erwartung auf den Boden der Realität zurückgeholt werden müssen. Durch solche offenen Gespräche wird aber Klarheit geschaffen, jeder weiß, woran er ist. Oder will man etwa Mitarbeiterinnen und Mitarbeiter möglichst lange in Ungewißheit lassen, damit sie dann so lange wie möglich bleiben? Hier sollte man ein „management by fairness“ praktizieren.

Ein großes Hindernis auf diesem Wege scheint die Furcht vieler Vorgesetzter zu sein, daß eines Tages „der Wechsel präsentiert werde“, d. h. daß man beim Wort genommen würde, eine einmal besprochene Planung auch durchzuführen. Diese Furcht ist kaum begründet. Offene Kommunikation hat auch die Einsicht zur Folge, wenn einmal etwas, was ins Auge gefaßt worden war, nicht durchgeführt werden kann. Vertrauen ist selten eine einseitige Angelegenheit.

6.6 Schlechte Leistungen - Mangelnde Fortbildungsmöglichkeiten

Maßnahmen zur Eindämmung einer unerwünschten überdurchschnittlich hohen Fluktuation müssen sehr frühzeitig einsetzen. Der erste Schritt wird am besten schon vor oder bei der Einstellung einer Mitarbeiterin oder eines Mitarbeiters getan.

Ausgehend von der Erkenntnis, daß der Entschluß eines Menschen, seinen bisherigen Arbeitsplatz zu wechseln hauptsächlich darin begründet ist, daß seine Erwartungen nicht erfüllt werden, muß man diese Erwartungen erst einmal kennenlernen. Aber auch der oder die „Neuen" müssen die Erwartungen genau kennen, die man in „sie" oder „ihn" setzt. An die Zukunft müssen „beide" denken. Wie sieht es aus, wenn sowohl Arbeitgeber als auch der oder die Neue die Erwartungen erfüllen? Gibt es Aussichten auf eine „Karriere"? Was muß von beiden Seiten getan werden, um „höhere Anforderungen" zu erfüllen? Gibt es Förderungs- oder Fortbildungsmöglichkeiten?

Das Ganze klingt so logisch, so selbstverständlich, daß man darüber kaum ein Wort verlieren müßte. Wie oft wird aber in der Praxis auch so gehandelt?

Nach dem Ergebnis von Untersuchungen denken Arbeitnehmer, die weniger als 10 Jahre in einem Betrieb sind, zu 20 Prozent überhaupt nicht an einen Wechsel, während dieselbe Einstellung unter ca. 60 Prozent der Arbeitnehmer mit mehr als einer 20jährigen Betriebszugehörigkeit herrscht. Weiterhin hat man herausgefunden, daß 60-65 Prozent aller Fluktuierenden weniger als 3 Jahre Betriebszugehörigkeit aufweisen.

Die erste Zeit bei einem neuen Arbeitgeber ist, was die Fluktuationsneigung anbelangt, die kritischste. Eine der Hauptursachen: Nicht ausreichende Information über alle Umstände, die mit der neuen Umgebung zusammenhängen.

Das kann einmal schon darin begründet liegen, daß für die betreffende Position kein genaues Anforderungsprofil existiert. Die Texte so mancher Stellenanzeigen lassen darauf schließen. Fehlt dieses Anforderungsprofil, können natürlich die Bewerberin oder der Bewerber auch nicht auf dieses Anforderungsprofil hin „abgetastet" werden. Man bewegt sich im „Ungefähren". Es wird schnell eine „Arbeitskraft" benötigt, auch der Bewerber braucht den „Job", und schnell ist die „Ehe", in vielen Fällen „auf Probe", geschlossen. Sehr oft bleibt „Sympathie" als der einzige Ersatz für das Anforderungsprofil übrig, und damit ist der Keim für den kommenden Wechsel gelegt, die Kündigung ist vorprogrammiert. Entweder die Anforderungen der Position werden nicht erfüllt oder der oder die Neue sind überfordert, die Leistungen sind „schlecht". Oft kommt dann der Entschluß zur Trennung auch vom Arbeitgeber, manchmal aber auch vom Arbeitnehmer, der rechtzeitig einsieht, daß er „es" einfach nicht schafft.

Im Bereich der Wirtschaft wurde z. B. im Jahre 1978 rund 1,2 Millionen Arbeitnehmern gekündigt. Etwa einem Drittel wurde wegen „schlechter Leistung", einem weiteren Drittel wegen „unentschuldigtem Fernbleiben", etwa einem Fünftel wegen „fehlender Eignung" gekündigt.

„Schlechte Leistungen" kommen nicht von ungefähr. Oft liegen die Ursachen in der Auswahl, in der gegenseitigen Information oder Nicht-Information über die Arbeitsaufgabe.

Als Indiz für diese ungenügende Information sind die hohen Informationsdefizite im Bereich des Arbeitslebens überhaupt anzusehen.

„Informiert Sie Ihr Vorgesetzter ausreichend?" Nur 43,2 Prozent der von uns befragten Ärzte und 32,6 Prozent der weiblichen Angestellten beantworteten diese Frage mit einem klaren „Ja". Wohlgemerkt, dies waren langjährige Mitarbeiterinnen und Mitarbeiter, die mit ihrer Tätigkeit, mit ihrem Arbeitsplatz, mit ihren Kollegen und nicht zuletzt mit ihren Vorgesetzten schon länger „vertraut" waren. Es ist wohl kein allzu kühner Schluß, den man ziehen kann, daß es bei der „Erstinformation" nicht sehr viel besser aussieht. Fehlt es aber an einer gegenseitigen ausreichenden Information, bleibt in manchen Fällen die möglicherweise gegenseitige

Enttäuschung nicht aus. Die beiderseitigen Erwartungen werden nicht erfüllt, es kommt zur Trennung, im Guten oder im Bösen.

Voraussetzung für einen Aufstieg ist sehr oft die Möglichkeit zur Fortbildung innerhalb des eigenen Arbeitsbereichs oder extern, d.h. es wird Gelegenheit geboten, sich „außerhalb" fortzubilden. Bei allen anerkennenswerten Bemühungen der Arbeitgeber und den z.T. hohen finanziellen Leistungen, die für die Weiterbildung aufgewendet werden: Das Weiterbildungsangebot wird von der Mehrzahl der von uns befragten Mitarbeiterinnen und Mitarbeiter für nicht ausreichend gehalten.

„Werden nach Ihrer Meinung genügend Fortbildungsmöglichkeiten geboten?"

Auf fachlichem Gebiet äußerten sich 97,3 Prozent der von uns befragten Ärzte, aber nur 33,3 Prozent der weiblichen Angestellten positiv. Ganz anders sah es mit der Zufriedenheit der Ärzte auf dem Gebiet der Fortbildung in Führungsfragen aus. Nur 18,9 Prozent waren hier mit dem Fortbildungsangebot zufrieden, vier Fünftel hielten also das Fortbildungsangebot für unzureichend. Hier schließt sich der Kreis. Als möglichen Fluktuationsgrund gab ein großer Teil der Befragten „mangelnde Aufstiegsmöglichkeiten" an. Aufstieg setzt aber, in vielen Fällen wenigstens, die Möglichkeit zur Fortbildung voraus. Auch darüber sollte man nachdenken, wenn man eine zu hohe Fluktuation im eigenen Arbeitsbereich beklagt.

Genau wie das Fehlzeiten- oder Unfallproblem darf das Fluktuationsproblem nicht isoliert gesehen werden. Es ist ein Teilproblem der gesamten Führung. Will man das Fehlzeiten- oder Fluktuationsproblem in den Griff bekommen, d.h. die Kosten auf dem wichtigen Personalsektor senken und, das darf dabei nicht übersehen werden, den Leistungsstand halten oder die Leistung steigern, müssen die gesamten Faktoren der Führung in Betracht gezogen werden. Einzelmaßnahmen helfen wenig, die Gesamtkonzeption der Führung muß stimmen. Planmäßige, zielorientierte Führungsaus- und -fortbildung ist das beste Mittel gegen zu hohe Fluktuation.

6.7 Führungsverhalten ist oft tabu

Als Grund für einen ins Auge gefaßten Wechsel des Arbeitgebers gaben 71,9 Prozent der von uns befragten Ärzte und 27,3 Prozent der weiblichen Angestellten „Selbständigkeit, Entscheidungsfreiheit", 18,8 Prozent der Ärzte und 13,6 Prozent der weiblichen Angestellten „Führungsstil" und 12,5 Prozent der Ärzte und 18,2 Prozent der weiblichen Angestellten „Vorgesetzter" an, wobei Mehrfachnennungen möglich waren.

Mit dieser Häufigkeit der Nennungen rückt ein Fluktuationsgrund immer mehr in den Mittelpunkt, den man in vielen Bereichen überhaupt nicht wahrhaben will: das Verhalten der Vorgesetzten und damit das Führungsklima, ein wichtiger Bereich des Betriebsklimas. Es ist hier genauso wie bei der Behandlung des Fehlzeitenproblems. Sobald man bei der Ursachenforschung auch nur in die Nähe des Vorgesetztenverhaltens kommt, fällt der „eiserne Vorhang". Das kann dann soweit führen, daß das „Problem" ausgeklammert wird und alles beim alten bleibt.

Daß, wenn die Erwartungen einer Mitarbeiterin oder eines Mitarbeiters über die Art des Vorgesetztenverhaltens weitgehend unerfüllt bleiben, die Absicht, den Arbeitgeber zu wechseln, wächst, ist in vielen Untersuchungen nachgewiesen.

„Was erscheint Ihnen bei Ihrer täglichen Arbeit besonders wichtig?" Die von uns befragten Ärzte setzten die „Entscheidungsfreiheit" mit 94,1 Prozent an die 1. Stelle und die „sinnvolle Tätigkeit" an die 2. Stelle der Rangliste (91,2 Prozent). An 3. Stelle folgte die „solide Aus- und Fortbildung", den 4. Rangplatz nahm der „gesicherte Arbeitsplatz" ein. Bei den weiblichen Angestellten lautete die Reihenfolge: „sinnvolle Tätigkeit" (94,2 Prozent), „gesicherter Arbeitsplatz" (75 Prozent), „Entscheidungsfreiheit" (69,2 Prozent) und „solide Aus- und Fortbildung" (53,8 Prozent).

Parallel dazu bewegte sich das Ergebnis zu der Frage: „Welchen Führungsstil wünschen Sie sich?" Hier entschieden sich rund 70 Prozent der befragten Ärzte und weiblichen Angestellten für die Praktizierung eines kooperativen Führungsstils, dessen wesentliches Kriterium in der „Beteiligung an Entscheidungsprozessen" zu sehen ist.

Die Führungsrealität sah nach dem Ergebnis unserer Befragungen ganz anders aus. Etwas mehr als die Hälfte der von uns befragten Ärzte und weiblichen Angestellten glaubten, von diesen Entscheidungsprozessen weitgehend ausgeschlossen zu sein, also autoritär geführt zu werden. Die Erwartungen an das Führungsverhalten werden also weitgehend nicht erfüllt. Nur 59,5 Prozent der Ärzte und 66 Prozent der weiblichen Angestellten beantworteten die Frage: „Sind Sie mit dem Führungsverhalten Ihres Vorgesetzten zufrieden?" positiv.

Die Unzufriedenheit mit dem Führungsverhalten der Vorgesetzten ist bei den Ärzten, aber auch bei den Mitarbeiterinnen unübersehbar. Der Vorgesetzte und sein Führungsstil gewinnt bei den Erwägungen, den Arbeitsplatz zu wechseln, immer größere Bedeutung. Gerade qualifizierte Mitarbeiter und Mitarbeiterinnen „leiden" unter dem autoritären Führungsverhalten ihrer Vorgesetzten. Bei einer Trennung geht es sehr oft nur noch um die Form. „Geht man" oder „wird man gegangen"? Die Zahl der „wirklich freiwillig Gehenden" wird sich wohl nie genau feststellen lassen. Die Grenze zwischen „gehen" und „gegangen werden" ist hier sehr fließend und die Zahl der „Gentleman-Agreements", die im „beiderseitigen Einvernehmen" bestehen, ist groß. Die Ursache ist die gleiche: Führungsverhalten des Vorgesetzten!

Führung ist ein lebenslanger Prozeß, Führung muß sich tagtäglich aufs Neue beweisen. Was gestern oder vorgestern noch als erfolgreiche Führung angesehen wurde, kann in der Gegenwart und vor allem in der Zukunft zum Mißerfolg führen. Die Führung von Mitarbeitern und Führungskräften muß sich an der gesellschaftlichen Entwicklung orientieren. „Rezepte", die vor 10 oder 20 Jahren erfolgreich waren, müssen heute in Frage gestellt werden. Leider sind manche Vorgesetzte in ihrem Führungsverhalten „stehen geblieben", ihr Führungsstil hinkt hinter der gesellschaftlichen Entwicklung hinterher. „Wir müssen da durch, uns hat es auch nicht geschadet. Die jungen Leute müssen auch durch diese harte Schule." Dieser „Führungsgrundsatz" wird weitgehend nicht mehr akzeptiert, vor allem nicht mehr von kreativen, selbständig denkenden, aber auch kritischen jüngeren Mitarbeitern und Mitarbeiterinnen. Aber nur wenige suchen die Konfrontation. Der für sie günstigere Weg: Wechsel des Arbeitgebers. Nach einer gewissen Zeit stellt man fest, der Arbeitsbereich „trocknet aus", nur der „gleichgeschaltete Stamm" bleibt. Wer nicht mehr die eigene Entscheidung in Frage stellen kann, dem fehlt in kritischen Situationen die Sensibilität für notwendige Verhaltensänderungen, so daß krasse Fehlschläge und Mißerfolge eintreten können.

Die beste Möglichkeit, die Abwanderung, sei diese freiwillig oder unfreiwillig, zu verhindern, ist eine hohe Qualität in der Mitarbeiterführung. Mit der Qualifikation der Vorgesetzten gerade auf dem Gebiet der Mitarbeiterführung steht und fällt die Leistung einer jeden Organisation, sei es einer Arztpraxis oder eines Krankenhauses. Fluktuation von Mitarbeiterinnen oder Mitarbeitern, die mit einem der gesellschaftlichen Entwicklung nicht entsprechenden Führungsverhalten nicht „leben“ können, kostet nicht nur Geld. Sie wird, langfristig gesehen, zur Existenzfrage einer Arztpraxis oder einer Klinik. Daran sollte man denken, wenn es um die „Ausklammerung“ des Führungsverhaltens bei der Behandlung des Fluktuationsproblems geht.

Selbstkritische Prüfung, in Frage stellen des eigenen Führungsverhaltens, ist das Gebot der Stunde. Und nicht nur in Frage stellen, sondern dann auch entsprechend handeln. Chefs sollten hier mit gutem Beispiel vorangehen.

6.8 Unentschuldigtes Fehlen - Unpünktlichkeit - Alkohol

Führungsverhalten spielt, auch wenn man dies nicht immer wahrhaben will, bei einer großen Anzahl von Fällen eine Rolle, bei denen Mitarbeitern oder Mitarbeiterinnen durch den Arbeitgeber gekündigt wird.

34,8 Prozent der 1978 ausgesprochenen 1,2 Mio. Kündigungen im Bereich der deutschen Wirtschaft hatten ihre Ursache im unentschuldigten Fernbleiben, 19,9 Prozent im häufigen krankheitsbedingten Fehlen, 16,6 Prozent in dauernder Unpünktlichkeit und 15,2 Prozent im Alkoholmißbrauch, wobei mehrere Kündigungsgründe zusammentreffen konnten.

Häufigste Ursache für personen- und verhaltensbedingte Entlassungen ist das unentschuldigte Fernbleiben vom Arbeitsplatz. Hier und bei der Unpünktlichkeit wurden 35 Prozent der Kündigungen sofort ausgesprochen. „Mehr als die Hälfte der aus diesen Gründen Gekündigten konnte den Arbeitsvertrag wochenlang - teils jahrelang - ungeschoren verletzen“, so die Informationen des Instituts der deutschen Wirtschaft, das diese Zahlen veröffentlichte.

Auch hier muß die Frage gestellt werden: Wie konnte es zu diesem Verhalten - dauernde Unpünktlichkeit und unentschuldigtes Fehlen - kommen? Dabei soll die Berechtigung des Kündigungsgrundes nicht in Zweifel gezogen werden. Sind aber Vorkehrungen getroffen worden, daß das unentschuldigte Fehlen, die Unpünktlichkeit in Zukunft wesentlich verringert werden? Wissen die betreffenden Vorgesetzten, daß die Kontrolle der Anwesenheit, der pünktlichen Arbeitsverrichtung alleine nicht ausreichen - heute nicht mehr ausreichen -, um entsprechendem Fehlverhalten gegenzusteuern? Wußten diejenigen, die gegen den Arbeitsvertrag z. T. wochen- oder jahrelang verstoßen hatten, daß ihre Anwesenheit an der Arbeitsstelle wichtig war, daß sie „wirklich“ gebraucht wurden? Sahen sie einen Sinn in ihrer Arbeit, hatte man in diesem Sinne mit ihnen gesprochen, mit anderen Worten, versucht, sie zu motivieren? Hatte man zwischenmenschlichen Kontakt, hatte man versucht, mit ihnen über die Ursachen ihres, und das sei ganz deutlich gesagt, Fehlverhaltens zu sprechen? Nicht, daß das Fehlverhalten entschuldigt werden soll. Über die reine Tatsachenfeststellung hinaus müßte doch noch einiges geschehen, und hier scheint es doch in manchen Fällen an der Kommunikation zwischen dem Vorgesetzten und denjenigen, die ihre Pflichten verletzt haben, den letztlich Gekündigten, zu mangeln.

Wegen häufiger Krankheit wurden 19,9 Prozent der Kündigungen ausgesprochen. „Bei genauer Betrachtung der krankheitsbedingten Kündigungsgründe zeigt sich jedoch, daß ein Viertel der kranken Arbeitnehmer das Arbeitsverhältnis bewußt aufs Spiel gesetzt haben muß. Sie hatten die im Arbeitsvertrag festgelegten Nebenpflichten für den Krankheitsfall nicht eingehalten. So unterblieb z. B. die pünktliche Krankmeldung oder es wurde trotz einer Arbeitsunfähigkeitsbescheinigung „schwarz gearbeitet", so das Institut der deutschen Wirtschaft.

Häufige Kurzzeiterkrankungen sind nicht selten die „Antwort" auf ein Führungsverhalten, das nicht den Erwartungen der „Geführten" entspricht. Man entzieht sich dem Führungsverhalten durch die Flucht in die Krankheit. Ob es sich dabei um eine „echte" oder vorgetäuschte Krankheit handelt, kann in diesem Zusammenhang dahingestellt bleiben. Die Ursache ist die gleiche.

Häufen sich diese Fälle in bestimmten Bereichen, wird man auch hier versuchen müssen, den Dingen auf den Grund zu gehen. Um es auch hier ganz klar zu sagen: Hier geht es nicht darum, vertragswidriges Verhalten zu entschuldigen. Die „Schuld" aber nur auf einer Seite zu suchen, wäre sicher eine zu einseitige Betrachtungsweise, die das „Problem" für die Zukunft nicht löst. Eine rein formale Betrachtungsweise führt nicht zum Ziel einer Eindämmung der kostenverursachenden überdurchschnittlichen Fluktuation in bestimmten Bereichen. Den Menschen muß gezeigt werden, daß sie gebraucht werden, daß ihre Arbeit sinnvoll ist. Letztlich muß ihre Leistung anerkannt werden, und zwar ausdrücklich. Wenn nur 62,8 Prozent der von uns befragten Ärzte und 45,7 Prozent der weiblichen Angestellten der Ansicht waren, daß bei ihrer täglichen Arbeit die Anerkennung ihrer Leistung überwiege, dann muß dies in diesem Zusammenhang doch sehr bedenklich stimmen. Vielleicht kann man dadurch, daß sich die Vorgesetzten mehr um ihre Mitarbeiter kümmern, und zwar nicht erst dann kümmern, wenn das Kind in den Brunnen gefallen ist, vorbeugend wirken.

Ähnliches gilt für die Kündigungen wegen Alkoholmißbrauchs. 15,2 Prozent, d. h. jede 6. Kündigung wurde aus diesem Grunde ausgesprochen. Reicht es dann wirklich aus, zu verkünden: „Wer säuft, der fliegt"! oder muß man auch hier mehr tun? Entgegen allen „offiziellen Bekundungen": Alkoholgenuß am Arbeitsplatz wird nach wie vor, selbst wenn er „offiziell" verboten ist, weitgehend toleriert. Vorgesetzte drücken ein Auge zu, die Hauptsache, „oben" wird es nicht bemerkt. Vorgesetzte trinken auch mit und lassen sich letztlich auch nicht lumpen. Wenn sie „dran" sind, geben sie auch eine oder mehrere Runden aus. Anlässe gibt es genug: Geburtstag, Beförderung, Jubiläum, Einstand, Ausstand, Urlaubsantritt, Rückkehr vom Urlaub, Kauf eines neuen Autos, Hochzeit, Verlobung und viele andere mehr. Die berühmte Ausnahme, um die es ja meistens bei der Frage, ob „erlaubt" oder „nicht erlaubt" geht, wird dann immer mehr zur Regel. Schließlich arbeitet man doch zusammen, und diese Zusammenarbeit scheint gefährdet, wenn man nicht „tolerant" ist.

„Sollte das Trinken von Alkohol während der Arbeitszeit gestattet sein?" 78,4 Prozent der von uns befragten Ärzte und 35,9 Prozent der weiblichen Angestellten beantworteten diese Frage mit „nein“! Die Erfahrung zeigt: Ausnahmen werden leicht zur Regel. Jeder Alkoholiker hat einmal angefangen zu trinken. Und wenn dann einer „erwischt“ wird und „fliegt“? Die sich nicht erwischen lassen, bleiben. Abgesehen von dieser Ungerechtigkeit: Kündigungen wegen Alkoholgenuß am Arbeitsplatz werden am besten durch vorbildliches Führungsverhalten der Vorgesetzten eingedämmt. Auch hier können erhebliche Kosten gespart werden.

„Was muß noch alles passieren, damit etwas passiert?“ Diese Frage sollte immer weniger gestellt werden, wenn es „unten“ einen „erwischt“ und „oben“ oft nicht nur ein, sondern sogar zwei Augen zugedrückt werden.

6.9 Qualität der Arbeitsumwelt

„Was ist Ihnen bei der Ausübung Ihres Berufes besonders wichtig?“

60,5 Prozent der von uns in Führungsseminiaren befragten Ärzte stuften den „gut gestalteten Arbeitsplatz“ unter die vier wichtigsten Kriterien ein, die ihnen bei der Ausübung ihres Berufes besonders wichtig erschienen. Der gutgestaltete Arbeitsplatz erschien ihnen noch wichtiger als die „leistungsgerechte Bezahlung“, die nur von 36,2 Prozent der Ärzte als „besonders wichtig“ angesehen wurde. An Nummer 1-3 der Wunschliste rangierten die „interessante Tätigkeit“ (93,13 Prozent), die „guten beruflichen Entwicklungsmöglichkeiten“ (65,6 Prozent) und die „angenehme Zusammenarbeit mit den Kollegen“ (62,1 Prozent).

Bei den weiblichen Angestellten rangierte der „gut gestaltete Arbeitsplatz“ (38,5 Prozent) zwar nach der „leistungsgerechten Bezahlung“ (46,2 Prozent), aber noch vor der „günstigen Regelung der Arbeitszeit“, den „guten Sozialeinrichtungen“ und der „Arbeitssicherheit und dem Gesundheitsschutz“. Die übrige Reihenfolge der Spitzenbewertungen war ähnlich wie bei den Ärzten.

Der „gutgestaltete Arbeitsplatz“ wird für die Mitarbeiter und Mitarbeiterinnen immer wichtiger. An die Arbeitsumgebung werden heute viel höhere „Qualitätsanforderungen“ gestellt als früher. Der im privaten Bereich gestiegene Lebensstandard hat auch unverkennbare Auswirkungen auf das Berufsleben. Dazu kommt ein besonders in den letzten Jahren ständig gewachsenes Umweltbewußtsein. Dieser gesellschaftlichen Entwicklung gilt es auch im Arbeitsleben Rechnung zu tragen, ganz abgesehen davon, daß belastende Umwelteinflüsse, das haben zahlreiche wissenschaftliche Untersuchungen gezeigt, sich stark leistungsmindernd auswirken.

„Wie sind Sie mit den äußeren Bedingungen Ihres Arbeitsplatzes zufrieden?“

Diese Frage wurde von den von uns befragten Ärzten und weiblichen Angestellten (Werte in Klammern) wie folgt beantwortet: Es waren

mit dem „Geräuschpegel“	67,6 Prozent (64,3)
mit der „Raumgröße“	86,5 Prozent (57,1)
mit der „Beleuchtung“	81,1 Prozent (70,4)
mit der „Belüftung“	83,3 Prozent (71,4)
mit dem „Sozialraum“	56,8 Prozent (44,4)
mit den „sanitären Einrichtungen“	86,1 Prozent (71,4)
mit der „Arbeitssicherheit“ und dem „Gesundheitsschutz“	94,6 Prozent (85,7)

zufrieden.

Die Erwartungen vieler Mitarbeiter und Mitarbeiterinnen an ihre Arbeitsumgebung werden nicht erfüllt, und dadurch wird die Fluktuationsneigung begünstigt. Kommen hier noch andere Faktoren, wie z. B. Unzufriedenheit mit der Bezahlung, den Aufstiegsmöglichkeiten oder dem Vorgesetztenverhalten hinzu, dann kann letztlich die Unzufriedenheit mit der Arbeitsumgebung der berühmte Tropfen sein, der das Faß zum Überlaufen bringt.

Unzureichende Beleuchtung, ein zu hoher Lärmpegel, unnötiger Schmutz, Geruchsbelästigungen, schlechtes Raumklima oder Zugluft lassen Mitarbeiterinnen und Mitarbeiter eine andere Stellung suchen, die ihren individuellen Vorstellungen, ihrem Anspruchsniveau besser entsprechen. Sie lassen sie zumindest der Versuchung einer Abwerbung eher folgen, auch wenn der materielle Mehrgewinn sehr gering erscheint. Will man eine überdurchschnittliche Fluktuation eindämmen, muß dem Faktor „Arbeitsumgebung" mehr Rechnung getragen werden. Maßnahmen müssen so frühzeitig wie möglich eingeleitet werden.

Voraussetzung dafür, daß überhaupt etwas geschieht, ist ein enger Kontakt der Praxischefs und der leitenden Ärzte im Krankenhaus mit der „Basis". Dieser Kontakt sollte sich nicht auf die Teilnahme an Personalversammlungen oder die gesetzlich vorgeschriebenen Zusammenkünfte mit den Betriebs- oder Personalvertretungen beschränken. Notwendig ist der Besuch an den Arbeitsplätzen und vor allem das Gespräch mit den Mitarbeitern „vor Ort". Nur dann, wenn man sich länger am Arbeitsplatz aufhält, kann man sich auch ein Bild davon machen, welchen Belastungen die Mitarbeiterinnen und Mitarbeiter am Arbeitsplatz ausgesetzt sind. Ein schnelles „Durchgehen", ein „sich sehen lassen" reicht da nicht aus. Sehr oft merkt man erst bei längerem Aufenthalt, daß es zieht, die Geräuschbelastung zu hoch ist oder die Beleuchtung nicht ausreicht. „Aber dazu haben wir ja gar keine Zeit. Außerdem ist ja die Personalvertretung dazu da, daß solche Mißstände gemeldet werden und für entsprechende Abhilfe gesorgt wird. Auch sollen die Mitarbeiter selbst den Mund aufmachen, denn schließlich ist es ihr Arbeitsplatz."

Diese „Argumente" hören wir immer wieder, wenn diese Fragen beantwortet werden. Nun, einmal üben sich manche Mitarbeiterinnen und Mitarbeiter in Zurückhaltung, weil sie „oben" mit Forderungen, die ja Geld kosten, nicht auffallen wollen. Zum anderen wird oft nicht bedacht, daß gerade die Zeit, die hier beim unmittelbaren Besuch am Arbeitsplatz aufgewendet wird, gut angelegt ist. Sie spart nämlich im Endeffekt noch größeren Zeit- und damit auch Kostenaufwand, wenn diese Arbeitsbedingungen zum „Problem" werden, zu erhöhten Arbeitsunfällen, Fehlzeiten- und Fluktuationsraten führen. Hier müssen die Chefs Zeichen setzen, durch ihr persönliches Interesse den Mitarbeiterinnen und Mitarbeitern Mut machen, sich rechtzeitig zu „melden", damit die Arbeitsumgebung verbessert werden kann. Der Erfolg wird sich bald einstellen, nicht nur die Unfall-, Fehlzeiten- und Fluktuationsraten werden sinken, sondern die Leistung wird meßbar steigen. Auch das ist durch zahlreiche Untersuchungen nachgewiesen. Ein einfaches Verwalten reicht da nicht aus. Insbesondere genügt es nicht, „oben" abzuwarten, bis von „unten" etwas kommt. Delegation darf hier nicht zum starren Prinzip werden. Hier ist aktive Führung gefordert, im Krankenhaus vor allem auch von denjenigen, die für das Budget, den Haushalt verantwortlich sind. Eine enge Zusammenarbeit, zwischen „Verwaltung" - Organisation, Personal, Haushalt - und der „Basis" ist hier vonnöten.

7 Kontrolle in Arztpraxis und Klinik

7.1 Kontrolle ist gut, Vertrauen ist besser!

Paßkontrolle!
Die Fahrscheine bitte!
Und nicht nur der Staat kontrolliert an den Grenzen bei der Paß- oder Zollkontrolle, auf den Straßen bei Verkehrs- oder Geschwindigkeitskontrollen oder schließlich das Finanzamt bei einer Betriebsprüfung. Es beginnt bei der Geburt mit der Kontrolle der lebenswichtigen Körperfunktionen, die „Gewichtskontrolle" begleitet uns das ganze Leben, und am Arbeitsplatz beginnt der Arbeitstag oft mit einer Kontrolle, ob man auch pünktlich erschienen ist. Lebensmittelkontrolle, Bankrevision, TÜV-Überprüfungen, Sicherheitskontrollen, Qualitätsprüfungen ... Kontrollen gibt es überall!

Kontrollen werden von den meisten Menschen gefordert. Wer wäre nicht für eine Geschwindigkeitsbegrenzung in „seiner" Wohnstraße, schon der Kinder und des Lärms wegen? Wer wäre nicht für eine Kontrolle der Lebensmittel zum Schutze der eigenen Gesundheit, wer wäre nicht für eine Kontrolle an den Grenzen nach Waffen, Sprengstoff und Rauschgift? Aber wehe, es trifft einen selbst, man muß an der Grenze im Stau warten, oder man merkt es am Aufblitzen des Radarblitzes, daß man „erwischt" wurde. Kontrolle ist notwendig, aber ... grundsätzlich nur für andere. Viele Menschen reagieren auf Kontrollen außerordentlich „sauer", empfinden sie als unangenehm, als Belästigung, Zumutung, als Eingriff in ihre Persönlichkeitssphäre. Der Lenin zugeschriebene Satz: „Vertrauen ist gut, Kontrolle ist besser" wird gerne zitiert, insbesondere dann, wenn man selbst in die Rolle des Kontrolleurs schlüpft, als „Betroffener" will man ihn dann nicht mehr wahrhaben.

Warum ist das so? Warum haben viele Menschen eine Abneigung gegen Kontrollen?

Kontrollen gibt es seit Menschengedenken. Bei den Landsknechten kontrollierte man anhand der Contré rôle, des „Gegenregisters", ob die angemeldete Mannschaftsstärke mit der tatsächlich vorhandenen Mannschaft übereinstimmte, heute prüft man immer noch, ob nicht Geisterheere finanziert werden. Zöllner, die schon in der Bibel genannt werden, kontrollieren heute noch an den Grenzen. Man müßte sich eigentlich an die Kontrollen gewöhnt haben und diese als selbstverständlich hinnehmen. Genau das Gegenteil ist aber der Fall. Der Widerstand gegen Kontrollen nimmt immer mehr zu, ja er organisiert sich.

Diese Entwicklung ist aus der gesellschaftlichen Entwicklung gerade der letzten Jahre zu verstehen.

Das Bildungsniveau ist ständig gestiegen und wird noch weiter steigen. Gestiegen ist weiterhin der Lebensstandard und damit nicht nur die finanzielle Unabhängigkeit. Die Selbständigkeit hat auch ein stärkeres Freiheitsbewußtsein und ein ständig wachsendes Streben nach mehr Freiheit mit sich gebracht. Dieses gestiegene Selbstbewußtsein äußert sich in allen Bereichen. Letztlich ist der Widerstand gegen Kontrollen ein Widerstand gegen die Ausübung von Macht, gegen einseitige Machtausübung von „oben", die ja gerade bei der Durchführung von Kontrollen besonders stark empfunden wird. Diesen psychologischen Hintergrund gilt es beim Kontrollproblem immer zu beachten. Das Problemfeld „Kontrolle" ist bei vielen negativ besetzt. Um nicht mißverstanden zu werden: Aus der Tatsache, daß das Problemfeld Kontrolle negativ besetzt ist, sollte auf keinen Fall gefolgert werden, Kontrollen überhaupt „auszusparen", also keine Kontrollen durchzuführen, um nicht „anzuecken". Kontrollen sind im Arbeitsleben unverzichtbar. Das gilt vor allem für den medizinischen Bereich. Es kommt letztlich nur darauf an, wie und in welchem Umfang diese Kontrollen ausgeübt werden.

Es gibt im übrigen ein Gegenstück zur Kontrolle von „oben nach unten". Es ist die Kontrolle von „unten nach oben", eine gesetzlich verordnete Kontrolle im Arbeitsleben durch die gewählte Vertretung der Arbeitnehmer, die Betriebs- und Personalräte. Das Betriebsverfassungsgesetz, das Personalvertretungsgesetz und das Mitbestimmungsgesetz sind die jüngsten Meilensteine auf dem Wege, auch in der Arbeitswelt mehr Einfluß ausüben zu können. Letztlich sind die Bestrebungen auf diesem Gebiet nur ein Mosaikstein im Gesamtbild der gesellschaftlichen Entwicklung. 86 Prozent der von uns in Führungsseminaren befragten weiblichen Angestellten und 77,8 Prozent der Ärzte hielten es für wichtig, daß Arbeitnehmer ein Mitbestimmungsrecht in betrieblichen, personellen und sozialen Angelegenheiten haben. Bei den von uns befragten Abiturienten und Realschülern kam der Wunsch nach Mitbestimmung noch ausgeprägter zum Ausdruck. 93,6 Prozent hielten es für wichtig, daß Arbeitnehmer ein Mitbestimmungsrecht haben. Dabei braucht in diesem Zusammenhang gar nicht im einzelnen untersucht zu werden, auf welchen Gebieten der Wunsch nach Mitbestimmung stärker oder weniger stark ausgeprägt ist. In diesem Zusammenhang geht es nur um das allgemeine Streben nach mehr Mitbeteiligung, Mitbeeinflussung, Mitberatung, letztlich um die Ablehnung eines Führungsstils, der gerade die Mitbeteiligung an Entscheidungsprozessen weitgehend ausschließt, ganz gleichgültig, ob in der Politik, im Arbeitsleben oder im Freizeitbereich: des autoritären Führungsstils.

Den autoritären Führungsstil wünschen sich nur rund 30 Prozent der von uns befragten weiblichen Angestellten und Ärzte. Rund 50 Prozent werden aber autoritär geführt. Führungswunsch und Führungsrealität fallen auseinander. Dabei ist die Spanne zwischen Wunsch und Realität gerade bei den weiblichen Angestellten und den Ärzten im Vergleich mit anderen Gruppen noch verhältnismäßig gering. Bei einer kürzlich erhobenen Analyse bei Führungsnachwuchskräften (Hochschulabgänger) der Wirtschaft im Alter von etwa 25-35 Jahren äußerten mehr als 80 Prozent der Befragten den Wunsch, kooperativ geführt zu werden, mehr als 75 Prozent gaben aber an, autoritär geführt zu werden. Jüngere Menschen sind gerade in Führungsfragen hoch sensibilisiert.

Was hat das aber mit Kontrolle zu tun?

Nun, Kontrolle ist ein Führungsmittel, bei dem die Über- und Unterordnung am stärksten zum Ausdruck kommt, bei dem gerade das, was von dem Arbeitnehmer am stärksten gewünscht wird, nämlich die Mitbeteiligung an Entscheidungsprozessen, auch am meisten ausgeschaltet ist. Der Arbeitnehmer fühlt sich in der freien Entfaltung seiner Persönlichkeit, die ja nach § 75 Abs. 2 des Betriebsverfassungsgesetzes ausdrücklich geschützt ist und gefördert werden soll, beeinträchtigt.

Kontrollen sind aber nicht nur bei denjenigen, die kontrolliert werden, unbeliebt. Auch viele Vorgesetzte unterziehen sich nicht gern dieser Führungsaufgabe. Sie fürchten Auseinandersetzungen mit ihren Mitarbeitern und glauben, Kontrollen würden das Arbeitsklima nachteilig beeinflussen. Mangelnde Zivilcourage nach unten ist ebenso anzutreffen, wie der häufig gehörte Einwand, man sei mit den eigenen Fachaufgaben viel zu stark eingedeckt, um noch Kontrollaufgaben wahrnehmen zu können.

Die Kontrollfurcht vieler Vorgesetzter ist genauso weit verbreitet, wie die Abneigung der Mitarbeiterinnen und Mitarbeiter gegenüber Kontrollen. Aufgabe der Führung muß es daher sein, diese Kontrollfurcht auf ein Mindestmaß abzubauen und ein Kontrollklima zu schaffen, das die Voraussetzungen für eine vertrauensvolle Zusammenarbeit bietet.

7.2 Das gebrannte Kind scheut das Feuer

Kontrolle, Überwachung, Aufsicht werden bewußt oder unbewußt aus Furcht, z. B. vor Kritik oder gar Umsetzung, Herabstufung, Nichtbeförderung oder Kündigung abgelehnt. Wie kommt es, daß Kontrollen weitgehend „unbeliebt", viele Mitarbeiterinnen und Mitarbeiter Kontrollen gegenüber sogar „allergisch" sind? Warum ist Kontrolle ein Thema, das gerne bei Führungsdiskussionen „ausgespart" wird? Es sind die von vielen mit dem Begriff Kontrolle verknüpften Folgen.

Das geringste auf eine Kontrolle folgende „Übel" ist für viele die Kritik. Zwar ist die Reaktion auf eine sachliche, angemessene Kritik unter vier Augen grundsätzlich positiv. 86,5 Prozent der von uns in Führungsseminaren befragten Ärzte und 79,2 Prozent der weiblichen Angestellten gaben an, auf eine derartige Kritik „einsichtig" zu reagieren, 45,9 Prozent der Ärzte und 37,5 Prozent der weiblichen Angestellten sind für eine solche Kritik dankbar. Es gab aber auch Reaktionen auf eine sachliche Kritik unter vier Augen, die eine „Kontrollfurcht" erklären: 8,1 Prozent der Ärzte und 13,9 Prozent der weiblichen Angestellten gaben an, sich zu ärgern, 13,5 Prozent der Ärzte und 18 Prozent der weiblichen Angestellten „Widerspruch" zu äußern. Von einer Kritik „betroffen" zu sein äußerten rund 40 Prozent der Ärzte und 25 Prozent der weiblichen Angestellten. Widerspruch, Ärger, Betroffenheit - ein nicht unerheblicher Anteil der Befragten verbinden diese Empfindungen mit Kritik. Da von vielen Kontrollen mit „Fehlersuche" und damit mit möglicher Kritik in Verbindung gebracht werden, wird die negative Einstellung gegenüber Kontrollen verständlich.

Noch mehr wird diese Einstellung gegenüber Kontrollen klar, wenn man die Empfindungen der Betroffenen gegenüber einer Kritik wertet, die in Gegenwart von Dritten ausgesprochen wird. Kritik bleibt - leider - nicht immer in den berühmten vier Wänden. 91,7 Prozent der Ärzte und fast 50 Prozent der weiblichen Angestellten erklärten, vor versammelter Mannschaft kritisiert worden zu sein. Bei einer solchen Kritik in Gegenwart von Dritten reagierten nur noch 27 Prozent der Ärzte und 13 Prozent der weiblichen Angestellten „einsichtig", während 43,2 Prozent der Ärzte und 51,9 Prozent der weiblichen Angestellten als Empfindung „Ärger", 27 Prozent der Ärzte und 24 Prozent der weiblichen Angestellten „Widerspruch" und 51,4 Prozent der Ärzte und 46,3 Prozent der weiblichen Angestellten „Betroffenheit" angaben. Scham, die bei einer Kritik unter vier Augen bei den Ärzten 8,1 Prozent und bei den weiblichen Angestellten 11,4 Prozent erreichte, stieg bei einer Kritik in Gegenwart von Dritten bei den Ärzten auf 18,9 Prozent und bei den weiblichen Angestellten auf 27,8 Prozent. „Das gebrannte Kind scheut das Feuer" - diese alte Volksweisheit kommt hier voll zum Tragen. Kein Wunder, daß man versucht, sich einer Kritik gar nicht erst auszusetzen, daß man bestrebt ist, Kontrollen, die man mit einer möglichen Kritik verbindet, auszuweichen.

Kontrollen gibt es aber überall im Arbeitsleben, angefangen von der Pünktlichkeit bis zur Kontrolle der Arbeitsausführung. Je lückenloser die Kontrolle, um so mehr fühlt sich der Kontrollierte ihr hilflos ausgeliefert. Er fühlt sich beobachtet, überwacht, insbesondere von den Personen, die die Kontrolle ausführen, beherrscht. Er fühlt die Macht, aber auch seine Ohnmacht. Er hat Angst. Angst bedeutet aber Streß, und auf Streß reagiert der Körper, genauer gesagt das vegetative Nervensystem, entsprechend. Diese Angst macht sich bei vielen Menschen schon rein äußerlich bemerkbar. Ganz gleich, ob man einer Sekretärin beim Schreibmaschinenschreiben über die Schulter schaut oder ob man einen Kraftfahrer beobachtet, der bei einer Geschwindigkeitskontrolle ertappt wurde und nun seinen „Denkzettel" bekommt, ihnen sieht man die Streßreaktionen genauso an, wie dem Zuspätkommer, der versucht, dem Chef auszuweichen, oder dem Fahrgast in der Straßenbahn, der verzweifelt nach seinem Fahrschein sucht: Schweißperlen auf der Stirn, feuchte Hände, Erröten oder Erblassen. Und könnte man in diese Menschen hineinsehen oder ihre Körperreaktionen messen, dann würde man einen erhöhten Pulsschlag, ein „mulmiges" Gefühl im Magen registrieren, je nach Typ mehr oder minder stark. Das vegetative Nervensystem hat den Körper alarmiert, Reserven mobilisiert, um mit dem Stressor „Kontrolle" fertigzuwerden. Neben vielen anderen Reaktionen beeinflussen die „Streßhormone" Adrenalin und Noradrenalin, auch Angst- und Wuthormone genannt, die Denkprozesse im Gehirn und stellen den Körper auf „Flucht" oder „Kampf" ein. Die Reaktionen sind entsprechend wie bei der Kritik: Ärger, Widerspruch, Betroffenheit, Scham. Diese Reaktionen sind allein schon aus den chemisch-biologischen Vorgängen im Körper eines Menschen, bedingt durch das vegetative Nervensystem, verständlich. Reaktionen, die bei dem Phänomen „Kontrolle" unbedingt ins Kalkül gezogen werden müssen.

Die „Kontrollfurcht", auf die man im Arbeitsleben immer wieder stößt, ist auch berechtigt. Nur 40,6 Prozent der von uns befragten Ärzte und 40,9 Prozent der weiblichen Angestellten, also nicht einmal die Hälfte, gaben an, „immer sachlich und angemessen" von ihren Vorgesetzten kritisiert zu werden, wenn mal ein Fehler passiert. Kein Wunder, wenn man auf Kontrollen „entsprechend" reagiert.

Diese Reaktionen des Menschen können sich einmal gegen die Kontrollen an sich, aber auch gegen diejenigen richten, die die Kontrolle aus- oder durchführen. Selbst wenn man bei einer Kontrolle nichts zu befürchten hat - die Arbeit ist ja ordentlich ausgeführt -, die Kontrolle kann durch die Art und Weise, wie sie durchgeführt wird, zum Alptraum werden. Das überhebliche Grinsen bei einer Kontrolle, die Bemerkungen: „Na, diesmal war alles in Ordnung, aber das nächste Mal ...", oder: „Selbst der beste Mitarbeiter macht mal einen Fehler, wieviele Fehler muß ich dann Ihnen zugestehen?", sind bestimmt nicht geeignet, ein günstiges Kontrollklima zu schaffen. Kein Mensch ist ohne Fehler, und gerade dort, wo viel gearbeitet wird, werden Fehler gemacht. Und irgendwann wird es einen ja einmal „erwischen". Gerade die Furcht vor einer Kontrolle kann dazu führen, daß vor lauter Angst eben Fehler gemacht werden. Fehler, die nicht unterlaufen wären, wenn das „Kontrollklima" gestimmt hätte. Denn die mit den Hormonen Adrenalin und Noradrenalin im Gehirn verknüpften Prozesse begünstigen Fehler in hohem Maße, in besonderen Fällen können durch diese Hormone sogar regelrechte Denk- oder Sprechblockaden hervorgerufen werden. Reaktionen, die jeder, der mit Kontrollen zu tun hat, bedenken sollte. Nicht umsonst heißt es „der Ton macht die Musik". Nun, bei der Kontrolle kommt es nicht allein auf den Ton an, die ganze Art und Weise, wie die Kontrollen durchgeführt werden, ist entscheidend. Bei jeder Kontrolle - und Kontrollen müssen sein - sollte man immer eines bedenken: Kontrollen sollten vor allem in die Zukunft wirken. Ziel einer sinnvollen Kontrolle kann es nur sein, daß Fehler in Zukunft vermieden werden und nicht, daß sich die Fehler häufen.

Kontrolle sollte nicht Angst erzeugen, sondern so durchgeführt werden, daß man in erster Linie durch die Kontrolle eine Bestätigung der eigenen Arbeit erfährt und somit weiß, daß man auf dem richtigen Wege ist. Dabei soll nicht verkannt werden, daß bei einer Kontrolle auch Fehler aufgedeckt werden, oder daß durch Kontrollen auch einmal ein notorischer Sünder ertappt wird. Diese Fälle werden aber nicht die Regel, sondern die Ausnahme bilden.

7.3 Kontrolle garantiert die Effizienz

Die Kontrolle ist eine der wichtigsten Führungsaufgaben überhaupt, wobei unter Kontrolle in diesem Zusammenhang jede Überwachungstätigkeit verstanden werden soll, ganz gleich, ob es sich um die Kontrolle des Verhaltens handelt oder die Wirtschaftlichkeit überwacht wird, ob auf die Einhaltung der Arbeitszeit oder von Pausen geachtet wird, ob es sich um Kontrollen der Arbeitssicherheit oder des Gesundheitsschutzes handelt, oder ob z.B. bei gleitender Arbeitszeit auf die Einhaltung der Gesamtarbeitszeit geachtet wird. Durch Kontrolle ist es möglich festzustellen, ob eine Arztpraxis oder ein Krankenhaus „erfolgreich" arbeitet. Durch Kontrolle wird letztlich der Betriebserfolg gewährleistet, überprüft und gesichert. Die Kontrolle bildet die Stützpfeiler der Führung sowohl einer Arztpraxis als auch eines Krankenhauses.

Kontrolle ist eine der heikelsten Aufgaben der Mitarbeiterführung. Durch Kontrollen kann das Betriebsklima wesentlich beeinflußt werden und damit letztlich wiederum die Leistung. Durch Kontrolle ist es möglich, Schwachstellen zu erkennen und Rationalisierungsmöglichkeiten aufzuzeigen. Kontrolle „trifft" die Menschen im Arbeitsleben oft an ihrer empfindlichsten Stelle und kann so das „Kapital" einer Arztpraxis oder eines Krankenhauses mehren oder vermindern.

Kontrolle als Führungsaufgabe darf nicht isoliert gesehen werden. Sie ist, wenn auch ein wichtiger, Mosaikstein des Gesamtbildes der Mitarbeiterführung. Sie ist eng „verzahnt“ mit der Delegation von Aufgaben, Befugnissen und Verantwortung, verknüpft mit der Personalauswahl, Fortbildung und Personalförderung. Sie ist ein wesentliches Element des in einer Arztpraxis oder einem Krankenhaus praktizierten Führungsstils.

Überall dort, wo geplant wird, wo Ziele gesetzt werden, sollte geprüft werden, ob die geplanten Aktionen auch in die Tat umgesetzt, die Ziele erreicht wurden oder werden. Kontrolle ist unverzichtbar. Planung, Zielsetzung und Kontrolle gehören zusammen.

Besonders augenfällig wird das Zusammenspiel des Führungsmittels der Kontrolle mit anderen Führungsmitteln: Bei der Delegation von Aufgaben, Befugnissen und Verantwortung. Kontrolle wird hier zum unverzichtbaren Gegenstück eben dieser Delegation. Da grundsätzlich in Delegationsbereiche nicht hineinregiert werden darf und auch die „Rückdelegation“ ausgeschlossen sein soll, muß mit Hilfe der Kontrolle festgestellt werden, was der Mitarbeiter innerhalb seines Delegationsbereichs erreicht hat.

Mit Hilfe der Kontrolle soll die Wirtschaftlichkeit einer Organisation gewährleistet und somit verhindert werden, daß Zeit-, Raum-, Energie-, Vermögens- und Materialverluste die Wirtschaftlichkeit gefährden. Im Rahmen der Wirtschaftlichkeitsprüfung spielen die richtige und gewissenhafte Arbeitsausführung eine ebenso wichtige Rolle wie das Erkennen von Schwachstellen in organisatorischer, fachlicher und führungsmäßiger Hinsicht. Für den niedergelassenen Arzt wird die Ausübung der Kontrolle der Wirtschaftlichkeit zur Existenzfrage im wahrsten Sinne des Wortes. Seine Praxis kann nur „weiterleben“, wenn vorausschauend wirtschaftlich geplant und die Einhaltung dieses Wirtschaftsplans laufend und nicht erst nach Ablauf des „Wirtschaftsjahres“ überprüft wird. Die Arztpraxis ist - auch - ein Wirtschaftsunternehmen.

Auch im Krankenhaus spielt die Kontrolle der Wirtschaftlichkeit schon heute eine wesentliche Rolle, die sich in Zukunft noch verstärken wird. Krankenhausleistungen müssen wirtschaftlich erbracht werden. Die Prüfung der Wirtschaftlichkeit kann aber nicht allein Aufgabe des „Verwaltungsbereichs“ oder gar einer externen Stelle sein. Die Wirtschaftlichkeit zu gewährleisten, ist auch eine Aufgabe des medizinischen Bereichs. Hierzu gehören Probleme des pflegerischen Aufwandes genauso wie eine vorausschauende Personalplanung und Personalentwicklung. Sich hier weitgehend „passiv“ zu verhalten und sich nur Meß- oder Kennzahlen von „außen“ aufdrücken zu lassen, „weil man davon ja nichts versteht“, hieße die medizinische Versorgung der Patienten gefährden. Auf Intuition oder auf die Hoffnung, daß bestimmte glückliche Umstände eintreffen werden, oder, daß alles so gut läuft wie bisher, sollte man sich nicht verlassen.

Durch Kontrolle, und gerade dieser Zweck der Kontrolle wird häufig nicht erkannt und genutzt, kann man überprüfen, ob Anweisungen richtig ausgeführt, das heißt aber auch, ob sie richtig erteilt wurden. Daß Arbeitsanweisungen verständlich und eindeutig sind, ist gar nicht so selbstverständlich, wie man allgemein annimmt. „Sind die Arbeitsanweisungen ihres Vorgesetzten verständlich und eindeutig?“ Diese Frage beantworteten nur 31,3 Prozent der von uns befragten Ärzte mit „immer“, bei den weiblichen Angestellten waren es nur 13,6 Prozent. Es mag zwar trösten, daß 65,6 Prozent der Ärzte und 63,6 Prozent der weiblichen Angestellten diese Frage mit „meistens" beantworteten, hier müßte man aber bestrebt sein, den Anteil bei „immer" deutlich zu erhöhen. Bedenklich wird es dann, wenn zwar nur 3,1 Prozent der Ärzte, aber 18,2 Prozent der weiblichen Angestellten mit „manchmal" und 4,5 Prozent der weiblichen Angestellten mit „selten" votierten. Hier muß das Kommunikationsverhalten kontrolliert werden, an die Fähigkeit und den Willen zur Selbstkontrolle der Vorgesetzten werden hier hohe Anforderungen gestellt. Angesichts dieser Befragungsergebnisse empfiehlt es sich dringend, mit seinen Mitarbeiterinnen und Mitarbeitern über dieses „Problem" offen zu sprechen.

Kontrolle kann und soll schließlich auch wesentliche Erkenntnisse über die Wirksamkeit von Unfallverhütungsmaßnahmen liefern, genauso wie sie Anhaltspunkte für eine zu starke oder zu geringe Belastung von Mitarbeiterinnen und Mitarbeitern bieten soll.

Kontrolle, und hier wird die Verknüpfung dieser Führungsaufgabe mit anderen Führungsaufgaben besonders deutlich, sollte die wesentlichsten Grundlagen für die Mitarbeiterbeurteilung liefern. Die Kontrolle wird somit zum wesentlichen Steuerungselement des Personaleinsatzes. Sie liefert Material für den Einsatz der richtigen Frau oder des richtigen Mannes am richtigen Platz. Diese enge Verknüpfung von Kontrolle und Personalbeurteilung sollte man immer im Auge behalten. Bedient man sich nicht der Ergebnisse der Kontrolle für die Mitarbeiterbeurteilung, dann muß man eben für die Mitarbeiterbeurteilung noch einmal Grundlagen erarbeiten. Doppelarbeit ist also die Folge.

Kontrolle hat aber auch den Zweck, die Arbeitsmotivation zu fördern. Immer dann, wenn dieser Kontrollzweck in unseren Seminaren erörtert wird, ist die erste Reaktion ungläubiges Staunen oder Ablehnung. „Das gibt es doch gar nicht, bei uns wird nur kontrolliert, um Fehler zu finden und findet man nichts Wesentliches, dann wird in den Krümeln gepickt." So oder so ähnlich sind die Äußerungen von Seminarteilnehmern. Hier ist radikales Umdenken am Platze. Kontrolle sollte in erster Linie den Sinn haben, in die Zukunft zu wirken, Hilfen anzubieten, Hilfen in der Richtung, wie man noch besser, noch wirksamer, noch erfolgreicher zusammenarbeiten kann. Kontrolle in diesem Sinne aufgefaßt, kann zum Erfolgserlebnis werden. Erfolgserlebnisse sind aber die besten „Verstärker" für ein erfolgreiches Handeln in der Zukunft.

7.4 Kontrollen müssen sinnvoll sein

„Es wird viel zu viel kontrolliert", so sagen die einen. „Wenn doch nur mehr kontrolliert würde", klagen die anderen. Wie so oft, liegt das „Gute" sicher in der Mitte.

Bevor man das Führungsmittel „Kontrolle" zielorientiert einsetzt, sollte man sich die Frage stellen: Was muß unbedingt kontrolliert werden, um die Effizienz einer Arztpraxis, eines Krankenhauses oder einzelner Bereiche davon, sicherzustellen oder gar zu steigern?

Kontrollen können „fachbezogen" oder „verhaltensbezogen" sein, wobei die Grenzen zwischen beiden flüssig sind.

Fachbezogene Kontrollen stehen im Vordergrund. Gegenstand der Kontrolle ist die Leistung, und zwar die Gesamtleistung der Praxis, des Krankenhauses oder aber einzelner Bereiche davon. Kontrolliert wird aber auch die Leistung der einzelnen Mitarbeiterinnen und Mitarbeiter, im Krankenhaus auch die Leistung der Ärzte der verschiedenen Leitungsebenen.

„Alles was delegiert worden ist, muß auch vom Vorgesetzten kontrolliert werden".

Dieser Führungsgrundsatz zeigt einmal die enge Verzahnung der Führungsaufgabe „Kontrolle" mit anderen Führungsaufgaben, hier der Delegation von Aufgaben, Befugnissen und Verantwortung auf. Zum anderen unterstreicht dieser Führungsgrundsatz aber auch die nach wie vor enge Verbindung zwischen dem Vorgesetzten und seinen Mitarbeitern, die für manche im Rahmen einer selbständigen, eigenverantwortlichen Tätigkeit verlorengegangen zu sein scheint. Der Vorgesetzte, der ja nicht in den Delegationsbereich hineinregieren soll, bleibt so über die Kontrolle mit dem Mitarbeiter eng verbunden und schwebt nicht losgelöst von diesem in einem besonderen „übergeordneten" Raum oder sitzt in einem abgeschlossenen „Chef-Kästchen".

So können z. B. Medikamente erkannt und ausgesondert werden, die nicht mehr verabreicht werden dürfen, so kann und muß laufend überwacht werden, wie sich die wirtschaftlichen Zahlen entwickeln. Natürlich setzt z. B. letzteres voraus, daß vorher entsprechend geplant, daß Ziele gesetzt wurden, und daß dann auch die entsprechenden Informationen zur Verfügung stehen.

Wichtig für die wirtschaftliche Entwicklung sind z. B. Informationen über Fehlzeiten, die genauso systematisch erfaßt werden müssen, wie Überstunden oder Bereitschaftsdienste. Alle diese Daten dienen nicht „nur" der Abrechnung, sie sind vor allem wesentlicher Bestandteil der Planung und damit der Kontrolle. Gerade bei den Fehlzeiten wird die Planungs- und Kontrollfunktion besonders deutlich. Einmal muß bei Fehlzeiten entsprechend qualifiziertes Ersatzpersonal bereitgestellt werden, zum anderen dient die Erfassung der Fehlzeiten auch der Ursachenanalyse. Hier muß entsprechend nachgefragt, „kontrolliert" werden. Die Personalkosten machen immerhin etwa 70 Prozent der Gesamtkosten im Etat eines Krankenhauses aus, auch bei der Praxis des niedergelassenen Arztes sind die Personalkosten der wesentlichste Kostenfaktor.

Daß Fehlzeiten auch noch „analysiert" werden sollen, wird nicht überall eingesehen. Viele stehen hier auf dem Standpunkt „wenn einer krank ist, dann ist er eben krank. Dagegen kann man doch nichts machen. Wozu dann eine Statistik?" Nun, man kann doch etwas machen. Um aber überhaupt etwas unternehmen zu können, muß man erst einmal die Ursachen eines hohen, aber auch niedrigen Krankenstandes herausfinden. Man muß prüfen, ob es sich vorwiegend um Kurzzeiterkrankungen oder Langzeiterkrankungen handelt. Man muß untersuchen, ob vielleicht in dem einen Bereich ein besonders hoher Krankenstand festzustellen ist, während er sich in einem anderen Bereich in der normalen Bandbreite bewegt oder gar niedriger ist. „Niedrigen Krankenstand auch noch untersuchen? Ist er niedrig, dann sollte man doch froh darüber sein!" Nun, hoher und niedriger Krankenstand können z. B. im Verhalten eines Vorgesetzten begründet sein, je nachdem, welchen Führungsstil er praktiziert. Hoher oder niedriger Krankenstand kann aber auch an der Arbeit selbst liegen, an der Arbeitsstrukturierung oder an der Arbeitsumwelt. Monotone Arbeit z.B. oder stark spezialisierte Arbeit, die nicht mehr den Sinn einer Arbeit erkennen läßt, können Frustration, also Streß, erzeugen und andauernder Streß, Streß im Übermaß, kann zu Krankheiten führen. Anhand der Krankenstatistik, wenn sie sinnvoll geführt wird, können so Schwachstellen erkannt und dann auch entsprechend angegangen werden.

Dies nur als ein Beispiel einer sinnvollen Kontrolle mit Hilfe eines Kontrollmittels, das im medizinischen Bereich bisher kaum genutzt wird. Selbst in der Wirtschaft wird von dieser Möglichkeit der Fehlzeitenanalyse kaum Gebrauch gemacht. Nach einer Untersuchung der Industrie- und Handelskammer Koblenz werden Fehlzeiten nur von etwa 60 Prozent der befragten Unternehmen analysiert. Kein Wunder, daß manches Unternehmen, das auf sachbezogene Kontrollen in weitgehendem Umfang verzichtet, sich am Rande der Wirtschaftlichkeit bewegt, sogar in die Verlustzone hineinschlittert und dies oft zu spät bemerkt. 75 Prozent der Insolvenzen waren nach einer Untersuchung des Instituts für Mittelstandsforschung in Köln auf Mängel in der Betriebsführung zurückzuführen. Diese Ergebnisse sollten jedem, der um Wirtschaftlichkeit in der Arztpraxis oder im Krankenhaus besorgt ist, zu denken geben.

Ist eine effiziente Kontrolle in einer überschaubaren Arztpraxis noch verhältnismäßig einfach zu bewerkstelligen, so wird sie um so schwieriger, je größer der Bereich ist, der kontrolliert werden soll. Hier „hilft" man sich durch Kontrolle von schriftlichen Unterlagen, von Belegen. Diese „Belegprüfung" steht im Mittelpunkt der Kontrolle, ganze Abteilungen ernähren sich von ihr und haben oft dabei die Tendenz, sich bei entsprechend guter Ernährung auch noch auszudehnen. Diese Kontrolleure gilt es zu kontrollieren! In den einzelnen Bereichen werden Belege oft zentnerweise an zentrale Kontrollorgane weitergegeben, um dann „stichprobenweise" überprüft zu werden, manchmal wird ein Zentner Papier überhaupt nicht überprüft. Aber die Belege wandern weiter hin und her, denn die zu kontrollierenden Bereiche müssen ja in „heilsamer Unruhe" gehalten werden.

Die Angst vor Kontrollen soll zu einwandfreier Arbeit anhalten. Natürlich sind solche Kontrollen auch „erfolgreich". Gefunden wird immer etwas. Und wenn zu wenig gefunden wird, muß eben noch mehr, noch genauer aber auch manchmal auch kleinlicher geprüft werden. Hier wäre es sicher gut, einmal die Effizienz dieser Kontrollen nachzuprüfen. „Ernähren" diese Kontrollen wirklich ihren Mann oder die betreffende Abteilung, sind sie sinnvoll, effizient?

7.5 Eine heikle Aufgabe: Verhaltenskontrolle

„Nichts ist erfolgreicher als der Erfolg". Diesen immer wieder gern zitierten Satz auf die Führungsaufgabe „Kontrolle" übertragen, könnte bedeuten, daß im Mittelpunkt aller Kontrollen die Ergebnisse der Leistung stehen sollten. Sind die geplanten Ziele erreicht, dann ist alles in Ordnung. Die Frage, wie dieses „Soll" erfüllt wurde, ist von zweitrangiger Bedeutung. Mit anderen Worten: Nur das Ergebnis ist wichtig, das Verhalten der Mitarbeiterinnen und Mitarbeiter unwichtig.

Dementsprechend wird in der Praxis auch vielfach verfahren. Die Hauptsache, der Erfolg ist erreicht, alles andere ist egal und ist somit auch nicht zu kontrollieren.

Aber ist es wirklich gleichgültig, auf welche Art und Weise das Ziel erreicht wurde? Ist es ohne Bedeutung, ob beispielsweise beim Röntgen die Sicherheitsvorschriften beachtet wurden, die Hauptsache, die Röntgenaufnahmen waren „in Ordnung" und auch die eingeplante Anzahl von Patienten konnte „bewältigt" werden? Gerade auf diesem Gebiet muß man doch sehr nachdenklich werden, wenn man die Berichte des TÜV in der Presse verfolgt, die den „Sicherheitszustand" von Röntgengeräten zum Gegenstand haben.
Ist es wirklich unerheblich, ob die Patienten freundlich oder unfreundlich „behandelt" werden? Die Hauptsache, man braucht nicht lange zu warten, der Aufenthalt in der Praxis wird so kurz wie möglich gestaltet.

Dies nur einige wenige Beispiele, die zeigen, daß das „Wie", d.h. das Verhalten, oft genauso entscheidend sein kann, wie die Leistung selbst. In vielen Fällen ist das Verhalten sogar Bestandteil der Leistung oder stellt diese selbst dar. Ist das Verhalten einer Mitarbeiterin oder eines Mitarbeiters aber entscheidend für eine Leistung oder gar Bestandteil der Leistung selbst, dann sollte es auch kontrolliert werden.

Kontrolle des Verhaltens eines Menschen gehört zu den heikelsten Führungsaufgaben überhaupt. Denn hier fehlt es oft an „Standards". Die Maßstäbe sind nicht mehr objektiv faßbar, wie bei objektiv nachprüfbaren in Zahlen festgelegten Zielen. Was bedeutet eine „freundliche Behandlung", ein „korrektes Auftreten", eine „interessante Arbeitsunterweisung" oder ein „unbürokratisches Vorgehen"? Schon aus diesen wenigen Beispielen zeigt sich deutlich, daß die Kontrolle des sehr wichtigen Verhaltens am Arbeitsplatz schon deswegen außerordentlich problematisch und vielschichtig ist, weil es eben schwierig erscheint, hier „Standards" festzulegen, auf die sich die Mitarbeiter von vornherein einrichten können und von denen sie auch wissen, daß diese vom „Kontrolleur" - sei es nun von einem Vorgesetzten oder einer anderen Kontrollinstanz - genauso gesehen werden, wie von ihnen.

Kontrollen des Verhaltens eines Menschen sind aber auch deswegen problematisch, weil er gerade auf diesem Gebiet besonders empfindlich reagiert. Das Selbstwertgefühl wird gerade bei Verhaltenskontrollen besonders beeinträchtigt. Die letzten Jahre und Jahrzehnte haben auf dem Gebiete des Verhaltens z.T. revolutionäre Veränderungen gebracht. Der freiheitlich eingestellte und selbstbewußte Mitarbeiter läßt sich sein Verhalten nicht mehr so vorschreiben, wie es sich die Generation vor ihm noch vorschreiben ließ. Wobei man heute schon gar nicht einmal mehr in Generationszeiträumen denken kann. 5 Jahre Altersunterschied können heute schon zu „Generationsunterschieden" werden. Von diesen Unterschieden in der Einstellung, die sich ja in einem bestimmten Verhalten äußern, sind Fragen des äußeren Erscheinungsbildes - z.B. Haartracht, Kleidung - genauso tangiert, wie die Einstellung zur Arbeitsdisziplin - Alkohol am Arbeitsplatz, Pünktlichkeit, um auch hier nur einige wenige Beispiele zu nennen. Verhaltnsweisen wie „Ehrlichkeit", „Gewissenhaftigkeit" oder „Zuverlässigkeit" werden heute sicher von manchen anders in ihrer Wertigkeit in bezug auf das Arbeitsleben gesehen, als früher. Damit soll kein Werturteil verbunden sein. In diesem Zusammenhang geht es nur um die Frage, ob Verhaltenskontrollen deswegen, weil sie so schwierig und problematisch sind, aus dem „Kontrollbereich" herausgenommen werden sollen und nach dem Grundsatz verfahren werden soll, daß eben nur das Ergebnis zählt.

Kontrollen des Verhaltens sollten aus den Kontrollbereich nicht ausgeklammert werden. Dies nicht allein schon aus dem Grundsatz „der Zweck heiligt die Mittel“, denn wenn man diesem Grundsatz folgen würde, wird man auf die Dauer auch keine Ziele mehr erreichen, „Erfolge“ wären nur von kurzer Dauer. Dies sollte sich jeder Vorgesetzte vor Augen halten, wenn aus falsch verstandener Großzügigkeit oder „Rücksichtnahme“ manches „übersehen“ wird, was auf lange Sicht einfach zum Mißerfolg führen muß. Was hilft es auf die Dauer, wenn bei einem erstklassigen, erfolgreichen Mitarbeiter der häufige Griff zur Flasche toleriert wird, oder wenn man laufend über Unpünktlichkeit hinwegsieht? Was nützt es, wenn man das Einhalten von Sicherheitsvorschriften „schleifen läßt“, um gute Mitarbeiter nicht zu „vergraulen“, oder wenn man es hinnimmt, daß man es bei den Angaben von Fehlzeiten, Überstunden und Bereitschaftsdiensten nicht „so genau“ nimmt. Es ist geradezu erschreckend, was hier z. B. Landesrechnungshöfe bei der Prüfung von Krankenhäusern - auch eine „Kontrolle“ - immer wieder feststellen. Die dabei festgestellten offensichtlichen Widersprüche bei den Angaben lassen auf eine mangelnde Kontrolle „vor Ort“ schließen, letzten Endes auf eine Vernachlässigung der Führungsaufgabe. Die Hauptsache, die medizinischen Aufgaben werden gut bewältigt, das andere, der „Verwaltungskram“ ist „Nebensache“. Aber sieht man denn nicht, daß durch ein derartiges Verhalten das Vertrauen in die „Institution Arzt“ beeinträchtigt wird? Erfährt der staunende Leser und potentielle Patient, daß durch Sonderleistungen zwischen 1000 und 3000 DM im Monat und mehr „verdient“ werden können, dann ist der Schluß auf die „Geldgierigkeit der Ärzte, die nichts anderes im Sinn haben“, schnell gezogen. Hier steht viel auf dem Spiel, Kontrollaufgaben müssen sehr ernstgenommen werden. Gewiß, man geht Ärger aus dem Wege, wenn man hier nach dem Grundsatz verfährt, „man soll dem Ochsen, der da drischt, das Maul nicht verbinden“. Aber es gilt auch die alte Volksweisheit, daß der „Weg des geringsten Widerstandes nur am Anfang mit Steinen gepflastert ist“.

Richtig ist: Je mehr Freiheit der Mitarbeiter in der Wahl seiner Verhaltensweisen und seiner Arbeitsverfahren hat, desto mehr Kreativität und Leistungsbereitschaft können erwartet werden. Auf der anderen Seite hat aber Freiheit auch ihre Grenzen, die von jedem geachtet werden sollten.

Kontrolle des Verhaltens ist wohl die schwierigste, aufwendigste und menschlich problematischste Kontrolle. Sie erfordert bei Vorgesetzten ein hohes Maß an fachlichen und menschlichen Qualitäten und setzt vor allem Zivilcourage nach unten voraus. Hieran scheint es leider in vielen Fällen zu fehlen. Gerade beim Verhalten von Mitarbeitern hört man immer wieder den Satz: „Was muß denn noch alles passieren, damit etwas passiert?“ Was passieren sollte: Vernünftige Kontrolle. Unterlassene Kontrolle kann rechtliche Folgen haben. So muß der Krankenhausträger zum Schutze der Patienten sicherstellen, daß durch Nachtdienste übermüdete Ärzte nicht zu Operationen eingeteilt werden. Nach einem im Dezember 1985 veröffentlichten Urteil des Bundesgerichtshofes (Die Neue Ärztliche vom 19. 12. 1985) muß der Klinikträger hierzu entsprechende Anweisungen erlassen. Nach dem Urteil kann nicht der Arzt allein darüber entscheiden, ob er sich trotz eines vorangegangenen Nachtdienstes dem Eingriff gewachsen fühlt. Die pflichtgemäße Selbstprüfung des betroffenen Arztes entlastet den Träger nicht aus seiner Mitverantwortung. Die Beurteilung solcher Gefahren für den Patienten überfordere den Krankenhausträger nicht, da er seine Organisations- und Überwachungspflichten durch die Chefärzte der Abteilungen seiner Klinik ausführen lassen könne, heißt es in dem Urteil. Entsprechende Vorsorge ist nach dem Urteil gefordert, also Planung. Die Einhaltung der Planung muß aber auch entsprechend kontrolliert werden.

Kontrolle ist aber auch im Pflegebereich geboten. So kann sich kein Arzt darauf verlassen - so die Rechtsprechung -, daß die Schwestern „schon alles richtig machen würden". Auch ein Berufen darauf, daß man z.B. im Krankenhaus „zwischen dem Wünschenswerten und dem Machbaren stehe", kann den leitenden Arzt nicht entlasten. Besondere Kontrollpflichten bestehen bei den für medizinische Zwecke zur Verfügung stehenden Geräten. Hier muß immer wieder überprüft werden, ob diejenigen, die mit diesen Geräten arbeiten, mit ausreichenden Weisungen versehen sind und daß diese Weisungen auch eingehalten werden. Die fachliche und charakterliche Zuverlässigkeit der Hilfskräfte ist laufend zu überwachen. Ungenügende Ausübung der Kontrolle kann im Schadensfalle zu Haftpflichtansprüchen führen, von denen immerhin etwa 6000 im Jahr geltend gemacht werden. Allein 188 Haftpflichtklagen gegen Ärzte erreichten von 1960-1975 den Bundesgerichtshof.

7.6 Wer kontrolliert den Chef?

„Die Arbeitsmoral hat nachgelassen, die Mitarbeiter sind nur noch an materiellen Vorteilen interessiert, schon wieder haben welche gekündigt, weil sie woanders mehr verdienen, die Kündigungsrate ist schon wieder gestiegen." So die Klagen vieler Ärzte und Chefärzte in Krankenhäusern.

Überall werden hierfür die Ursachen gesucht, nur nicht in einem Bereich, der hierfür tabu zu sein scheint: im eigenen Führungsverhalten. Und gerade hier liegt oft die tiefere Wurzel für manche mehr oder minder laut beklagte Erscheinung im Verhalten der Mitarbeiterinnen und Mitarbeiter. Fehlverhalten der Vorgesetzten, und dazu gehören auch und vor allem personalwirtschaftliche Maßnahmen, schlagen sich in beträchtlichem Umfang auch auf die Wirtschaftlichkeit einer Arztpraxis und eines Krankenhauses nieder und wirken sich entsprechend auf die Versorgung der Patienten aus. Es gibt - leider - noch keine Kostenstelle „Führung" oder „Führungsstil". Und doch weiß jede Mitarbeiterin, jeder Mitarbeiter, daß falsches Führungsverhalten oder eine verfehlte Personalpolitik auf die Dauer gesehen den Fortbestand jeder Praxis, die Wirtschaftlichkeit eines jeden Krankenhauses in Frage stellen können. Man weiß es, denkt sich seinen Teil, spricht vielleicht darüber hinter der vorgehaltenen Hand oder „springt" rechtzeitig ab. Starke Fluktuation als Vorzeichen des drohenden Niedergangs.

Arztpraxen oder Krankenhäuser, in denen falsches Führungsverhalten praktiziert wird, verlieren ihre fähigsten Mitarbeiter, ziehen keine neuen Mitarbeiter mehr an, sie „trocknen aus". Das Ganze geschieht nicht von heute auf morgen, sondern in einem langsamen, schleichenden Prozeß. Die beste Medizin dagegen: Kontrolle des Führungsverhaltens der Vorgesetzten.

Kontrolle der Vorgesetzten!

Das ist leichter gesagt als getan. Und es wird um so schwieriger, je höher die Vorgesetzten in der Hierarchie angesiedelt sind. Wer sollte an der Unfehlbarkeit so mancher Chefs zweifeln? Nicht umsonst gibt es - leider - den Begriff der „Halbgötter in Weiß".

Gerade die Kontrolle des Führungsverhaltens ist wichtiger denn je. Die größere Selbständigkeit, das gestiegene Selbstbewußtsein, die wachsende fachliche Qualifikation der Mitarbeiterinnen und Mitarbeiter verlangen geradezu nach einer qualitativ hochstehenden Führung. An Führungswissen und Führungskönnen der Vorgesetzten werden heute viel höhere Anforderungen gestellt als früher, und diese Anforderungen werden in Zukunft noch steigen. Mitarbeiterführung ist zum zentralen Problem geworden. Fehler, die auf diesem Gebiet gemacht werden, übersteigen in ihren Folgen oft weit die Folgen fachlicher Fehlentscheidungen. Wenn man bedenkt, daß beim Wechsel einer qualifizierten Führungskraft allein Fluktuationskosten in Höhe von etwa zwei Jahresgehältern und mehr, bei Mitarbeiterinnen und Mitarbeitern Kosten in Höhe von etwa einem Jahresgehalt entstehen, sollte das allein schon zum Nachdenken veranlassen. Dabei sind die „Kosten" noch gar nicht inbegriffen, die durch „Mitnahme" von „know how" entstehen. Diese Kosten erscheinen in keiner „Wirtschaftlichkeitsberechnung".

Führungskontrolle im Krankenhaus kann einmal anhand von Zahlen ausgeübt werden. Hoher Krankenstand, Fluktuation, Unfallquoten, niedrige Beteiligung am Vorschlags- und Verbesserungswesen, eine hohe Beschwerdequote, Schwierigkeiten beim Personalersatz - keiner will sich in den betreffenden Bereich versetzen lassen -, überdurchschnittlich hoher Personalaufwand sind oft die äußeren Anzeichen, daß hier ein Führungsverhalten praktiziert wird, das den Erfordernissen der Gegenwart nicht entspricht und erst recht nicht den Erfordernissen der Zukunft entsprechen wird. Und genau da liegt der Ansatzpunkt für eine Kontrolle des Führungsverhaltens. Diese Kontrolle muß so frühzeitig wie möglich einsetzen, denn im Zeitpunkt der Kontrolle hat ja bereits die Zukunft begonnen. So betrachtet ist die enge Zusammenarbeit im Krankenhaus auf dem Gebiet der Personalführung, die laufende Schulung und Fortbildung der Vorgesetzten und natürlich die Absicherung des Lerntransfers die beste Kontrolle auf diesem Gebiet. Nur durch eine derartige enge Zusammenarbeit kann weitgehend verhindert werden, daß es bei einer späteren Erfolgskontrolle zu einer führungsmäßigen „Leichenschau" kommt.

Kontrolle des Verhaltens von Vorgesetzten scheint auf den ersten Blick in einem Krankenhaus leichter durchführbar als in einer Arztpraxis, denn hier gibt es „Kontrollinstanzen". Hier gibt es Chefärzte, hier gibt es auch einen Krankenhausträger, hier gibt es letzten Endes auch noch den Personal- oder Betriebsrat, die etwas „unternehmen" können. Und hier gibt es manchmal auch noch Kollegen, die in wohlverstandener guter Kollegialität ein „offenes Wort" sprechen können.

Kontrolle des Führungsverhaltens wird in vielen Fällen vernachlässigt. Als „Ausgleich hierfür findet man oft eine verstärkte Kontrolle auf fachlichem Gebiet, insbesondere die „Belegprüfung". „Stimmt" hier alles im großen und ganzen, halten sich die Beanstandungen „in vernünftigem Rahmen", dann ist alles in Ordnung, mit dem Erfolg, daß der betreffende Vorgesetzte führungsmäßig „weiterwursteln" kann. Dabei wird aber die Frage nicht gestellt, ob die Zusammenarbeit auch für morgen oder übermorgen garantiert ist oder ob sie nicht sogar heute noch besser sein könnte. Gewiß, man hört hier und da etwas, man spürt irgendwie die Unzufriedenheit der Mitarbeiterinnen und Mitarbeiter in dem betreffenden Bereich, man weiß auch, daß es schon einmal Schwierigkeiten mit der Personalvertretung gegeben hat. Aber auf der anderen Seite ist eben alles in Ordnung. Und übrigens, kommt Zeit, kommt Rat. Manches regelt sich oft von selbst. Sehr oft flüchtet man sich hier in Illusionen. Oder, wenn es ganz schlimm kommt, deckt man alles mit dem Mantel der christlichen Nächstenliebe zu.

Die Kontrolle des Führungsverhaltens ist in vielen Krankenhäusern ein unangreifbares Tabu. Vielleicht hat das mit der alten Volksweisheit, „daß eine Krähe der anderen kein Auge aushackt", etwas zu tun. Vielleicht wird Führungsverhalten auch deswegen nicht kontrolliert, weil es hierzu an den geeigneten, mit dem erforderlichen Führungswissen ausgestatteten Chefs mit der entsprechenden Qualifikation fehlt. Vielleicht fühlt sich auch keiner so recht „zuständig".

Wie steht es aber um die Kontrolle des Führungsverhaltens des Arztes in seiner Arztpraxis? Wer kontrolliert den Chef? Auf den ersten Blick scheint dieses Problem kaum lösbar. Denn wer soll den „Chef" auf sein Führungsverhalten hin ansprechen? Vielleicht wagt es einmal eine Mitarbeiterin, die bereits gekündigt hat im Abschlußgespräch, wenn ein solches Gespräch überhaupt stattfindet. Von Patienten, die sich ohnehin vom Arzt abhängig fühlen und vor allem mit ihrer Krankheit beschäftigt sind, ist sicher auch, wenn überhaupt, sehr wenig zu erwarten. Vielleicht finden sie es sogar „in Ordnung", wenn eine Helferin in ihrer Gegenwart wegen eines Fehlers „angepfiffen" wird. „Recht so" wird mancher denken, „denn schließlich geht es ja um meine Gesundheit". Oder: „Was soll ich mich da einmischen, das ist nicht meine Angelegenheit." In dieser Beziehung ist der Arzt als alleiniger Chef einer Arztpraxis im wahrsten Sinne des Wortes arm dran. Arm, weil er alleine, manchmal sogar sehr einsam ist. Hier hilft nur eines: offene Gespräche mit seinen Mitarbeiterinnen über sein eigenes Führungsverhalten. Sicher muß sich mancher dazu erst einmal einen deutlichen Ruck geben, denn wer stellt sein eigenes Führungsverhalten schon gern in Frage. Auch Gespräche mit Kollegen, wohlmeinenden guten Kollegen über das Thema Führung, können weiterhelfen. „Wirkungsvoll" sind auch Besuche von Führungsseminaren, die in dieser Beziehung eindrucksvolle Denkanstöße vermitteln. Wohlgemerkt: Denkanstöße und nicht Rezepte. Man muß selbst „draufkommen", sich selbst überzeugen und darf sich nicht überreden lassen. Eine Überlegung hilft hier sicher weiter: Offene Mitarbeiterinnen und Mitarbeiter sind die beste Lebensversicherung für jeden Chef.

Auf dem wichtigen Gebiet der Kontrolle des Führungsverhaltens ist gründliches Umdenken erforderlich. Die Mitarbeiterinnen und Mitarbeiter sind das wichtigste Kapital einer Arztpraxis oder eines Krankenhauses. Auf die Kontrolle des Führungsverhaltens der Chefs, denen dieses Kapital im wahrsten Sinne des Wortes anvertraut ist, kann und darf nicht verzichtet werden. Warten und Pflegen von Maschinen ist selbstverständlich und wird genau überwacht. Wie steht es mit der Überwachung von Menschen, denen Menschen anvertraut sind?

7.7 Treppen werden von oben gekehrt

Die Effizienz einer Arztpraxis oder eines Krankenhauses hängt entscheidend von den dort tätigen Menschen ab. Das Verhalten dieser Menschen richtet sich aber weitgehend an einem Leitbild aus, dem Vorgesetzten, dem Chef. Die alten Volksweisheiten „Treppen werden von oben gekehrt", „climate starts at the top", „Der Fisch fängt am Kopf zu stinken an" kommen hier voll zum Tragen. Es ist eine Erfahrung aus der Psychologie, daß die Menschen oft so werden, wie man sie einschätzt, wie man sie behandelt. Die Mitarbeiterinnen und Mitarbeiter zeigen oft die gleiche Motivation, die der Einstellung ihres Chefs entspricht. Zeigt er Teamgeist, erkennt er die Leistungen seiner Mitarbeiterinnen und Mitarbeiter an, dann überträgt sich das auch auf sein Team. Die Chefs bestimmen weitgehend die Entwicklung und das Verhalten ihrer Mitarbeiter, und das nicht nur in positiver Hinsicht. Führungsfehler, Führungsdefizite wirken sich bei den Mitarbeitern entsprechend aus. Die Leistungsbereitschaft sinkt und damit läßt auch die Leistung selbst nach, wenn ein der gesellschaftlichen Entwicklung nicht entsprechendes Führungsverhalten praktiziert wird. Durch eine gezielte Kontrolle sollten solche Führungsdefizite erkannt und durch entsprechende Maßnahmen versucht werden, derartige Führungsdefizite abzubauen.

Die wesentlichsten Führungsdefizite sind auf den Gebieten der Motivation, Information und Kommunikation zu verzeichnen. Die Problematik liegt vor allem darin, diese Führungsdefizite überhaupt erst einmal zu erkennen. Die Vorgesetzten sind nämlich zum überwiegenden Teil fest davon überzeugt, zu motivieren, zu informieren und zu kommunizieren.

Mehr als 90 Prozent der von uns in Führungsseminaren befragten Ärzte beantworteten die Frage: „Erkennen Sie die Leistungen Ihrer Mitarbeiter ausdrücklich diesen gegenüber an"? mit „ja" und waren auch der Überzeugung, ihre Mitarbeiter ausreichend über deren Arbeit zu informieren. Nur 66,7 Prozent der weiblichen Angestellten waren jedoch der Ansicht, daß ihrem Wunsch nach ausdrücklicher Anerkennung ihrer Leistung auch Rechnung getragen würde, und nur 57,1 Prozent beantworteten die Frage: „Bespricht Ihr Vorgesetzter Ihre Aufgaben ausreichend mit Ihnen?" mit „ja, ausreichend".

Auf dem Gebiet der Kommunikation waren ähnliche Unterschiede zwischen Selbsteinschätzung und Fremdbild zu verzeichnen. Die Frage: „Sprechen Sie mit Ihren Mitarbeitern über deren Leistungen?" beantworteten 70,3 Prozent der Ärzte mit „immer" und „häufig", die weiblichen Angestellten hingegen waren nur zu 25,3 Prozent der Ansicht, daß ein Gespräch über ihre Leistungen immer oder häufig mit ihnen geführt würde.

Dies sind nur drei Beispiele aus dem „Führungsalltag" im medizinischen Bereich, wobei noch zu bemerken wäre, daß sich die Ärzte bei ihrer Selbsteinschätzung noch relativ selbstkritisch im Vergleich zu den Führungskräften der Wirtschaft sehen. Denn hier lag die Selbsteinschätzung auf den Gebieten „Anerkennung der Leistung" und „Information" bei der 95 Prozentmarke und bei den Mitarbeitergesprächen erreichte sie mehr als 75 Prozent.

Diese ungebrochen hohe Selbsteinschätzung ist führungsmäßig das große Problem überhaupt. So lange jeder einzelne Arzt, ob in der Einzelpraxis oder im Krankenhaus, nicht bereit ist, überhaupt einmal über dieses Problem nachzudenken, können Führungsdefizite auch nicht angegangen werden. So lange man überzeugt ist, daß es auf dem Gebiet der Führung überhaupt keine Probleme gibt, ja sogar der Ansicht ist, daß Führung nicht Aufgabe des Arztes sei, kommt hier nichts in Bewegung, gerät der medizinische Bereich anderen Bereichen gegenüber in einen immer größer werdenden Rückstand, er klammert sich aus. Hier muß die Kontrolle einsetzen, eine Kontrolle, die zu dem Schwierigsten gehört, was auf dem Gebiet der Führung gibt. Hier muß man sein eigenes Verhalten selbstkritisch in Frage stellen, für viele Mediziner ein großes Problem. Hier muß man aber auch sein eigenes Verhalten kritisch in Frage stellen lassen, und zwar von denjenigen, die man selbst kritisiert, für manche ein schier unlösbares Problem. Es ist aber ein Problem, das nur bei einer einzigen Person zu lösen ist, nämlich beim Chef. Hier gilt das Wort von Peter Drucker, einem der bekanntesten Führungspsychologen: „Nur wenige Führungskräfte sehen ein, daß sie letztlich nur eine einzige Person führen können und müssen und das sind sie selbst."

Führung fängt bei sich selbst an! Und was man bei sich versäumt, vervielfacht sich bei den Mitarbeiterinnen und Mitarbeitern. Wer als Chef nicht informiert und kommuniziert, riskiert, daß die Mitarbeiter die Patienten nicht informieren. Wer die Leistungen seiner Mitarbeiter nicht anerkennt, riskiert, daß sich diese demotivierende Handlungsweise auf die Mitarbeiter überträgt und diese die Patienten demotivieren. „Mitarbeiterinnen, die zu hart geführt werden, behandeln die Patienten fünf Mal so hart." Über dieses Zitat von Günter F. Gross aus dem Praxis-Ideenbuch für die Arztpraxis sollte man nachdenken.

Ein Gebiet, das von der „Führungskontrolle" oft „ausgespart" wird, ist die Aus- und Fortbildung. Die Zukunft jedes Krankenhauses, aber auch jeder Arztpraxis, hängt von der Qualität der Aus- und Fortbildung entscheidend ab. Sehr engstirnig wäre es, sich hier immer wieder auf „die anderen" zu verlassen und darauf zu bauen, gut aus- und fortgebildete Mitarbeiterinnen und Mitarbeiter „zu übernehmen". Hier muß jeder Arzt aktiv werden und auf eine planmäßige und gezielte Aus- und Fortbildung hinwirken und auch die Aus- und Fortbildungsmaßnahmen in geeigneter Form überwachen. Dazu gehört nicht nur einen entsprechenden Plan gemeinsam mit den Mitarbeiterinnen und Mitarbeitern zu entwerfen, sondern auch die Kontrolle nach den entsprechenden Seminaren, Tagungen usw. Nach dem Besuch eines Seminars sollte nicht einfach zur „Tagesordnung", d.h. zur Arbeit übergegangen werden. Hier muß z.B. über den Seminarinhalt gesprochen werden, schon allein deswegen, ob man wieder jemand „dorthin" schickt. Ohne die Kontrolle des Lerntransfers ist jede Fortbildung mehr oder weniger sinnlos, denn das Erlernte kann nicht in die Praxis umgesetzt werden. Kontrolliert werden muß auch, ob nicht „einseitig" fortgebildet, das heißt nur Fachfortbildung betrieben und zu wenig Verhaltenstraining angeboten wird. Gerade auf diesem Gebiet der Verhaltensschulung wird von Ärzten und Mitarbeiterinnen ein großes Defizit empfunden und auch beklagt. So äußerten 81 Prozent der Ärzte und 71,6 Prozent der weiblichen Angestellten, daß nach ihrer Ansicht auf diesem Gebiet zu wenig Fortbildungsmöglichkeiten angeboten würden. Hier ist ein großer Nachholbedarf, den es zu befriedigen gilt.

7.8 Offene Kontrollen schaffen Vertrauen!

Gute Vorbereitung ist der halbe Erfolg. Kontrollen müssen systematisch vorbereitet und durchgeführt werden. Sich hier auf Zufallsergebnisse zu verlassen, würde dem hohen Rang der Kontrolle als Führungsaufgabe im Gesamtbild der Führung nicht entsprechen. Es würde eine Lücke im Führungssystem entstehen und damit die gesamte Führungskonzeption in Frage gestellt werden. Die Delegation von Aufgaben, Befugnissen und Verantwortung z.B. würde ohne das entsprechende Gegenstück der Kontrolle in der Luft hängen. Führung ist zielorientierte Verhaltensbeeinflussung! Genauso wie gezielt geplant, Ziele gesetzt oder vereinbart werden, muß gezielt kontrolliert werden, ob die Ziele erreicht oder warum sie nicht erreicht wurden. In kleineren Bereichen, wie z.B. einer Arztpraxis, erscheint die Kontrolle nicht allzu problematisch. Die Kontrollspanne, die Zahl der zu kontrollierenden Helferinnen, ist relativ klein. Wichtig ist hier vor allem, daß die Kontrolle unter dem Druck der täglichen Beanspruchung durch die Praxis nicht „untergeht", schlicht und einfach vergessen wird. Ein Vermerk im Terminkalender ist hier sehr hilfreich.

Problematisch ist die Kontrollaufgabe in größeren Bereichen, z.B. im Krankenhaus. Gerade leitende Ärzte, die für einen größeren Bereich verantwortlich sind, tun sich hier manchmal schwer. Kontrollaufgaben, ohnehin manchmal als unangenehm empfunden, werden nur dann wahrgenommen, wenn einmal „Luft" ist und wenn man nicht unter dem Druck des „normalen Krankenhausalltags" steht. Auch ist hier die Kontrollspanne größer als in der Praxis des niedergelassenen Arztes, so daß man gerade hier rationell mit System kontrollieren muß. Wichtig ist hier auch, daß gerade bei der Kontrolle gerecht verfahren, d.h. nicht bestimmte Bereiche von der Kontrolle ausgespart werden dürfen. Die „gerechte Behandlung" nahm bei den schätzenswerten Eigenschaften eines Vorgesetzten unter sechs vorgegebenen Kriterien nach der „Anerkennung der Leistung" die zweite Rangstelle sowohl bei den Ärzten als auch bei den weiblichen Angestellten ein.

Mitarbeiterinnen und Mitarbeiter achten sehr genau darauf, daß alle Bereiche gleichmäßig aufgesucht werden und wieviel Zeit der Chef den einzelnen Bereichen widmet. Wer glaubt, daß Mitarbeiter einen Vorgesetzten lieber von hinten sehen als von vorne, kann sicher nur den Ausnahmefall im Auge haben. Es gibt bestimmt Vorgesetzte, die man lieber scheiden als kommen, am besten überhaupt nicht sieht. Im Regelfall wertet man aber das Erscheinen des Vorgesetzten als Anerkennung, und zwar der Arbeit und der Person. Und da wird manchmal geradezu eifersüchtig darauf geachtet, wie oft der Chef kommt und wie lange er bleibt. Bleibt er im Vergleich zu anderen Bereichen zu kurz oder kommt er überhaupt nicht, dann verbreitet sich schnell das Gefühl, nicht wichtig genommen, nicht anerkannt zu werden. Wenn dann neiderfüllt von anderen Bereichen als den „Lieblingen der Götter" gesprochen wird, ist das Dilemma perfekt. Resignation breitet sich aus, die Leistung sinkt. Das beste Gegenmittel: Systematik in der Kontrolle, ein Kontrollplan.

Zur Vorbereitung der Kontrolle gehört aber auch, daß sich der Kontrollierende genau darüber im klaren ist, was er bei der Kontrolle überhaupt prüfen will. Einfach zur Mitarbeiterin oder zum Mitarbeiter hingehen, etwa mit dem Gedanken, „ich werde schon etwas finden", hat mit der planmäßigen Erfüllung einer verantwortungsvollen Führungsaufgabe nicht mehr viel zu tun.

Zur planmäßigen Kontrolle gehört weiterhin, die Mitarbeiterin oder den Mitarbeiter von der beabsichtigten Kontrolle vorher zu unterrichten. Kontrollen sind gerade oft deshalb unbeliebt, weil sie heimlich oder gar überfallartig erfolgen, mit dem Ziel, Fehler zu finden, jemanden zu „erwischen". Daß Kontrollen grundsätzlich vorher angekündigt werden sollten, schließt nicht aus, daß auch in Ausnahmefällen unverhoffte Kontrollen durchgeführt werden. Die überraschende Kassenkontrolle ist hierfür ein typisches Beispiel, typisch vor allem für den Ausnahmecharakter. Solange derartige vorher nicht angekündigte Kontrollen nicht zur Regel werden, haben die Mitarbeiter hierfür auch Verständnis. Das Kontrollklima und damit das gesamte Führungsklima werden hierdurch nicht beeinträchtigt.

Besonders gefährlich, demotivierend und Vertrauen zerstörend sind heimliche Kontrollen. Der Vorgesetzte, der abends nach Dienstschluß an Arbeitsplätzen von Mitarbeiterinnen und Mitarbeitern „herumschnüffelt", wird sicher einmal „Erfolg" haben und auch etwas entdecken. Er wird aber auch den „Erfolg" haben, daß mit der Zeit Methoden entwickelt werden, solchen Kontrollen zu entgehen. Anstatt alle Energien auf die Arbeit zu richten, werden diese, oft mit sportlichem Ehrgeiz, dazu mobilisiert, derartigen Kontrollen ein Schnippchen zu schlagen.

Die beste Kontrolle ist die offene Kontrolle. Und geht es um die Kontrolle des Verhaltens von Mitarbeiterinnen und Mitarbeitern, dann sollte man offen über dieses Verhalten sprechen, sich z.B. darüber unterhalten, ob die Kleidung der Arbeitsaufgabe angemessen ist oder über Alkoholgenuß während der Arbeitszeit. Aber dazu gehört wieder einmal Zivilcourage nach unten, und die sollte durch ein gutes Kontrollklima gefördert werden. Denn nur in einer Atmosphäre des gegenseitigen Vertrauens, die durch ein entsprechendes Kontrollklima geschaffen, verstärkt und erhalten wird, können solche Verhaltensfragen erörtert und Verhalten gegebenenfalls auch verändert werden.

Das Verhältnis zwischen Vorgesetzten und „Untergebenen" muß „entkrampft", Spannungen müssen abgebaut werden. Wo könnte dies besser geschehen, als auf dem so konfliktträchtigen Führungsgebiet der Kontrolle. Hier schwelt so manches im Verborgenen, und nur selten bewegt ein „Fall" wie die „Arbeitsbedingungen" in der Orthopädie des Barmbeker Krankenhauses Politiker und die Öffentlichkeit. Der Hamburger parlamentarische Untersuchungsausschuß hatte sich dabei u.a. mit der Frage zu beschäftigen, warum die Orthopäden des Krankenhauses trotz der als untragbar erkannten Zustände weiter operiert hätten, warum andere über die Patientengefährdung im Krankenhaus Barmbek informierte Ärzte nichts unternommen hätten. Ein neues Kritikbewußtsein der Ärzte gegenüber der Arbeitsweise anderer Ärzte wird gefordert.

Kritik setzt aber Kontrolle voraus. Kontrolle also nicht nur von oben nach unten, sondern auch von unten nach oben und auf gleicher Ebene ist gefordert. Hier ist noch ein weiter Weg zurückzulegen. Das Führungsbewußtsein muß geschärft werden. Die Frage: „Halten Sie es für wichtig, daß auch Mitarbeiter die Fehlleistungen ihrer Vorgesetzten diesen gegenüber ausdrücklich kritisieren sollten?", beantworteten 73 Prozent der befragten Ärzte mit „ja", gegenüber 82 Prozent der befragten Führungskräfte der Wirtschaft und 85,1 Prozent der weiblichen Angestellten. Der Unterschied ist deutlich. Führung ist ein gegenseitiger Beeinflussungsprozeß. Kritik darf nicht nur von oben nach unten, sondern muß auch von unten nach oben und auf gleicher Ebene geäußert werden.

7.9 Das Auge des großen Bruders

Kontrolle ist einmal eine Frage des Führungsstils, zum andern eine Frage der Wirtschaftlichkeit.

Wird autoritär geführt, dann muß auch viel kontrolliert werden. Praktiziert man diese Art von Führung, neigt man auch stark zu einer mehr oder minder lückenlosen Kontrolle, der Totalkontrolle. Je mehr dirigiert wird, um so mehr wird kontrolliert. Die Kontrolle entwickelt sich mehr und mehr zum Selbstzweck, lähmt Initiative und Kreativität.

Möglichst lückenlose Kontrollen, Totalkontrolle, sind auch unwirtschaftlich. Sie nehmen die Arbeitskraft der Vorgesetzten für diese Führungsaufgabe zu stark in Anspruch und lenken zu sehr von den Entscheidungsaufgaben ab. Außerdem beanspruchen diese Art von Kontrollen auch die Mitarbeiterinnen und Mitarbeiter zu stark.

Die wirkungsvollste Form der Kontrolle ist die Teilkontrolle, die Kontrolle durch Stichproben. Sie begrenzt den Kontrollaufwand auf ein vertretbares Maß und ist somit auch wirtschaftlich. Dabei sollte die Stichprobenkontrolle aber gründlich vorgenommen werden. Eine Stichprobe in der Stichprobe ist wirkungslos. Nicht viele Stichproben, die oberflächlich durchgeführt werden, ergeben ein gutes „Kontrollbild“, sondern wenige, aber systematisch und gründlich durchgeführte Stichproben.

Die Stichprobenkontrolle sollte individuell auf die einzelnen Mitarbeiter abgestimmt sein. Jeder Mensch ist verschieden. Auch in der Arbeitsleistung und in der Dienstauffassung gibt es Unterschiede. Genauso wenig, wie man Mitarbeiterinnen und Mitarbeiter bei der Leistungsbeurteilung über einen Kamm scheren kann, genauso wenig sollte man es bei der Kontrolle tun. Junge Mitarbeiter und routinierte ältere Kollegen, Berufsanfänger, Neueingestellte, gut qualifizierte Mitarbeiter, Mitarbeiter, die mit neuen Aufgaben betraut werden, bei der Arbeitsleistung und Arbeitsausführung gibt es Unterschiede, auch bei der Kontrolle muß dementsprechend differenziert werden. Es gibt eben Mitarbeiter, bei denen es läuft, und es gibt Mitarbeiter, bei denen man öfter „hinschauen“ muß.

Kontrolle von Menschen durch Menschen birgt die Gefahr von Spannungen und Konflikten in sich. Eine Möglichkeit, diese zu vermindern oder auszuschließen bieten, wie es das Betriebsverfassungs- und das Personalvertretungsgesetz ausdrücken, „technische Einrichtungen, die dazu bestimmt sind, das Verhalten oder die Leistung der Beschäftigten zu überwachen“. In Betracht kommen zum Beispiel Video- und Aufzeichnungssysteme mit Kontrollcharakter, Mikrofone, Multimomentkameras, Fahrtenschreiber, Geräte zur Erfassung von Telefongesprächen und schließlich Stechuhren.

„Big brother ist watching you!“ Aus gutem Grund hat der Gesetzgeber der Vertretung der Arbeitnehmer ein Mitbestimmungsrecht bei der Einführung und Anwendung dieser technischen Einrichtungen eingeräumt. Durch die Mitbestimmung soll eine ausreichende Berücksichtigung der persönlichen Belange und der Schutz der Persönlichkeitsrechte der Mitarbeiter gewährleistet sein. Unnötige und übermäßige Kontrollen sollen ausgeschlossen werden. Das Ausmaß der Überwachung soll in einem angemessenen Verhältnis zur Effektivität der Arbeit stehen.

Kontrolle durch technische Einrichtungen ist problematisch. Es mag zwar Fälle geben, bei denen aus Gründen der Arbeitssicherheit oder von den Besonderheiten des Arbeitsablaufes her, eine totale visuelle oder akustische Überwachung angebracht erscheint. Diese Fälle werden aber die Ausnahme bilden und sicher auch von den von der Kontrolle Betroffenen akzeptiert werden. Ist diese Kontrolle nicht zwingend erforderlich, dann ist sie schon verfassungsrechtlich unzulässig, der Persönlichkeitsschutz des Grundgesetzes verbietet eine solche lückenlose Überwachung.

Eine lückenlose Überwachung, die technisch sicher ohne weiteres möglich wäre, würde sich auch ungünstig auf die Arbeitsleistung auswirken. Die psychische Belastung einer Dauerkontrolle wäre auf die Dauer zu groß und würde sogar zu Ausfällen durch Krankheit führen. Technische Kontrolleinrichtungen sollten daher schon aus diesem Grunde im geringst möglichen Umfang eingesetzt werden.

Selbst da, wo diese Kontrolleinrichtungen nur zeitweise die Arbeitsleistung, das Leistungsergebnis oder das Verhalten überwachen, sollte man sich deren Einführung und Anwendung vorher gründlich überlegen, am besten zusammen mit den von dieser Kontrolle Betroffenen. Denn auch hier handelt es sich ja um eine Veränderung, der sich zunächst einmal das menschliche Beharrungsvermögen widersetzt, zumal es sich in den meisten Fällen um eine für die Beteiligten unangenehme, vielleicht sogar belastende Veränderung handelt.

Bei all diesen technischen Überwachungseinrichtungen darf man eines nicht vergessen: sie sind anonym, man kann nicht mit ihnen sprechen. So groß die Gefahr von Spannungen und Konflikten auch ist, wenn Menschen durch Menschen kontrolliert werden, mit dem Kontrollierenden kann man reden. Dem Auge des großen Bruders ist man aber hilflos ausgeliefert, man kann sich ihm nicht entziehen. Die Gefahr, daß sich die Aggressionen hier ansammeln, es zu einem Aggressionsstau kommt, der sich manchmal auf ganz anderen Gebieten entlädt, ist groß, abgesehen davon, daß hineingefressener Ärger oder widerwillig ertragene Belastungen zu Krankheiten führen können. Damit soll keiner „kontrollfreien Atmosphäre“ das Wort geredet werden. Kontrolle muß sein, in gewissen Fällen auch durch technische Einrichtungen. Wir leben nun einmal in einem technischen Zeitalter, und da gibt es auch technische Kontrollen. Das soll aber nicht daran hindern, über die mit der Einführung und dem Einsatz dieser technischen Überwachungsmaßnahmen verbundenen menschlichen Probleme nachzudenken und alle Vor- und Nachteile gegeneinander abzuwägen. Ein guter Anhaltspunkt für jeden Vorgesetzten, der sich mit der Einführung und Anwendung derartiger Kontrolleinrichtungen zu beschäftigen hat, ist sicher die Frage: „Würdest du dich selbst einer solchen Kontrolleinrichtung unterwerfen?“ Die alte Volksweisheit „Was du nicht willst, das man dir tu', das füg' auch keinem anderen zu“, gilt noch immer.

Was du nicht willst, das man dir tu ... Für wen „gilt“ die Stechuhr? Von dem berühmten Thomas Alva Edison wird berichtet, daß er nicht den Weg an der Kontrolluhr vorbei scheute, wenn er seinen eigenen großen Laboratoriumsbetrieb in New York betrat oder verließ. Er ging nicht nur vorbei, sondern er „stach“ auch seine Kontrollkarte.

Die Stechuhr, in vielen Bereichen der Wirtschaft und der öffentlichen Verwaltung „in Betrieb“, ist nach wie vor problematisch. Von den „Älteren“ aus

Gewohnheit „ertragen", wird sie von den jüngeren Mitarbeitern und Mitarbeiterinnen weitgehend abgelehnt. Für viele gilt sie als Symbol der Macht, als der Hut des Landvogts Gessler, dem man jeden Morgen und Abend die nötige Referenz erweisen muß. Besonders problematisch wird diese „technische Einrichtung", wenn nur ein Teil der Mitarbeiterinnen und Mitarbeiter „sticht", während der andere Teil in dieser Beziehung privilegiert ist, und die Stechuhr beim Ein- und Ausgang links liegen lassen kann. Bei denjenigen, die „stechen" müssen, wächst das Gefühl, daß man jenen traut und ihnen mißtraut. Es ist das Gefühl, unprivilegiert, nicht gerecht behandelt zu sein. Und das verdrängt zunächst einmal die Vernunft, die Einsicht, die Überlegung, daß es für Unterschiede vielleicht doch gute Gründe gibt. Das alles sollte man beim „Für und Wider" bedenken und selbst bestehende Kontrolleinrichtungen immer wieder in Frage stellen.

7.10 Selbstkontrolle oder Fremdkontrolle - das ist hier die Frage

Wer läßt sich schon gern von anderen kontrollieren, sich vielleicht sogar Fehler oder Ungenauigkeiten nachweisen?
„Wenn ich schon einmal einen Fehler mache, dann erkenne ich ihn am liebsten selbst und bügle ihn, unbemerkt von anderen, insbesondere von Vorgesetzten, auch wieder aus." So die Denkweise vieler Menschen, die auch sehr verständlich ist. Also, am liebsten sich selbst bei der Arbeit überwachen. Selbstkontrolle scheint die beliebteste Kontrolle zu sein. Ist sie es aber wirklich? Es ist eine alte Erfahrung: Kontrolle erniedrigt, keine Kontrolle demoralisiert. Eine gute Mischung von Selbst- und Fremdkontrolle erscheint der beste gangbare „Kontrollweg" zu sein.

Eine gute Mischung also! Wobei das Mischungsverhältnis zugunsten der Selbstkontrolle ausfallen sollte. Selbstkontrolle erzieht zum selbstverantwortlichen Denken, entlastet vom psychischen Druck und schafft daher auch so die günstigsten Voraussetzungen für weitgehend fehlerfreies Arbeiten. Selbstkontrolle setzt natürlich selbständige, qualifizierte und vor allem verantwortungsbewußte Mitarbeiterinnen und Mitarbeiter voraus. Da stößt man bei vielen Vorgesetzten auf Vorbehalte, die dies alles ihren Mitarbeitern nicht zutrauen. Kontrolle ist eben weitgehend eine Frage des Führungsstils, und dieser Führungsstil wird bei vielen Führungskräften von der grundsätzlichen Einstellung ihren Mitarbeitern gegenüber geprägt.

Die Grundfrage ist hier: Vertrauen oder nicht vertrauen? Je nach der Grundeinstellung wird man sich auch weitgehend für Fremd- oder Eigenkontrolle entscheiden. Wobei man, wenn man seinen Mitarbeitern grundsätzlich mißtrauisch gegenübersteht, wozu in manchen Fällen sicher Anlaß bestehen mag, diese Einstellung immer wieder überprüfen sollte. Denn das „kontrollbedürftige" Verhalten der Mitarbeiter hat seine Ursachen. Und eine der Ursachen könnte das starke „Kontrollbewußtsein" der Führungskräfte sein. Diesen Teufelskreis gilt es zu durchbrechen. Bei den Mitarbeitern ist Verantwortungsbewußtsein in viel höherem Maße vorhanden, als allgemein angenommen wird. In diesem Zusammenhang sollte sich übrigens jeder Vorgesetzte nicht nur die Frage vorlegen, ob die Mitarbeiter seines Vertrauens würdig sind, sondern auch, ob er das Vertrauen seiner Mitarbeiter verdient. Nach Prüfung dieser Frage kommt man meistens schon ein Stück weiter.

Mit weitgehender Selbstkontrolle ist auch ein nicht unbedeutender Rationalisierungseffekt verbunden. Selbstkontrolle des Mitarbeiters entlastet den Vorgesetzten und macht ihn für andere Führungsaufgaben frei.

Mit einer weitgehenden Selbstkontrolle ist letztlich auch die Anerkennung der Leistung und der Person des Mitarbeiters verbunden, die sich auf die Leistungsbereitschaft und die Leistung selbst positiv auswirkt.

Anerkennung bewirkt ein Erfolgserlebnis. Und Handlungen, die mit Erfolgserlebnissen verbunden sind, werden bekanntlich wiederholt. Zahlreiche Untersuchungen haben dies bewiesen. Bei weitgehender Selbstkontrolle waren meßbare Leistungssteigerungen zu verzeichnen, die Krankheits- und Fluktuationsraten sanken. In der Führungsliteratur gibt es hierfür Beispiele genug.

„Vier Augen sehen mehr als zwei." Jede Selbstkontrolle hat ihre natürlichen Grenzen. Fremdkontrolle wirkt insofern unterstützend. Und sie hilft auch, den oft zitierten „inneren Schweinehund" zu bekämpfen. Man hat auch einmal ein „Kontrolltief" sich selbst gegenüber und läßt etwas durchgehen, was bei einer Fremdkontrolle „hängenbleiben" würde. Fremdkontrolle in gewissem Umfang muß also sein.

Fremdkontrolle kann ausgeübt werden durch die Arbeitsgruppe, in der man tätig ist, durch den Vorgesetzten, durch besondere Kontrollinstanzen innerhalb eines Krankenhauses, aber auch durch externe Kontrollorgane.

Kontrolle durch die Arbeitsgruppe scheint, ähnlich wie die Selbstkontrolle, erträglich. Die Kontrolle durch die Gruppe darf aber nicht zum Gruppendruck ausarten, dem sich oft die Schwächsten beugen müssen. Dies gilt es zu beachten und zu beobachten, wenn man die Kontrolle weitgehend dem Arbeitsteam selbst überläßt. Der Druck durch eine Gruppe kann viel stärker sein als der Druck durch einen Vorgesetzten.

Kontrolle ist eine Führungsaufgabe, die weitgehend vom Vorgesetzten zu erfüllen ist. Dabei ist nicht zu verkennen, daß Kontrolle zunächst einmal das Verhältnis Vorgesetzter - Mitarbeiter belasten kann. Kontrolle kann die Zusammenarbeit stören, wenn sie grundsätzlich im Sinne von „Fehler suchen und finden" aufgefaßt wird. Sie kann so leicht als Schikane mißdeutet, und Abwehrhaltungen können aufgebaut und vertieft werden. Sieht man in der Kontrolle aber eine Möglichkeit der Zusammenarbeit, dann kann Kontrolle motivieren, unterstützen, ein Vertrauensverhältnis schaffen und stärken.

Die Kontrolle sollte in erster Linie durch den unmittelbaren Vorgesetzten erfolgen. Eine unmittelbare Kontrolle im Krankenhaus durch höhere Vorgesetzte in Abwesenheit des unmittelbaren Vorgesetzten - auch als Harun-al-Hraschid-Methode bezeichnet -, ist problematisch. Einmal gibt sie kaum ein umfassendes Kontrollbild, weil sie zu selten durchgeführt wird und auch zu wenig Zeit zur Verfügung steht. Zum anderen verärgert sie den unmittelbaren Vorgesetzten und baut dessen Autorität bei seinen Mitarbeitern ab. Man sollte in dieser Beziehung äußerst zurückhaltend sein.

Kontrolle durch den unmittelbaren Vorgesetzten: Damit ist auch die Frage der Kontrollspanne angeschnitten. Wieviel Mitarbeiter kann ein Vorgesetzter wirkungsvoll kontrollieren? Feste Regeln lassen sich hier sicher nicht aufstellen, hier kommt es auf die Art der Tätigkeit, die Hierarchieebene, die Leistungsfähigkeit der Mitarbeiter an. Die Kontrollspanne sollte nicht zu groß, d.h. die Anzahl der

Mitarbeiter, die kontrolliert werden, überschaubar sein; etwa 7-10 Mitarbeiterinnen oder Mitarbeiter dürften der idealen Kontrollspanne nahekommen.

Bei jeder Kontrolle kommt „etwas" heraus. Und wenn sich bei einer Kontrolle eben herausstellt, daß alles in Ordnung ist, dann ist das wohl das beste Ergebnis einer Kontrolle, das man sich nur wünschen kann. Und das sollte man den Mitarbeitern, deren Leistung und Verhalten überprüft wurde, auch sagen. Also nicht mit „undurchsichtigem" Gesicht oder „sphinxhaftem" Lächeln den Schauplatz des Geschehens verlassen, sondern die „Kontrollierten" vom Ergebnis der Kontrolle unterrichten.

Über das Ergebnis einer Kontrolle sollte aber nicht nur informiert werden. Aus einer Kontrolle müssen auch entsprechende Folgerungen gezogen werden. Kontrollen, insbesondere solche, die stichprobenweise über einen längeren Abschnitt öfters durchgeführt wurden, sollten Anlaß für Anerkennung, Förderung, z.B. durch Weiterbildung sein. Das Gleiche gilt aber auch für ein aufbauendes Kritikgespräch, bei dem Fortbildungsmaßnahmen ins Auge gefaßt werden können, um eventuelle Schwächen zu beseitigen. Kontrolle kann aber auch Anlaß für personelle Veränderungen sein, z.B. eine anderweitige Verwendung oder gar eine Entlassung. Schweigen nach Erkennen von Mängeln oder Aufdecken von Fehlern oder „Herumreden um den heißen Brei" hilft überhaupt nichts. Mit einem solchen „Mantel der christlichen Nächstenliebe" ist niemand gedient. „Christliche Nächstenliebe" bedeutet hier Hilfe und zwar Hilfe für die Zukunft. Und da ist die aufbauende Kritik oft das beste Hilfsmittel.

Auch einen anderweitigen Einsatz oder die Trennung sollte man unter diesem Gesichtspunkt betrachten. Was nützt es auf die Dauer, wenn beide Seiten sich quälen. Ein Neuanfang ist hier oft der beste Weg. Und darüber muß zumindest nachgedacht und gesprochen werden. Wobei man natürlich auch das Führungsverhalten prüfen muß. Es ist nicht immer der Mitarbeiter „schuld", der Führungsbereich ist nicht „kontroll-tabu".

Gerade bei der Führungsaufgabe „Kontrolle" scheiden sich die Geister. Hier zeigt sich, ob ein Führungsstil praktiziert wird, der von dem „Ausüben von Macht" oder von der „Kooperation", der „Beteiligung an Entscheidungsprozessen" geprägt ist.

Die gesellschaftliche Entwicklung gerade der letzten Jahrzehnte zeigt eindeutig eine Tendenz zu letzterem. Die Mehrheit der Menschen und damit auch die Mehrheit der Arbeitnehmer lehnt den autoritären Führungsstil, wo immer er auch praktiziert wird, ab. Die Arbeitswelt ist kein Staat im Staate. Die Entwicklung im Berufsleben muß sich der allgemeinen gesellschaftlichen Entwicklung anpassen. Und das bedeutet speziell für die Führungsaufgabe der Kontrolle: nicht gegeneinander, sondern miteinander, also Kooperation.

Sachverzeichnis